定量药理与药物临床评价

主　　审　崔一民　尹　平

主　　编　谢海棠

副 主 编　孙　华　沈　杰　贾元威　卢建平

　　　　　陈渊成　朱　校

编　　委（以姓氏笔画为序）

卢建平（皖南医学院弋矶山医院）　朱　校（复旦大学）

孙　华（皖南医学院弋矶山医院）　李　晨（空军军医大学）

李苏昕（中国药科大学）　　　　　李海刚（长沙医学院）

沈　杰（皖南医学院弋矶山医院）　陈渊成（复旦大学附属华山医院）

陈超阳（北京大学第一医院）　　　陈舒晴（得克萨斯大学西南医学中心）

贾元威（皖南医学院弋矶山医院）　梁大虎（复旦大学）

蒋红卫（华中科技大学）　　　　　谢海棠（皖南医学院弋矶山医院）

濮之晨（皖南医学院弋矶山医院）

学术秘书　徐毛迪（皖南医学院弋矶山医院）

　　　　　胡　骅（皖南医学院弋矶山医院）

　　　　　周理想（皖南医学院弋矶山医院）

U0230768

科学出版社

北京

内 容 简 介

药物临床评价是新药评价的关键环节，定量药理学在药物临床评价中扮演着十分重要的角色。本书荟萃了定量药理与药物临床评价领域的研究进展及技术，内容包括绪论、药物临床试验的设计与分析、早期临床试验、生物利用度和生物等效性评价、药品上市后定量评价、药物相互作用定量分析、群体药动学/药效学、中药及其复方的定量评价、生物大分子药物的定量评价、基于模型的 Meta 分析、真实世界研究。本书在编写中力求体现科学性、实用性、新颖性等特点，坚持以指南为纲，通过实例介绍加强可读性、指导性和可操作性，便于读者学习参考。

本书主要供医药院校药学类及相关专业学生使用，也可作为临床医生和药师、新药研发和评价相关人员、相关专业研究生的参考用书。

图书在版编目（CIP）数据

定量药理与药物临床评价/谢海棠主编.—北京：科学出版社，2022.11
ISBN 978-7-03-073738-0

Ⅰ.①定… Ⅱ.①谢… Ⅲ.①药理学②药物–评价 Ⅳ.① R9

中国版本图书馆 CIP 数据核字（2022）第 206316 号

责任编辑：周 园/责任校对：宁辉彩
责任印制：李 彤/封面设计：陈 敬

科学出版社 出版
北京东黄城根北街 16 号
邮政编码：100717
http://www.sciencep.com

北京中石油彩色印刷有限责任公司 印刷
科学出版社发行 各地新华书店经销

*

2022 年 11 月第 一 版 开本：787×1092 1/16
2023 年 11 月第二次印刷 印张：13 1/2
字数：372 000

定价：128.00 元
（如有印装质量问题，我社负责调换）

前　言

孙瑞元教授在《定量药理学》专著中指出，药理学发展有两大趋势：一是研究深度由宏观走向微观，即从整体、器官、组织到细胞、分子、基因等水平的研究逐步深入，这一纵深的发展使人类越来越精微地认识到药物作用的机制及本质；二是研究精度由定性走向定量。近年来定量药理学已成为新药开发中关键路径的决策工具，在临床前和临床开发各个阶段应用广泛，发挥越来越重要的作用。药物临床评价与定量药理学研究是密切相关、相互融合的。一方面，定量药理学作为药物临床评价的必备定量分析手段，为药物临床评价提供强有力的方法学指导；另一方面，药物临床评价实践为定量药理学的进一步发展提供了更为广阔的平台。

定量药理学的发展日新月异，它的起源最初可以追溯到药动学和药效学这些传统上属于临床药理学的分支，其随着群体药动学分析方法的出现而逐渐形成一门专门的学科。随着应用领域不断扩展，这门学科涵盖的内容也延伸到量化疾病本身及量化临床试验设计中的一些重要影响因素。王亚宁博士在第八届定量药理学与新药评价国际会议专访中指出，定量药理学是新药创制的科学支柱。目前在新药研发及临床药物治疗等相关领域，定量药理学人才十分紧缺，人才的重要性和紧迫性突显，胡蓓教授指出，定量药理学对人才专业素养要求高，培养周期长，需具备多学科如医学、药学、数学、统计学、临床药理等专业知识，进行多学科合作。国内外针对定量药理学开设的课程与培训也在不断更新与发展中。编者在国内外研究成果基础上组织编写了《定量药理与药物临床评价》，本书涵盖了定量药理学的基本理论、研究方法与模型、相关法规的解读和应用等内容。全书共分为 11 章，包括绪论、药物临床试验的设计与分析、早期临床试验、生物利用度和生物等效性评价、药品上市后定量评价、药物相互作用定量分析、群体药动学/药效学、中药及其复方的定量评价、生物大分子药物的定量评价、基于模型的 Meta 分析、真实世界研究。

本书主要供医药院校药学类及相关专业学生使用，也可作为临床医生和药师、新药研发和评价相关人员、相关专业研究生的参考用书。本书在编写中力求体现科学性、实用性、新颖性等特点，坚持以指南为纲，通过实例介绍便于读者学习参考，以加强可读性、指导性和可操作性。本书编写过程中，皖南医学院研究生王晓虎、沈朝壮等做了大量的资料收集整理和书稿校对工作，对这些同学的辛勤工作表示感谢，还要感谢科学出版社各位编辑的辛勤付出与指导。由于水平所限，虽经编委多次讨论及修稿，本书存在疏漏之处在所难免，恳请各位专家学者及师生读者批评指正并多提宝贵意见。

编　者

2022 年 1 月

目　　录

第一章 绪 论

学习要求：掌握定量药理学、药物临床评价及定量临床药理学的概念，熟悉定量药理学研究内容与研究意义，了解国内外定量药理学研究的发展历程。

第一节 概 述

定量药理学（quantitative pharmacology，pharmacometric）或数学药理学（mathematical pharmacology）是利用建模与模拟（modeling and simulation，M & S）技术对药动学（pharmacokinetics，PK）、药效学（pharmacodynamics，PD）、机体功能、疾病机制和试验进程等信息进行定量化研究的一门学科。

定量药理学通过各种定量手段和方法，将药物处置与发挥作用的各个环节及影响这些过程的重要因素高度概念化和抽象化，通过严格逻辑推理建立数学模型并进行模拟。定量药理学相关研究可以合理、系统地整合药物及产品特有信息和生物系统特有信息，发现并建立新规律，并运用这些规律来制订药物开发策略，以提高临床研究决策效率和优化治疗方案。

药物研发是一项艰巨而复杂的系统工程，具有高风险、高回报、高成本、长周期的特点，其中药物临床评价是新药评价的关键环节、国内外药物研发的重要步骤，也是药品监督管理部门批准新药的最终依据。如何将临床前研究转化到临床试验的方案设计和数据解读中，则成为药物临床评价的关键问题。定量药理学在新药研发中的早期介入和全程参与能够形成模型引导的药物研发（model-informed drug development，MIDD）模式，以提高研发和科学审评效率，降低研发成本，缩短新药上市时间。

药物评价是研究药物与人体之间的相互作用及其规律的工作，其目的在于阐明药物的疗效、药物在人体内的转运和转化规律、药物的不良反应及其监测方法。药物临床评价是对已经上市的药物在治疗效果、不良反应、用药方案、储存稳定性及药品经济学等方面进行实事求是的评价工作，其得出的结论可以指导临床安全、有效和经济用药，所以药物临床评价对合理用药具有重要意义。定量药理学在药物临床评价中扮演着十分重要的角色，如采用群体药动学/药效学（population pharmacokinetics/pharmacodynamics，PopPK/PD）方法进行上市后药物评价，筛查包括遗传因素在内的各种生理、病理影响因素，制订个体化的给药方案。

定量临床药理学（quantitative clinical pharmacology，QCP）用于描述人体中药物处置、药物作用和相关的变异，将定量药理学应用于临床试验，为药物从临床前研究到临床试验开展提供关键信息与临床试验方案设计，解析"剂量-浓度-效应"之间的关系，采用建模与模拟降低新药研发中的不确定性、节约成本和时间、提高成功率。定量临床药理学将试验证据模型化，为创新药物从临床前到临床研究的桥接和临床研究的设计与推进提供关键信息。通过来自临床前和临床的数据，可以搭建剂量/暴露-反应关系（dose/exposure-response）模型、药动学/药效学（pharmacokinetics/pharmacodynamics，PK/PD）模型、生理药动学（physiologically based pharmacokinetics，PBPK）模型、群体药动学（population pharmacokinetics，PopPK）模型等，为药物开发各环节和监管决策提供引导。

第二节　历史沿革

一、国外定量药理学的发展简况

1972 年，加州大学旧金山医学中心的 Sheiner 教授提出可应用非线性混合效应模型为个体患者制订最佳的药物剂量方案，该理论为后来的"个体化治疗"奠定了坚实的基础。1977 年，Sheiner 教授首次将传统 PK 模型与群体统计学模型结合，形成一门新的学科——PopPK，即研究药物体内过程的群体规律、PK 参数的统计分布及其影响因素。随着研究不断深入，Sheiner 教授发现 PK 与 PD 并非相互独立，二者之间联系紧密，并在 1979 年提出一种 PK-PD 响应模型，在经典 PK 中加入效应室，称为 PK/PD 模型。20 世纪 70 年代末，Sheiner 教授与 Stuart Beal 教授合作运用计算机技术成功开发出可应用于 PopPK 研究的 NONMEM。

美国食品药品监督管理局（Food and Drug Administration，FDA），将定量药理学相关理论、方法应用到对医药行业的监管中已有数十年的历史。20 世纪 70 年代，FDA 认识到含有相同活性成分的不同口服药物产品可能具有不同的吸收速率和生物利用度，因此要求仿制药上市前需要和原研药进行比较，特别是窄治疗指数药物，这是 FDA 重要的定量临床药理学突破。1984 年《食品和药品法》的重要修正案——《药品价格竞争法》赋予 FDA 基于生物等效性批准仿制药的法定权力。1985 年，FDA 鼓励早期"PK 筛查"，以识别在可能存在不良反应的Ⅲ期临床试验中的 PK 异常值。FDA 从 20 世纪 90 年代开始应用先进的定量临床药理学方法指导临床试验设计。为了推动新药研发，FDA 于 1999 年发布了 PopPK 研究指南，将其列为新药研发的重要手段。FDA 于 2004 年发布了名为 *Innovation/Stagnation: Challenge and Opportunity on the Critical Path to New Medical Products* 的白皮书，分析了新医疗产品研发及审批过程中需要改进的问题并提出相应的解决方案，呼吁重视科学工具的应用，并着重强调了基于模型的新药研发（model based drug development，MBDD）的重要性，并于同年专门成立了"定量药理学审评组"（division of pharmacometric）。新药研发实践已证实定量药理学可提高研发过程中科学决策水平和研发效率，FDA 也相继出台了多个定量临床药理学相关指南。

定量药理学不仅是 FDA 推动的关键路径倡议的基石，还在美国国立卫生研究院（National Institutes of Health，NIH）的路线图倡议中发挥着重要作用。2011 年，NIH 发布了名为《定量与系统药理学白皮书》，分析了定量药理学与系统药理学发展情况，提倡积极开展定量药理学相关领域的研究，并期待定量药理学能够利用生理学数据桥接不同动物、特殊人群的 PK 参数。2001 年，欧盟启动了建模与模拟的方法学研究，以提高新药研发的效率并相继出台了系列指导原则。由于欧美在定量药理学方面的成功实践和国际交流日益增加，各国药品监管部门日益重视定量药理学在药品审评中的应用，日本医药及医疗器械综合管理机构（PMDA）也已起草相应定量药理学研究技术指南，用于指导和规范药物研发过程中的定量研究。

二、国内定量药理学的发展简况

早在 1978 年，孙瑞元和金正均等教授就开始筹建"数学药理学"这一新学科。同年，在皖南医学院成立了全国第一个数学药理学研究室，开设定量药理学课程，招收定量药理学方向硕士研究生，目前国内多所高校已设有定量药理学相关的课程。1979 年，在孙瑞元和金正均教授的组织下，中国药理学会数学药理专业委员会（2013 年更名为中国药理学会定量药理学专业委员会）正式成立，是国际上最早成立的本专业的学术组织，这也标志着中国将数学应用于药物研发和临床用药的开端。1982 年全国第一届数学药理会议召开，全国数学药理学术委员会成立。1986 年，中国科学院上海药物研究所的曾衍霖教授提出 NONMEM 程序法将 PK 经典模型与群体统计模型结合，可使个体给药方案达到一定准确度，引起了业内人士的高度重视，这也是国内首次正式引入 PopPK 的概念。1987 年，孙瑞元教授编著出版了国内第一本学科专著《定量药理学》，同年，中国药理学会数学药理学专业委员会受卫生部药品审评办公室的委托组织了五个单位的专家（张文贵、杨友春、汤仲明、刘昌孝、孙瑞元、余志凌）集体编制了 3P87 实用药动学程序（practical pharmacokinetic program），该软件可处理各种用药途径的线性和非线性 PK 模型，给出有关的 PK 参数及各种图表的详细结果，适用于新药开发研制、PK 分析及临床 PK 计算，1997 年新编版本定名为 3P97。1990 年，新药数据统计处理软件 NDST（new drug statistical treatment）发行；2002 年，大型药理学计算软件 DAS（drug and statistics）发行，功能全面扩展，并涵盖 NDST 和 3P87/3P97 的全部内容。2007 年 10 月，"定量药理学与新药评价国际学术会议"在南京召开，这是在亚洲首次举办的定量药理在新药研发中应用的国际会议，美国临床药理学杂志详细报道了此次会议并称之为定量药理学国际化合作进程中里程碑式的事件。

经过几代人的努力，国内定量药理学取得长足的进步，在新药研发、治疗药物监测、临床个体化用药等方面都做出了巨大的贡献。近年来，国内定量药理学专家参考国内药政部门对数据管理、电子报告递交及专业疾病领域定量药理学相关指南，并综合考虑了我国定量药理学研究现状、研究人员的意见及国际最新的观点，发布了《新药研发中定量药理学研究的价值及其一般考虑》《新药研发中群体药动学/药效学研究的一般考虑》《基于模型的荟萃分析一般考虑》等专家共识。国家药品监督管理局出台了一系列与定量药理学相关或使用定量药理学方法的相关指南，如《群体药代动力学研究技术指导原则》《模型引导的药物研发技术指导原则》等，进一步鼓励和引导定量药理学研究的规范开展。

定量药理学近几十年来发展迅速，早已形成了一门独立的学科。近年国外科学界提出了"模型引导的药物研发"等新理念，更是将定量药理学的重要性提升到了新的高度，促使定量药理学迈入一个新的时代。

第三节 定量药理学常用建模与模拟技术

近年来，国内外定量药理学取得了飞速的发展。其中建模与模拟技术更是在制药行业得到了广泛的应用，包括从微观的构效关系评估到宏观的新药开发成本-效益预测，从候选化合物筛选到上市后商业策略推荐，包含了各种监管指南和行业管理规范所建议的建模与模拟应用。定量药理学对新药研发的价值可以通过节省直接经费成本、直接时间成本和机会成本三方面实现。

通过建模与模拟研究豁免部分临床研究，或者通过精准地定量设计简化试验，减少试验损耗，不仅可减少新药研发直接经费成本，还可节省大量研究时间和患者资源。模型引导的药物研发用的模型及分析方法种类多样，基于分析技术和应用场景的不同，常用的模型及分析方法种类包括但不限于：PopPK/PD 模型、PK/PD 模型、PBPK 模型、暴露-反应关系模型、疾病进程模型（disease progress model）、基于模型的荟萃分析（model-based meta-analysis，MBMA）、定量系统药理学（quantitative and systems pharmacology，QSP）等。

一、PK/PD 模型

PK/PD 模型是结合 PK 和 PD 的一种研究技术，其通过探讨浓度-时间-效应三者之间的关系，借助于数学表达式将药物浓度-时间曲线（concentration-time curve，C-T，简称药-时曲线）和体内剂量/暴露-反应关系整合，计算 PK 和 PD 参数，能够更准确和全面地预测与描述一定的剂量及给药方案下，药物效应随时间变化的规律（图 1-1）。并且，当所模拟情况符合模型应用范围时，PK/PD 模型可以用于模拟临床试验设计中药效强度随时间变化情况，优化给药方案。通过引入个体间和个体内的变异等协变量，PK/PD 模型可以描述单个个体和整个群体的药效强度随时间变化的情况。

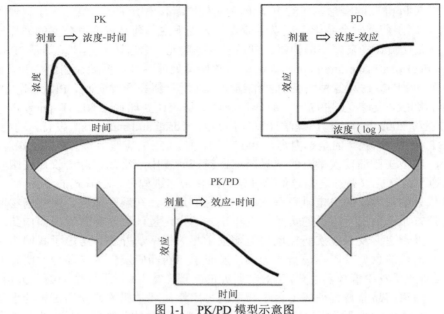

图 1-1　PK/PD 模型示意图

（一）常用的 PK 模型和 PD 模型

1. PK 模型　PK 定量描述药物进入体内的吸收、分布、代谢和排泄过程中血药浓度随时间动态变化的规律，阐明机体对药物的作用。PK 模型反映给药后体液、血浆、血清或全血中的药物浓度-时间过程，阐明药物在体内量变的规律，为新药、新药制剂研发及药物临床应用提供科学依据。常用房室模型来拟合时间与药物浓度的关系，房室模型按照房室数目划分为一室模型、二室模型、三室模型；按照处置过程是否符合线性将 PK 模型划分为线性模型、非线性模型。

2. PD 模型　PD 是研究药物效应随给药时间和浓度的变化而变化的动力学过程，阐明药物对机体的作用，主要在整体、系统、器官、细胞及分子水平上阐明药物对机体产生作用及其作用机制，探讨药物剂量与效应之间关系及效应随时间变化的规律。PD 模型分为两种情况，即非稳态 PD 模型和稳态 PD 模型。①非稳态 PD 模型：非稳态情况下，血浆与效应部位药物浓度的平衡不一定存在，且药物与作用位点（如受体）作用并产生效应也需要时间，故血药浓度和效应-时间过程发生分离。为了呈现非稳态情况下的药物作用时间过程的特性，需将 PK 和 PD 结合，首先用来预测药物剂量-血药浓度关系；其次用来预测血药浓度-效应关系，这种联系可通过 PK/PD 模型解决。②稳态 PD 模型：在 PD 稳态条件下，浓度-效应关系可由几个简单的 PD 模型来描述，稳态条件下最常用的 PD 模型有线性模型、对数线性模型、最大效应模型、S 形最大效应模型等。

（二）PK/PD 模型类型

PK/PD 模型综合研究了体内 PK 过程与药效量化指标的动力学过程，把 PK 与 PD 所描述的时间、药物浓度、药物效应三者有机地结合起来，有助于进一步认识药物的作用靶点、进行剂量的选择和给药方案设计、测定药物的效价和效能、阐明药物间的相互作用等。该模型目前已广泛应用于新药研发各个阶段及临床药效学领域。

根据药物的作用方式和机制的不同可将 PK/PD 模型分为多种类型，包括直接连接（direct link）模型和间接连接（indirect link）模型，直接反应（direct response）模型和间接反应（indirect response）模型，软连接（soft link）模型和硬连接（hard link）模型，时间依赖（time-variant）

模型和非时间依赖（time-invariant）模型。

（1）直接连接模型和间接连接模型：直接连接模型是指被测血药浓度与效应部位的药物浓度可迅速达到平衡，被测血药浓度可作为效应室的输入函数。该情况血药浓度与药物效应没有滞后，可用血药浓度与稳态状况下的 PD 模型的其中一个结合起来分析。间接连接模型是指效应部位的药物浓度变化滞后于血药浓度变化，从而导致药物效应变化也滞后于血药浓度变化。血药浓度与药物效应有滞后，很可能与药物的分布滞后有关。

（2）直接反应模型和间接反应模型：直接反应模型指药物与作用位点结合直接发生 PD 变化，作用部位的药物浓度和药物效应直接相关，没有时间滞后。间接反应模型指药物与作用位点结合后，通过中间的生理调节因子控制药物效应，药物效应存在明显的滞后。这种滞后不是由药物从血液向组织转运的滞后引起的，是由药物的作用机制抑制或刺激机体生理过程引起的。

（3）软连接模型和硬连接模型：根据建立 PK/PD 模型时所采用的数据信息来区分，软连接模型 PK 和 PD 是借助于药物浓度和效应数据联系起来，所用信息是双向的，PK、PD 数据用来确定它们之间的联系。这种联系可解释 PK 和 PD 之间的分离，如滞后等。硬连接模型则是借助于 PK 数据和体外 PD 数据联系起来，因此硬连接模型是基于药物作用机制建立的模型，PD 参数不作为该模型的特征，通过附加体外实验信息决定 PK 和 PD 之间的联系，可用于预测新药的体内药效活性。

（4）时间依赖模型和非时间依赖模型：根据 PD 参数是否随着时间的变化而变化可以分为时间依赖模型和非时间依赖模型。如果药效只取决于作用部位的药物浓度（如浓度依赖性抗菌药）则为非时间依赖模型。若作用部位药物浓度相同，不同时间的药效不同，则为时间依赖模型。

二、PopPK/PD 模型

PopPK 是关于个体之间药物浓度变异来源和相关性的研究。群体方法与 PK/PD 理论的结合形成了 PopPK/PD，群体方法的引入使药物的 PK 和 PD 特征在群体中的变异及引起这些变异的因素得以鉴别与量化，进而实现了在制药行业与监管机构所关注的亚群体中对药物的安全性和有效性进行更高效及真实的评估。

PopPK/PD 研究在当前新药研发和监管中常见的基本应用如下所示。①剂量选择：PopPK/PD 研究及量效关系研究为剂量选择提供关键依据。②儿童给药剂量与试验设计：PopPK/PD 研究可使用稀疏采样，尽可能减少采血点，并可使用成人数据的 PopPK/PD 模型来模拟并支持剂量选择，因此对儿童给药剂量试验尤为重要。③特殊群体：PopPK/PD 研究可纳入肝肾功能不全的患者或其他特殊群体来推荐给药方案。④药物-药物相互作用（drug-drug interaction，DDI）：PopPK/PD 研究是 DDI 的重要研究手段，如 PopPK/PD 模型可以推荐合并用药所需的最小例数和采样方案。⑤种族差异：PopPK/PD 研究可整合多个密集或稀疏采样临床试验的数据，并经过量化得到特定种族群体相关的 PK/PD 参数，为阐述种族差异提供证据。

三、暴露-反应模型

FDA 早在 2002 年就发布了《暴露-反应（E-R）关系：研究设计、数据分析及管理应用指南》（*Exposure-Response Relationships—Study Design，Data Analysis，and Regulatory Applications*），认为暴露-反应信息在任何药物安全性和有效性的评价中都处于中心地位。暴露-反应研究的主要目的是帮助新药临床研发各阶段剂量的选择和确定，并形成完整的证据链。暴露（exposure）指剂量、药-时曲线及相关的 PK 参数，如浓度-时间曲线下面积（area under the concentration-time curve）、达峰浓度（C_{max}）、谷浓度（C_{min}）等。反应（response）包括正反两方面，指反映药物的安全性、有效性的指标。PK/PD 模型将 PK 模型和 PD 模型联系起来，让我们更深入地理解剂量/浓度-反应关系及反应时间过程。

暴露-反应概念的一个重要发展是响应面（response surface）理念的提出。Sheiner 教授首先提出把药理的响应面作为定量药理模型开发的数学框架（注：这里的响应面并非指具体的定量方法）。响应面为三维，一维是输入变量，如剂量、治疗方案等；第二维是影响安全/有效的值的各种患者特性（年龄、体重、肝肾功能、基因型等）；最后一维代表安全/有效的值。定量药理学模型被建立并验证后，还可将被研究的患者群体信息进行外推，应用于其他尚未研究的群体（即模拟和预测的功能）。描绘和探索完整的响应面极大地推动合理的新药研发及药物临床应用。

四、PBPK 模型

PBPK 模型通过整合药物本身理化特征、动物/人体的生理生化特点及药物处置等因素，来描述药物在体内真实存在的结构中的 PK/PD 行为，结果可进行体内外、不同种属、不同情况（年龄/疾病/用药模式）下的外推。近年来，其应用从初期的学术界迅速发展到药物研发领域，并引起药品监管部门的广泛关注，随着多次各界广泛参与的研讨会的召开，FDA 于 2016 年 8 月发布《基于生理学的药代动力学分析——格式与内容的行业指导原则》（*Physiologically Based Pharmacokinetic Analyses—Format and Content Guidance for Industry*），欧洲药品管理局（European Medicines Agency，EMA）也于同年发布《基于生理药动学 PBPK 建模和模拟的条件鉴定及报告的指导原则》（*Guideline on the Qualification and Reporting of Physiologically Based Pharmacokinetic Modelling and Simulation*）。

PBPK 模型根据药物的理化性质、机体的解剖生理学、生物化学知识等，模拟机体循环系统的血液流向，将与药物处置相关的组织器官连成一个整体。药物组织器官内的转运受实际血流速率和药物的组织/血浆分配系数、理化性质的控制，遵循物质平衡原理。PBPK 模型可以反映机体各种器官或组织内药物的量或浓度随时间的变化，提供药物在体内分布的信息；可以模拟药物在肝等代谢器官或在肾等排泄器官的过程，提供药物在体内生物转化或排泄的信息，有助于探讨药物作用的机制。将各种动物已知的生理学、生物化学和解剖学参数配置到模型中，还可研究动物生理或病理变化对药物的吸收、分布、代谢和排泄的影响。通过改变模型的相关参数，可对这些影响进行预测或进行动物种属间、组织间、药物间的外推。

五、MBMA

MBMA 是近年来提出的一种新的定量分析方法，其通过收集足量的临床试验研究数据，建立纳入协变量的数学模型进行分析。与传统的荟萃分析（又称 Meta 分析）相比，MBMA 是一种多因素定量分析方法，可以提供更丰富、更可靠的信息，是系统评价药物有效性和安全性的重要工具，可为药物研发过程中的决策、药物治疗学特征的描述和给药方案的制订等提供依据。MBMA 通过收集某一临床研究足量的试验数据，以主要自变量建立基础数学模型，在此基础上加入协变量，分析其对因变量的影响，并从统计学的角度考虑随机效应，形成最终模型。基于最终确定的模型，通过改变试验中的影响因素进行模拟分析。

六、疾病进程模型

疾病进程模型是一种描述疾病状态随时间动态变化的模型，其定量描述了未用药时的生物生理（或病理）系统。疾病进程模型包括三个部分：①生物标志物与临床结果之间的关系。②自然疾病进程。③安慰剂效应。严格地说安慰剂效应本身和疾病不是直接相关，但可视为疾病知识的另一种重要组成部分，为简化起见可将安慰剂效应列为疾病进程模型第三部分，也可将安慰剂效应视为一种"药理"作用。疾病进程模型一般包括三个子模型：系统生物学模型、半机制模型和经验模型。

疾病进程模型是建立在对疾病本身的了解和药物临床效应基础上的，因而它可作为整合某种疾病各方面研究进展的平台，提示最可能的影响因素。为确保建立的模型是合理的，研究者需要深入地了解该疾病的特点和机制。在建立模型的过程中，选择合适的生物标志物和临床终点指标对模型有重要影响。临床试验中可用于疾病进程模型的指标应为多次测量数据，其应对患者疾病状态的变化敏感并具有一定的可重复性，以便能反映出疾病的变化趋势。同样，对具体的疾病建立的疾病进程模型并不是唯一的，不同的生物标志物或临床终点指标的选择，以及研究者对疾病性质的认识，都会对最终建立的模型有所影响。

需要注意的是疾病进程模型应该随着知识和数据的更新迭代，不断加以完善，借助新采集到的临床试验数据可以不断地对模型进行修正，从而使模型能更好地解释个体间的差异。例如，有学者通过对阿尔茨海默病的疾病进程建模发现，虽然最重要的影响因素是基线时的阿尔茨海默病认知评估量表（Alzheimer disease assessment scale-cognitive，ADAS-cog）得分，但患者的年龄、性别、基因型等都会对疾病进程造成影响。这种建模—验证—修正的过程能从总体上整合疾病发展变化、药物如何干预及主要影响因素等宝贵信息，而不仅仅是为了得到试验组相对对照组是否更好这一单一的结论，同时也为深入了解疾病和药物的机制及确定更合理的给药方案提供依据。

七、QSP

QSP 被 NIH 定义为转化医学的一种方法，结合计算和实验方法来阐明、验证，并将新的药理学概念应用于小分子药物和生物药物的开发及使用。近年来，这门新兴技术越来越受到学术界和新药研发领域的关注和重视。

QSP 提供了综合的"系统级"方法来确定临床前动物模型和患者中新药及现有药物的作用机制。该方法以特定方式开展药物治疗并探索研究治疗过程中复杂细胞网络提供的各种信息及所带来的病理生理学改变，强调疗效最大化和毒性最小化，力图实现"精确给药"，提高对于患者的个性化治疗效果。

2011 年 10 月，NIH 发布的《定量与系统药理学白皮书》指出，QSP 作为一门新兴的学科，关注于识别和证明药物靶标，理解现存的治疗方法和发现新方法，并以一种精确预测的方式在时间和空间上理解药物如何调节细胞网络及对人类病理生理的影响。QSP 旨在提出正规的包括不同时空尺度数据的数学和计算模型，这些模型因关注于多种因素（生物分子、细胞、组织等）间的交互作用，而成为一种理解和预测药物疗效及毒性反应的重要媒介。涵盖了分子、细胞、组织和患者的多尺度模型的构建将为临床前和临床研究的研究团队评价靶标及测试疗效提供关键工具。QSP 依托于多个现有学科，包括传统药理学、化学生物学、生物化学和结构生物学、分子遗传学和基因组学、病理学及应用数学等，有一个通用且广泛的实验体系进行支持，包括从组织到器官的生理学、药理学、细胞生物学、生物信息学及组学方法。QSP 可用于识别和证明药物靶标网络，发现药物反应的生物学标记，设计更好的药物和药物组合，选择合适的剂量和给药方式，识别出哪些患者对新的制剂和药物组合最可能有反应，进而加快药物发现和发展。

目前 QSP 已开始应用于药物研发中关键问题的决策：如何改进药物的疗效与提高安全性；如何确定最佳使用剂量；是否存在反应不同的患者群体；评价关键生物标志物的可变性和不确定性及与临床结果的关系；人体有效剂量是否可以基于非临床阶段试验进行预测等。在实际工作中，许多建模工作开始时都是针对上述特定问题而开展，后续随着数据的积累和模型参数的完善，可以逐步发展为更广泛适用的（系统）模型，从而产生持续的影响和价值回报。

在可预见的未来，QSP 将在药物发现过程中的多个阶段发挥重要作用。其依托于传统药理学、生理学和基于靶标的药物发现的相关概念，将成为药理学/生理学和系统组学方法之间的纽带。

第四节　模型引导的药物研发

一、定义与内容

模型引导的药物研发是通过采用建模与模拟技术对生理学、药理学及疾病过程等信息进行整合和定量研究，从而指导新药研发和决策。建模与模拟技术已应用于药物研发的多个阶段，可在药物研发的多个关键决策点发挥重要作用。

模型引导的药物研发理念贯穿药物研发全过程，该技术在新药研发领域的应用已有一定的历史，在不同历史发展时期，其在不同资料中存在不同术语：建模与模拟、定量药理学、模型辅助的药物研发（model-aided drug development）、基于模型的药物研发（model-based drug development）、模型引导的药物研发、模型引导的药物发现与开发（model-informed drug discovery and development）等。建模与模拟在药物研发及其全生命周期管理中的应用涉及多个方面，涵盖从非临床到临床研究及上市后临床再评价的各个阶段（图1-2）。

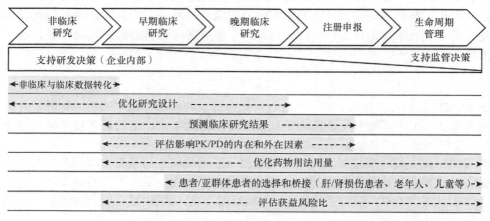

图 1-2　建模与模拟技术在药物研发生命周期中的应用示意图

国际上已有多个药物研发案例体现了建模与模拟方法在指导药物研发、上市及全生命周期管理中的价值。具体而言，通过建模与模拟技术对生理学、药理学及疾病过程等信息进行定量分析，可深入理解药物的作用机制、作用特点、疾病发生发展的原理和进程等，从而为获益风险比的评估、研发决策、剂量选择及药物在患者群体中用法用量的调整等提供支持，并可用于支持药品说明书的撰写。通常，科学合理的模型分析可以提供较强的"证据基础"，对药物研发方向和决策制订具有指导意义。特别是基于机制的模型，是总结既往已有的知识或数据并据此预测未来结果的工具。从提高药物研发效率的角度出发，参与新药研发的研究者和决策者应合理运用建模与模拟技术，在药物研发的关键点（如II/III期临床试验前）积极寻求基于一个或多个相关联模型分析的证据，结合模型分析结果和实测研究结果，循环更新模型和模拟预测，综合判断后续研究方向。建议参与模型分析的专业人员尽早介入药物研发过程，参与研究设计和数据分析，形成模型引导的药物研发模式，从而提高研发效率。

二、建模与模拟在药物研发中的应用

建模与模拟的意义在于其对药物研发决策的支持和指导，主要体现在模型预测结果与实测研究结果的循环递进和相互补充。模型分析与实测研究的关系应遵循"学习与确认"循环（"learn and confirm" cycle），两者应是一个有机整体，通过已有信息建立模型，预测相关研究结果，进一步通过后续实测数据验证模型分析结果的可靠性及判断后续研究方向，并随着研发过程的推进对模型进行不断更新和完善，从而实现模型与后续临床研究的共同推进。

此外，还需关注在药物研发不同阶段，为回答研发过程中一系列问题而开发的不同模型（如疾病进展模型和剂量/暴露-反应关系模型等）之间的联系。建议制订模型引导的药物研发的整体研究策略，包括制订临床研究计划、拟收集的数据及模型分析计划等，应考虑药物研发进程中各阶段的模型分析计划及需通过模型分析回答的问题，并讨论各阶段具体模型应用之间及其与临床研究之间的连贯性，以及与其他内外因素的相关性和因果关系。模型引导的药物研发计划可随研究进程的推进而不断完善和更新，以优化药物研发不同阶段的研究策略。模型引导的药物研发包括多种模型分析的应用。模型分析在药物研发中的应用范围较广泛，包括但不限于指导药物研究方案设计、优化用法用量、分析影响 PK/PD 的内在因素和外在因素、对患者亚群体（如老年人、孕妇、儿童、肝/肾损伤患者、不同种族患者、不同基因型患者等）用法用量的调整提供支持、对与临床终点相关生物标志物或替代终点的选择提供支持等。

当前制药行业正在经历重大的、结构性的变化，这些变化将彻底改变行业的基本商业模式、核心流程和基础建设。研究方法正由"经验的"向"正式的"（即基于模型的）进行快速转变，在决策过程中越来越依赖于建模和模拟的技术。这些都迫使现在的新药研发发生重要的变化。基于模型的新药研发中应该使用系统的、严格的方法，有意识地规划整个过程，这样才能确保为决策提供及时、有效的帮助。这与过去的研发模式及要求相比，是极大的变革。当前，模型引导的药物研发等新理念的提出将该学科的重要性提升到了新的高度，定量药理学也将在新药研发和临床药物治疗中发挥越来越重要的作用。

复习思考题

1. 定量药理学的定义是什么？

2. 定量药理学常用建模与模拟的技术有哪些？

（谢海棠　陈　群　孙　华　李苏昕）

参 考 文 献

李禄金，丁俊杰，刘东阳，等，2020. 基于模型的荟萃分析一般考虑 [J]. 中国临床药理学与治疗学, 25(11): 1250-1267.

刘东阳，王鲲，马广立，等，2018. 新药研发中定量药理学研究的价值及其一般考虑 [J]. 中国临床药理学与治疗学, 23(9): 961-973.

马广立，许羚，陈锐，等，2019. 新药研发中群体药动学/药效学研究的一般考虑 [J]. 中国临床药理学与治疗学, 24(11): 1201-1220.

郑青山，2015. 建模与模拟的工具：定量药理学发展历程与展望 [J]. 中国药理学与毒理学杂志, (5): 755-757.

Lalonde R L, Kowalski K G, Hutmacher M M, et al, 2007. Model-based drug development[J]. Clin Pharmacol Ther, 82(1): 21-32.

第二章　药物临床试验的设计与分析

学习要求：掌握药物临床试验的概念、分类及设计要点；熟悉药物临床试验的统计分析方法；了解药物临床试验的发展历史及国内外法规体系要求。

第一节　药物临床试验概述

一、药物临床试验的概念

临床试验是以人体（正常人或患者）为研究对象，在受试者（或其监护人）知情同意、监管部门依法管理、科学家严格控制的条件下所开展的系统性、干预性科学研究，以探索或证实试验用药物、试验器械或新的治疗方法等对人体的作用、不良反应，目的是确认试验用药、试验器械或新的治疗方法等的效果及安全性。

药物临床试验概念有广义和狭义之分。广义的药物临床试验是指任何在人体进行的，揭示人体与药物相互作用规律的科研活动，包括以注册为目的而开展的药物临床评价研究（包括新药和仿制药）、DDI 研究、人体遗传药理学研究、上市药物的循证医学研究、联合用药干预疾病的探索与验证研究等。狭义的药物临床试验仅指申请人以药品注册为目的，为确定试验药物的安全性与有效性而在人体开展的药物研究。药物临床试验质量管理规范（good clinical practice, GCP）对药物临床试验的定义：以人体（患者或健康受试者）为对象的试验，意在发现或验证某种试验药物的临床医学、药理学及其他药效学作用、不良反应，或者试验药物的吸收、分布、代谢和排泄，以确定药物疗效与安全性的系统性试验。

在新药的开发过程中，临床试验的目的包括评价新药潜在的临床应用价值（安全性及有效性）和确定新药的最佳使用方法。临床试验的意义主要包括三方面：为新药审评和注册提供法规要求的申报资料；为企业制订新药及市场开发决策提供依据；为医生和患者正确使用新药提供依据。

临床试验涉及的对象是人，因此不可避免地涉及社会、心理、伦理和可行性等复杂问题，临床试验不得无视受试者的尊严与风险，必须具有"伦理性"的特点。临床试验中进行比较的目标因素是人为施加的，为使研究结果免受若干已知和未知的混杂因素干扰，减少偏倚，试验应有良好的设计，必须具有"科学性"的特点。只有规范化的临床试验，才能保证研究工作客观、科学和高效。规范化的临床试验，其核心问题是既要考虑到以人为对象的特殊性与复杂性，又要保证试验研究的科学性。

二、药物临床试验的法规体系

药物临床试验是一项法规性很强的科研活动，世界各国均制定了一系列的规范性文件对其加强监督，并形成了完整的法规体系。

1. 临床试验的国际法规简介　国际上临床试验的法规主要是国际人用药品注册技术协调会（International Council for Harmonisation of Technical Requirements for Pharmaceuticals for Human Use, ICH）制定的一系列技术指南和规范，ICH 是最先发源于美国、日本、欧洲的监管机构和制药协会六方组成的协调会议，现已演变为讨论和研究全球性药物研究和监管政策的国际联盟组织，通过定期召开会议讨论可能的分歧问题并形成共识，发布统一的技术标准以协调不同国家和地区间监管要求的不一致。ICH 文件分为 Q（quality，质量）、S（safety，安全性）、E（efficacy，有效性）、M（multidisciplinary，多学科）四个系列。

目前 ICH 制定的系列技术文件如 ICH-E6（《药物临床试验管理规范》）、ICH-E8（《临床研究的一般考虑》）、ICH-E9（《临床试验的统计学原则》）等已成为全球性的临床试验操作的指导原则，它不仅结合了美国、欧洲和日本的法规，也结合了澳大利亚、加拿大和世界卫生组织（WHO）的规范。ICH 文件不是一成不变的，随着药物研发的发展、人们认识的提高和监管要求的提高，相应的指导原则一直处于不断补充和完善之中。

除了 ICH 的技术规范外，国际上一些药品监管机构（如 FDA、EMA 等）会根据本国或地区药物研发和临床试验研究的实际需求，起草和制定了自己的法规和技术要求。如美国的联邦法规 21 卷的 50 部分、56 部分、312 部分（21CFR part50、part56、part312），欧盟的 Directive2001/20/EC，Directive2001/83/EC、Reg.（EU）NO 536/2014 等，FDA 和 EMA 等分别发布一系列的指导原则和指南，这些技术规范涉及临床试验研究的各个方面，包括各种适应证领域药物临床试验的指导原则，并随着实践深入和认识的提高，定期进行更新和增补。

国际上临床试验法规影响最为深远的为 ICH-E6，即 ICH-GCP，此规范涵盖了临床试验的设计、实施、记录、评价、监查和报告的基本原则，对临床试验的操作提出了基本技术要求，是各国普遍遵循的试验准则。

2. 国内临床试验的法规体系简介　　我国高度重视临床试验的法规建设，不断加强临床试验的监管力度。目前由国家药品监督管理局（National Medical Products Administration，NMPA）的药品注册管理司组织拟订并监督实施国家药典等药品标准、技术指导原则，拟订并实施药品注册管理制度；监督实施药物非临床研究和临床试验质量管理规范；承担组织实施分类管理制度、检查研制现场、查处相关违法行为工作。

我国药品管理的上位法是中华人民共和国全国人民代表大会常务委员会（简称全国人大常委会）通过的《中华人民共和国药品管理法》（以下简称《药品管理法》）和国务院通过的《中华人民共和国药品管理法实施条例》，其次是 NMPA 发布的相关部门规章，其中与临床试验相关的有 GCP、《药品注册管理办法》，以及国家药品监督管理部门发布的系列管理条例等。除了监管机构的法规外，我国与药物临床试验相关的技术性的指导原则可在国家药品监督管理局药品审评中心的网站查询。

《药品管理法》明确从事药品研制活动，应当遵守 GCP，GCP 是临床试验全过程的标准规定，我国的 GCP 经历 1999 年与 2003 年两次修订，2016 年国家食品药品监督管理总局又新启动了修订更新工作，2020 年国家市场监督管理总局发布新版 GCP，该指导原则全面参考 ICH-GCP 的内容，已基本实现与国际接轨。

GCP 是药物临床试验全过程的质量标准，包括方案设计、组织实施、监查、稽查、记录、分析、总结和报告。GCP 还规定了药物临床试验的申办者、研究者、监查员及其他有关人员的资格和职责；规定临床试验进行的条件、程序和试验方案的内容；规定试验资料记录、报告、数据处理和存档制度；规定试验药的准备、分发、回收等管理制度；制订并实施标准操作规程（standard operating procedure，SOP）来规范各种试验和操作；建立多环节的质量保证体系等。

三、药物临床试验的分类

药物研发的本质在于提出与有效性、安全性相关的问题，然后通过研究进行回答。临床试验是指在人体进行的研究，用于回答与研究药物预防、治疗或诊断疾病相关的特定问题。通常采用研究目的和研究阶段两种分类方法对临床试验进行描述。按研究阶段分类，临床试验分为 I 期临床试验、II 期临床试验、III 期临床试验和IV期临床试验。根据药物特点和研究目的，可将临床试验分为临床药理学研究、探索性临床试验、确证性临床试验、上市后研究（表 2-1）。两个分类系统都有一定的局限性，但两个分类系统互补形成一个动态的有实用价值的临床试验网络（图 2-1）。

表 2-1　根据研究目的对临床研究分类的方法

研究类型	研究目的	举例
临床药理学研究	· 评价耐受性 · PK 及 PD 确定和描述 · 药物代谢和 DDI 研究 · 评估药物活性	· 剂量-耐受性研究 · 单剂量、多剂量 PK 和（或）PD 研究 · DDI 研究
探索性临床试验	· 研究对目标适应证的作用 · 为后续研究估算剂量 · 为疗效确证研究的设计、终点、方法学提供依据	· 使用替代终点、药理学终点或临床措施，在小范围的群体中进行相对短期的早期试验 · 量效探索研究
确证性临床试验	· 说明/确定疗效 · 建立安全性数据 · 为支持注册提供评价受益-风险关系的足够依据 · 确定量效关系	· 适宜而规范的对照研究以确证疗效 · 随机平行的量效研究 · 临床安全性研究 · 对照研究
上市后研究	· 改进对药物在普通群体、特殊群体和（或）环境中的受益-风险关系的认识 · 确定较少见不良反应 · 改进剂量推荐	· 有效性对照研究 · 死亡率/发病率结果的研究 · 其他治疗终点的研究 · 扩大的无对照研究 · 药物经济学研究

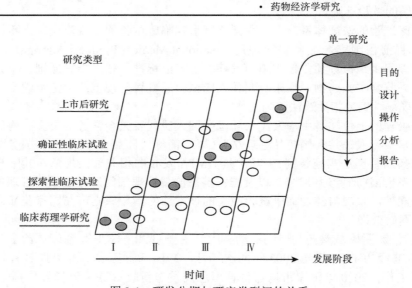

图 2-1　研发分期与研究类型间的关系

实心圆代表在某一研发阶段最常进行的研究类型；空心圆代表某些可能但较少进行的研究类型

（一）临床药理学研究

临床药理学研究内容主要包括药物对人体的效应（PD 和不良反应）、人体对药物的处置（PK）、药物代谢及物质平衡、剂量/暴露-反应关系、DDI、药物基因组学、特殊群体的临床药理学、PopPK 等。在不同临床试验阶段，临床药理学的研究任务和内容又各不相同。

临床药理学研究一般在早期临床试验阶段进行，也可以根据药物研发需要在其他阶段进行。研究通常不以治疗为目的，一般在健康志愿者中进行，以减少疾病本身对结果判定的影响。但是有些药物，如细胞毒类药物对健康群体有危害，只能在患者中进行研究。

（二）探索性临床试验

首次在患者中进行以探索有效性为目的临床试验时，可认为是探索性临床试验的开始。早期的探索性临床试验可采用多种研究设计，包括平行对照和自身对照。随后的临床试验通常是随机化和对照研究。

　　探索性临床试验的一个重要目标是为确证性临床试验确定给药剂量和给药方案。早期探索性临床试验常采用剂量递增设计，以初步评价药物剂量与效应关系。针对所探讨的适应证，后期探索性临床试验常采用公认的平行组量效研究设计。探索性临床试验所使用的药物剂量，通常低于临床药理学研究所提示的最大耐受剂量（maximum tolerated dose，MTD），如果高于该剂量，应补充开展相应的临床药理学研究，以提供必要的数据支持。

　　探索性临床试验的其他目的包括对可能在下一步临床研究中设定的研究终点、治疗方案（包括合并给药）和目标群体（如轻度、重度患者比较）的评价，这些目的可通过亚组数据和多个研究终点分析来实现，其分析结果可用于进一步的探索性临床试验或确证性临床试验。

　　研究可以采用多种设计方法，如同期对照、自身对照、随机对照、开放试验、三臂试验（阳性药、安慰剂、试验药）、量效关系等的研究等。

　　1. 量效关系研究设计　　探索性临床试验的目的之一是充分确定量效关系和药物的治疗范围。治疗范围通常指的是最小有效剂量（minimum effective dose，MED）和 MTD 之间的剂量范围。ICH E4 指南描述了评价量效关系的 4 种不同设计：平行量效关系设计、交叉量效关系设计、强制性剂量调整设计和最佳剂量调整设计。平行量效关系研究是剂量研究中的常用设计方法。随机平行的量效关系研究，把受试者随机分为数个固定剂量组。固定剂量指最终剂量或维持剂量；受试者可开始时即用此剂量，也可以安全地逐渐滴定到此剂量（通常是通过强制的滴定方案）。在以上两种情况下，最终剂量应维持足够的时间来进行量效关系比较研究。在平行量效关系研究中，一般除安慰剂以外至少应有 2 ～ 3 个剂量组，通过试验获得量效曲线，以证明量效关系，如果选择的多个剂量过大或剂量组间剂量梯度过小，则有可能导致不能形成量效曲线，无法获得量效关系。在此情况下，如果试验中设置了安慰剂对照，并且某剂量组与安慰剂组效应差别有统计学意义，则可以说明药物存在量效关系。因此，建议在符合伦理的前提下使用安慰剂对照。另外，增加阳性对照也可以为剂量的确定提供一定的依据。

　　2. 随机对照试验设计　　探索性临床试验一般选择拟治疗的适应证患者为受试者，其样本量较少，这增加了对新药有效性判断的不确定性。为了降低确证性临床试验失败的风险，探索性临床试验鼓励采用随机对照试验设计，并且保证样本量具有一定统计学估算基础。尽管随机对照试验设计没有足够的统计把握度在新药和标准治疗间做出决定性的评价，但这种设计可以为有前景的新药优先进入确证性临床试验提供量化依据。随机对照试验设计可应用于评价多种剂量、多种给药方案、试验治疗和标准治疗对比的研究，为确证性临床试验设计提供更加具有借鉴意义的数据。

　　随机对照试验设计的主要目的是通过对试验药的有效率评估，选择有效率最佳的剂量、给药方案或候选药物进入确证性临床试验。探索性临床试验的样本量不足以对试验药的明确优效性、非劣效性或等效性进行推断。

（三）确证性临床试验

　　确证性临床试验是把确定治疗获益作为试验的首要目的，进一步确证探索性临床试验所得到有关研究药物有效和安全的初步证据，为获得上市许可提供足够的证据。确定性临床试验涉及量效关系的进一步研究，或对更广泛群体、疾病的不同阶段的研究，或合并用药的研究。对于预计长期服用的药物，药物延时暴露的试验通常在此阶段进行，尽管此类研究可能开始于探索性临床试验。确证性临床试验需要为完善药物说明书提供重要的临床信息。进行确证性临床试验同时可进行 PopPK 研究、药物基因组学研究等。

　　在设计确证性临床试验时，申办者应根据临床试验的目的明确要估计的治疗效应，一般采用多中心随机对照试验。最关键的假设应根据试验的主要目的产生，主要假设应于试验开始前在试验方案中预先设定。申办者在方案中还应阐明研究群体、终点指标、治疗方案，应考虑试验过程中可能发生的影响治疗效应估计的伴发事件，如死亡、转组等，群体层面的汇总统计量、统计模型及相应的敏感性分析也均应事先定义。

（四）上市后研究

根据研究目的，药品上市后研究可以分为两类：①监管部门要求的上市后研究，包括必须进行的上市后安全性研究和注册批件中要求完成的研究内容；②自主实施的上市后研究，除监管部门要求以外，申请人或第三方承诺或自行实施的研究。上市后研究通常包括以下内容：附加的药物间相互作用、长期或大样本安全性、药物经济学研究，以及进一步支持药物用于许可的适应证的终点事件研究等（如死亡率/发病率的研究等）。

根据研究目的和内容，宜选择适当的研究模型或工具来开展相应工作。研究方法包括临床药理学研究、临床试验、观察性药物流行病学研究和 Meta 分析等。不同的研究方法所得结果价值不同，解决的问题也不同。

第二节　药物临床试验的设计要点

药物临床试验应根据科学原则进行设计、操作、分析、评价以达到预期目的。药物临床试验应有良好的设计，根据不同的研究目的选择合适的试验设计类型（平行设计、交叉设计、析因设计、成组序贯设计等），控制各种偏倚或误差的影响，随机化和盲法是控制偏倚的重要手段，试验设计中遵循科研方法学中随机、对照、重复、均衡的原则。

一、设　计　类　型

（一）平行设计

平行设计是最常用的临床试验设计类型，可为试验药设置一个或多个对照组，试验药也可设多个剂量组。对照组可分为阳性或阴性对照。阳性对照一般采用所选适应证的当前公认的有效药物，阴性对照一般采用安慰剂，但必须符合伦理学要求。试验药设一个还是多个剂量组完全取决于试验的目的。

平行设计将受试者随机分配到两组或多组中的一组，每组采用不同的处理。这些处理包括一个或多个剂量的试验药，以及一个或多个对照处理，如安慰剂和（或）阳性对照。该设计的假设比其他大多数设计简单，但与其他设计一样，可能会有使分析和解释复杂化的额外试验特征，如协变量、随时间的重复测量、设计因素之间的交互作用、方案违背、脱落、退出等。

（二）交叉设计

交叉设计是按事先设计好的试验次序，在各个时期对受试者逐一实施各种处理，以比较各处理间的差异。交叉设计是将自身比较和组间比较设计思路综合应用的一种设计方法，它可以较好地控制个体间的差异，以减少受试者人数。

最简单的交叉设计是两序列双交叉试验设计，即 2 种处理 2 个阶段的形式，又称 2×2 交叉设计，对每个受试者安排 2 个试验阶段，分别接受 A、B 两种处理，而第一阶段接受何种处理是随机确定的，第二阶段必须接受与第一阶段不同的另一种处理。因此，每个受试者接受的处理可能是先 A 后 B（AB 顺序），也可能是先 B 后 A（BA 顺序），故这种试验又简记为 AB/BA 交叉试验。2 个阶段交叉试验中，每个受试者需经历如下几个试验过程，即准备阶段、第一试验阶段、洗脱期和第二试验阶段。

每个试验阶段的处理对后一阶段的延滞作用称为延滞效应。采用交叉设计时应考虑延滞效应对试验数据分析评价的影响。前一试验阶段后需安排足够长的洗脱期或有效的洗脱手段，以消除其延滞效应。

　　2×2交叉设计难以区分延滞效应与时期-药物的交互作用。如需进一步分析和评价延滞效应，则可考虑采用2种处理多个阶段的交叉设计（如2×4的ABBA/BAAB交叉设计）。

　　多种处理多个阶段的交叉设计也是经常用到的，如3×3交叉设计，即3种药物（A、B、C）、3个阶段、6种顺序（ABC/BCA/CAB/ACB/CBA/BAC）的交叉设计。

　　由于每个受试者接受了所有处理组的治疗，提供了多个处理的效应，因此交叉试验中应尽量避免受试者的失访（图2-2）。

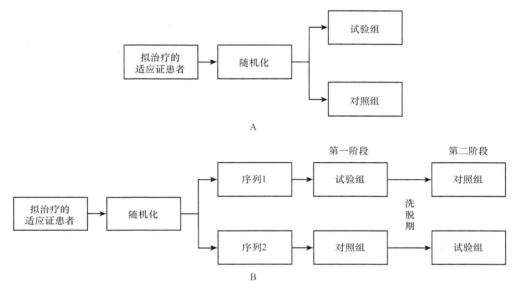

图2-2　平行对照试验设计（A）和两序列双交叉试验设计（B）

（三）析因设计

　　析因设计是通过试验用药物剂量的不同组合，对两个或多个试验用药物同时进行评价，不仅可检验每个试验用药物各剂量间的差异，而且可以检验各试验用药物间是否存在交互作用，或探索两种药物不同剂量的适当组合，常用于复方研究。析因设计时需考虑两种药物高剂量组合可能带来的不良反应。

　　析因设计可以用来分析全部主效应（即各个单因素的作用）和因素之间的各级交互作用的效应（即任何2个因素之间的交互作用效应、任何3个因素之间的交互作用效应等）的大小，但缺点是因素过多或因素的水平数过多时，所需要的试验次数相应会较大，增加了试验工作量。

　　析因设计可以提供三方面的重要信息：各因素不同水平的效应大小，各因素间的交互作用，通过比较各种组合可找出最佳组合。

（四）其他设计

　　1.适应性设计　确证性临床试验的设计一般基于前期探索性研究结果，很多时候仅依赖于非常有限的数据，由此可能造成设计元素存在较大的偏差，从而直接影响试验的成败。随着药物研发的推动，临床研究的技术方法不断发展，适应性设计也得到越来越多的研究与应用。适应性设计允许根据试验期间累积的数据对试验设计进行修改，以修正初始设计的偏差，从而增加试验的成功率，提高试验的效率。成组序贯设计是最早应用于临床试验的适应性设计，其后，适应性设计较广泛地用于样本量的重新估计，现今已逐步推广和发展了多种类型的试验设计，如两阶段适应性设计、适应性主方案试验设计及其他更为复杂的设计。随着理论方法的不断成熟完善、模拟计算能力的进步，以及实践经验的积累，适应性设计在临床试验中得到越来越多的应用。常用的适应性设计见表2-2。

表 2-2　适应性设计类型

适应性设计类型	定义
成组序贯设计	• 是指方案中预先计划在试验过程中进行一次或多次期中分析，依据每一次期中分析的结果做出后续试验的决策
样本量重新估计	• 是指依据预先设定的期中分析计划，利用累积的试验数据重新计算样本量，以保证最终的统计检验能达到预先设定的目标或修改后的目标，并同时能够控制 I 类错误率
适应性无缝剂量选择的设计	• 是指将两个试验无缝连接，在前期试验结束时做剂量选择，并将所选剂量用于后期试验。最终分析时则同时包含前期和后期两个试验入组的所有受试者的数据
适应性富集设计	• 是指根据期中分析的结果，依据预先设定的标准对目标群体进行适应性调整，以决定试验后续阶段的目标群体
两阶段适应性设计	• 是指将一个试验分为两个阶段，适应性调整前是第1阶段，适应性调整后是第2阶段。在第1阶段结束时进行期中分析，依据预先设定修改计划，对第2阶段的试验进行适应性修改
适应性主方案试验设计	• 是指一个整体临床试验方案含有多个子方案，不同的子方案可同时检验一种药物对于多种疾病的临床效果，也可同时检验多种药物对于一种疾病的临床效果，或者同时检验多种药物对于多种疾病的临床效果
多重适应性设计	• 是指一个试验中采用了多于一种适应性调整方法的试验设计

注：以上所讨论的适应性设计方法都可以同时用于同一个临床试验。

2. 富集化设计　临床试验的目的是在入组的受试者中验证试验药的有效性和安全性。但实际上，由于受试者病理生理学特点和药物作用机制的复杂性，不同受试者的药物治疗效果不尽相同，从而影响临床试验的效率。为了入选能够从试验药中获益最大化的受试者，以提高临床试验的效率，富集策略的概念应运而生。

富集是指在临床试验中根据受试者的某些特征（如人口学、病理生理学、组织学、基因组和蛋白质组学等）前瞻性地精准定义从试验药中获益最大化的目标群体。临床试验中有多种选择受试者的富集策略，如可以选择因具有一定特征而对研究药物最有可能应答的受试者，也可以选择那些对现有药物治疗效果不明显而可能对试验药敏感的受试者，或者单纯选择更容易出现终点事件的受试者等。

富集化设计能够使药物在特定群体中的有效性更容易显现，在相对小的样本量情况下提高临床试验成功的概率，从而在一定程度上降低临床风险和成本。此外，富集化设计可以对患者进行个性化治疗，避免了无效暴露。富集化设计类型及定义见表2-3。

表 2-3　富集化设计类型及定义

富集化设计类型	定义
同质化富集	• 是指通过减少受试者间的异质性以提高临床试验的检验效能的一种研究策略
预后型富集	• 是指通过对预后型标志物的识别，入选更有可能观察到终点事件或疾病进展的高风险群体（特指更容易出现预后结局或疾病进展的群体），以增加检验效能的一种策略
预测型富集	• 是指根据受试者的病理生理、应答史或与药物作用机制有关的疾病特征选择对试验药最可能有应答的受试者，以提高试验效率的一种研究策略
复合型富集	• 是指同时使用多个标志物（如同时使用预后型和预测型标志物）以减少受试者异质性的富集策略
适应性富集	• 是指按照预先制订的计划，根据临床试验期中分析结果，在保证试验的合理性和完整性的前提下，对目标群体进行调整，如改变入组标准或仅纳入一个亚组的受试者等

3. 主方案设计　该设计多用于抗肿瘤药物临床试验，即在单一方案下同时检测多种试验药和（或）多个肿瘤适应证，且无须为每次试验制订新方案的试验设计，称为主方案设计。它包括篮式试验、伞式试验和平台试验。

在有或无生物标志物富集的患者群体中同时研究一种试验药在多个肿瘤适应证中的试验，

被称为篮式试验（图2-3）。确证性篮式试验的主要研究群体通常包括具有独特分子标记的患者。

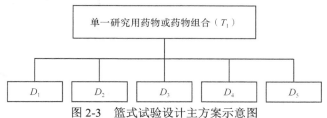

图 2-3　篮式试验设计主方案示意图

T=研究用药物；D=方案定义的在多疾病亚型中的患者亚群

考虑到无效的肿瘤队列可能会稀释整体治疗效果，因此肿瘤适应证的初步选择必须基于重要的科学和临床证据，以便为数据合并奠定坚实的基础，降低试验失败的风险。基于期中分析数据将疗效较差的肿瘤队列从最终的合并分析中去除可以进一步将风险降至最低，但可能会导致整体Ⅰ类错误控制方面的问题，需要进行适当的多重性调整。去掉无效队列后，剩余肿瘤队列的样本量也将进行重新调整，以维持最终合并分析的统计效能。合并分析前还要考虑队列间的异质性。在这种情况下，样本量重新调整策略必须事先制订并与监管部门达成一致。如果Ⅰ类错误能够得到适当控制，确证性篮式试验也可以考虑其他如贝叶斯法等设计方法。

无论采用哪种设计方法进行篮式试验，在合并分析中拒绝全局原假设并不意味着试验药在所有参与合并分析的肿瘤适应证中同样有效，也不意味所有适应证均应获得批准。就基线特征对治疗效果的影响而言，与传统的Ⅲ期临床试验相似，监管部门基于确证性篮式试验做出是否批准药物上市或同意说明书范围的决定将取决于额外分析的结果（如合并分析中的治疗效果是否主要由某特定肿瘤适应证子集所决定，试验药的获益-风险特征在单个肿瘤队列中是否有利）。另外也可能需要通过上市后研究进一步证实临床获益。

作为篮式试验的补充，伞式试验可以在同一肿瘤适应证中同时研究多种试验药（图2-4）。伞式试验中试验药可以持续地加入或移出。当有多个试验组（或药物队列）开放入组时，应该采用随机化设计。随机化比率可以根据试验中新出现的数据进行调整，以倾向于更有前景的治疗组，并提前终止无效治疗组。由于试验药的研究在同一个平台上进行，且通常在某些特定的研究中心开展，因而不同药物队列之间患者群体的异质性可能较小，试验药之间的比较也会比单独研究的结果更可信。

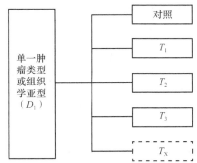

图 2-4　伞式试验设计主方案示意图

T=研究用药物；D=方案定义的在单一疾病亚型中的患者亚群；T_X=虚线边框描绘了未来的治疗组

随机对照伞式/平台试验可看作一种特殊类型的多臂Ⅲ期临床试验，因此可遵循相同的原则进行多重性调整。如果试验的重点在于分别回答每一种治疗的疗效问题，而不是为了得到总体疗效的单个结论声明，则与单独的对照试验相比，采用共同对照的伞式/平台试验的总Ⅰ类错误率总是更低，原则上不需要进行多重性调整。但是，如果试验中包含了同一治疗的不同剂量组，则必须进行多重性调整以回答该治疗的疗效问题。在随机对照伞式/平台试验中，试验组和对照组之间的主要比较一般应基于同期参加试验被随机分配的受试者。

二、观察指标

观察指标是指能反映临床试验中药物有效性和安全性的观察项目。统计学中常将观察指标称为变量。观察指标分为定量指标和定性指标。观察指标必须在研究方案中有明确的定义和可靠的依据，不允许随意修改。

对于观察指标，在研究的设计阶段，首先需要根据研究目的，严格定义与区分主要指标和次要指标；其次是根据主要指标的性质（定量或定性）和特征（一个或多个、单一指标或复合指标、临床获益或替代指标、客观/主观指标或全局评价指标等），调整研究的统计设计策略，以达到研究的预期目的。

（一）主要指标和次要指标

主要指标又称主要终点，是与试验主要研究目的有本质联系的，能确切反映药物有效性或安全性的观察指标。主要指标应根据试验目的选择易于量化、客观性强、重复性高，并在相关研究领域已有公认标准的指标。

一般情况下，主要指标仅为一个，用于评价药物的疗效或安全性。若一个主要指标不足以说明药物效应时，可采用两个或多个主要指标。方案中应详细描述所关注的主要指标的设计参数及其假设、总Ⅰ类错误率和Ⅱ类错误率的控制策略。主要指标将用于临床试验的样本量估计，在采用多个主要指标的情况下，将制订对总Ⅰ类错误率的控制策略并保证研究有足够的把握度。

主要指标，包括其详细定义、测量方法（若存在多种测量方法时，应该选择临床相关性强、重要性高、客观并切实可行的测量方法）、统计分析模型等，都必须在试验设计阶段充分考虑，并在试验方案中明确规定。方案中主要指标在试验进行过程中不得修改，若须做修改则应在充分论证的基础上谨慎行事，并在揭盲前完成，不允许揭盲后对主要指标进行任何修改，如抗肿瘤药物临床试验最常用的疗效终点有总生存时间（overall survival，OS）、客观缓解率（objective response rate，ORR）、无进展生存期（progression free survival，PFS）等。

次要指标是与次要研究目的相关的效应指标，或与试验主要目的相关的支持性指标。在试验方案中，也需明确次要指标的定义，并对这些指标在解释试验结果时的作用及相对重要性加以说明。一个临床试验，可以设计多个次要指标，但不宜过多，达到试验目的即可。

（二）复合指标

当难以确定单一的主要指标时，可按预先确定的计算方法，将多个指标组合构成一个复合指标。临床上采用的量表（如神经和精神类、生活质量量表等）就是一种复合指标。将多个指标组综合成单一复合指标的方法需在试验方案中详细说明。主要指标为复合指标时，可以对复合指标中有临床意义的单个指标进行单独的分析。

若采用量表进行疗效评价，应采用国际或领域内公认的量表。采用国外量表作为主要疗效指标时，由于可能存在语言、文化、生活习俗、宗教信仰等多方面的差异，需提供跨文化调适、翻译对等性的研究结果；采用自制量表时，需提供效度、信度和反应度（对疾病严重程度及其变化的区分程度）的研究结果。没有对效度、信度和反应度进行过研究，或者效度、信度和反应度都很低的量表不建议作为临床试验的主要疗效指标。

（三）全局评价指标

全局评价指标是将客观指标和研究者对受试者疗效的总印象有机结合的综合指标，它通常是等级指标，其判断等级的依据和理由应在试验方案中明确。全局评价指标可以评价某个治疗的总体有效性或安全性，带有一定的主观成分，因此，其中的客观指标常被作为重要的指标进行单独分析。

以全局评价指标为主要指标时，应该在方案中考虑：该全局评价指标与主要研究目的的临床相关性、信度和效度、等级评价标准和单项缺失时的估计方法。不建议将"综合疗效和安全性"的全局评价指标作为临床试验的主要指标，因为这样会掩盖药物之间在疗效和安全性方面的重要差异，从而导致决策失误。

（四）替代指标

替代指标是指在直接评价临床获益不可行时，用于间接反映临床获益的观察指标。例如，降压药物的临床获益，常被认为是减少或延迟"终点事件"（心脑血管事件）的发生，但若要评价"终点事件"发生率，需要长时间的观察。在实际中，降压药物的临床试验，采用替代指标"血压降低值/血压达标"来评价药物的疗效，因为临床研究和流行病学业已证实，将"血压"控制在正常范围内，可以减少"终点事件"的发生。

一个指标能否成为临床获益的替代指标，需要考查：①指标与临床获益的关联性和生物学合理性；②在流行病学研究中该指标对临床结局的预测价值；③临床试验的证据显示药物对该指标的影响程度与药物对临床结局的影响程度是否一致。

选择替代指标为主要指标，可以缩短临床试验期限，但也存在一定的风险，尤其是"新"替代指标。药物在替代指标上的优良表现并不一定代表药物对受试者具有长期的临床获益，药物在替代指标上的不良表现也不一定表示没有临床获益。例如，在抗肿瘤药物早期临床试验中，PFS 等指标被作为 OS 的替代指标被广泛使用，但其与 OS 的关联性在不同的肿瘤临床试验中程度不一，因此仍需强调 Ⅲ 期临床试验中采用临床终点的重要性。

（五）定性指标

在某些临床试验中，有时需要将定量指标根据一定的标准转换为定性指标，或将等级指标转化为定性指标，如用药后血压降低到 140/90mmHg（1mmHg=0.133kPa）以下、糖化血红蛋白降低到 7.0% 以下的受试者比例（达标率）。定量或等级指标转换定性指标的标准：具有临床意义、为相关领域公认、在试验方案中明确规定。由于将定量指标转换为定性指标会损失部分信息导致检验效能的降低，在样本量计算时需加以考虑。如方案定义主要指标为定量指标转化的定性指标时，则研究结论应主要依据该定性指标，而不是其所源于的定量指标。

三、偏倚的控制

偏倚又称偏性，是临床试验在设计、执行、测量、分析过程中产生的、可干扰疗效和安全性评价的系统误差。在临床试验中，偏倚包括各种类型的对研究方案的违背与偏离。由于偏倚会影响疗效、安全性评价结果，甚至影响临床试验结论的正确性，因此在临床试验的全过程中均须控制偏倚的发生。随机化和盲法是控制偏倚的重要措施。

（一）随机化

随机化是临床试验的基本原则，也是疗效和安全性评价的统计学方法的基础。

临床试验中随机化是指临床试验中每位受试者均有同等的机会被分配到试验组或对照组中，随机化过程不受研究者和（或）受试者主观意愿的影响。随机化的目的是使各种影响因素（包括已知和未知的因素）在组间的分布趋于相似。随机化与盲法相结合，可有效避免分组的可预测性，控制对受试者分组的选择偏倚。临床试验的随机化的方法，一般采用区组随机化和（或）分层随机化。

如果受试者的入组时间较长，区组随机化是临床试验所必需的，这样有助于减少季节、疾病流行等客观因素对疗效评价的影响，也可减少方案修订（如入选标准的修订）所造成的组间受试者的差异。区组的大小要适当，太大易造成组间不均衡，太小则易造成同一区组内受试者分组的可猜测性。研究者及其相关人员应对区组长度保持盲态，这在开放的临床试验中尤为重要。也可设定多个区组长度，或采用中央随机化系统以尽可能减少分组的可预测性。

如果药物的效应会受到一些预后因素（如受试者的病理诊断、年龄、性别、疾病的严重程度、生物标记物等）的影响，可采用分层随机化，以保持层内的组间均衡性。

当需要考虑多个分层因素，如肿瘤类临床试验，需考虑年龄、病理类型、基线水平等因素，采用分层随机化，可能导致试验无法进行，此时可采用动态随机化使被控制的预后因素组间有良好的均衡性。在动态随机化中，已入组的受试者特征将影响下一个受试者的分组，系统将根据各层面上的组间均衡性决定受试者的随机化组别。

尽管动态随机化可以实现多分层因素下的随机化，但不建议设计过多的分层因素，因为过多的分层因素可能造成其他因素在组间的不均衡，分层因素一般不宜超过 3 个。临床试验中通常采用区组随机化的方法，如采用动态随机化，被控制的因素应包括在主要指标分析模型中，用以控制混杂因素对主要指标评价的影响。特别指出的是在Ⅲ期临床试验中，应避免使用基于主要指标观察结果的动态随机化。

随机化的方法和过程包括随机分配表的产生方法、随机分配遮蔽的措施、随机分配执行的人员分工等，应在试验方案中阐明，但使人容易猜测分组的随机化的细节（如区组长度等）不应包含在试验方案中。在临床试验中，随机分配表应该是一份独立的文件，以记录受试者的处理（或处理顺序）安排。随机分配表应具有重现性，即可以根据种子数、分层因素、区组长度重新产生相同的随机分配表。试验用药物将根据随机分配表进行编码，在临床操作中，要求研究者严格按照入组受试者的随机分配结果及药物编码分配药物，任何偏离，都应该如实记录，以待数据分析前进行评估。值得注意的是动态随机化中的随机分配表仅仅起到遮蔽作用，真正的随机分配表是由动态随机化系统根据已入组的受试者信息采用最小随机化原理产生的，因此随机化系统中的随机分配表应作为独立文件在申报资料中提交。

（二）盲法

临床试验的偏倚可能来自于临床试验的各个阶段、各方面人员。由于对随机化分组信息的知晓，研究者可能选择性入组受试者，受试者可能受到主观因素的影响，可能产生疗效与安全性的评价偏倚或选择性确定分析群体等。盲法是控制临床试验中因"知晓随机化分组信息"而产生的偏倚的重要措施之一，目的是达到临床试验中的各方人员对随机化分组的不可预测性。

根据设盲程度的不同，盲法分为双盲、单盲和非盲（开放）。在双盲临床试验中，受试者、研究者（对受试者进行筛选的人员、终点评价人员及进行方案依从性评价的人员）及与临床有关的申办方人员对分组均应处于盲态；单盲临床试验中，仅受试者或研究者一方对分组处于盲态；非盲临床试验中，所有人员都可能知道分组信息。临床试验的设盲程度，应综合考虑药物的应用领域、评价指标和可行性，应尽可能采用双盲试验。当双盲难度大、可行性较差，可考虑单盲临床试验，甚至非盲临床试验。一般情况下，神经和精神类药物的临床试验采用量表评价效应，用于缓解症状（过敏性鼻炎、疼痛等）的药物或以"受试者自我评价"等主观指标为主要指标的临床试验，以安慰剂为对照的临床试验，均应采用"双盲"；在一些以临床终点（如死亡）为主要评价指标的临床试验中（如抗肿瘤药物），也可以接受非盲临床试验。

双盲的临床试验，要求试验药和对照药（包括安慰剂）在外观（剂型、形状、颜色、气味）上的一致性；如果试验药与对照药在用药方式上有差异，还需要做到试验组与对照组在药物使用上的一致性。若要达到双盲的目的，可采用双模拟技术。在使用双模拟技术的临床试验中，受试者的用药次数与用药量将会增加，可能导致用药依从性的降低。

若双盲实施起来有相当的困难或根本不可行时（如手术治疗与药物治疗的对比研究，不同药物在剂型、外观或用法上存在很大的差异等），可以采用单盲或非盲临床试验，其理由必须在方案中详细说明，而且尤为重要的是这种信息的知晓不得影响受试者分配入组的随机性，方案中还须有控制偏倚的具体措施，如采用客观的主要指标，或采用中央随机化系统管理受试者的入组，或参与疗效与安全性评价的研究者在试验过程中尽量处于盲态等。无论是双盲、单盲临床试验，盲态的执行（随机分配表的产生、保存及释放）应该由标准操作程序进行规范，且在方案中明确规定破盲人员的范围。即使是非盲临床试验，研究相关人员也应尽可能保持盲态。方案中应该规定随机分配表的释放条件与流程。随机分配表释放的基本条件为已完成数据库的锁定和分析群体及统计分析计划的确定工作。

（三）对照

ICH E10 将对照组划分为五类：安慰剂平行对照、无治疗平行对照、量效平行对照、活性（阳性）平行对照、外部对照（包括历史对照）。前四类为平行对照（对照组与试验组从同一群体中挑选并同时进行治疗），通常是将受试者随机分配到各组，以不同对照治疗类型进行分类。出于对保证试验组与对照组可比性及减少重要偏倚的认真考虑，外部（历史的）对照只能在特殊条件下使用。研究中选用一种以上对照组的情况越来越普遍。每一类对照适合于某些情况，但没有一种可以用于或适于所有的情况。

设立对照组可以将试验治疗给患者带来的结果（如症状、体征或其他发病情况的改变）与其他因素（如疾病的自然进展、观察者或者患者的期望或其他治疗措施）造成的结果区分开来。平行的对照组是从与试验组相同的群体中选出的，并且作为研究试验治疗的同一试验的一部分，在相同的时间段，按规定的方法接受治疗。试验组和对照组的所有基线值，以及除了试验治疗外的其他可能影响结果的有关变量都应当相似。达不到这样的相似就可能在研究中引入偏倚。这里所说的偏倚是指在临床试验的设计、实施、分析和结果的解释方面出现的系统倾向，从而使对治疗结果的估计偏离它的真实值。随机化和盲法是常用的两种技术，用以减少偏倚的发生，并保证试验组和对照组在开始研究时彼此相似、在研究过程中得到的处置也相似。试验设计是否包括这些特性是决定其质量和说服力的关键因素。

四、比较类型及假设检验

临床试验中比较的类型，按统计学中的假设检验可分为优效性检验、等效性检验和非劣效性检验。在临床试验方案中，需要明确试验的目的和比较的类型。

临床试验目的是判断试验组的有效性时，首先要对试验组与对照组的疗效差异进行显著性检验。

（一）优效性试验

优效性试验是指主要目的为显示研究药物的应答优于对照（阳性药或安慰剂对照）的试验。科学地讲，优效性试验通过安慰剂对照试验显示优于安慰剂，或通过阳性药对照试验显示优于阳性药，或显示剂量-反应关系，所得到的疗效是最可信的。

对于严重疾病，如果存在经优效性试验验证的有效的治疗方法，采用安慰剂对照试验可能被认为是有悖伦理的。这种情况下，应当科学地采用阳性药对照。安慰剂对照和阳性药对照的适用性应当在不同试验给予不同考虑。

优效性试验的试验目的是验证试验组效应是否优于对照组，如果研究不设定优效界值，检验假设为

$$H_0: \mu_T = \mu_C \tag{2-1}$$

$$H_1: \mu_T \neq \mu_C \tag{2-2}$$

式中，H_0 和 H_1 分别表示原假设和备择假设。

若事件发生的概率（P）$\leqslant$ 检验水准（α），且 $\bar{X}_T > \bar{X}_C$，可推断试验组疗效优于对照组。这里 μ_T 和 μ_C 分别代表试验组和对照组的总体均数，$\bar{X}_T$ 和 $\bar{X}_C$ 分别代表试验组和对照组的样本均数。如果研究设定优效界值为 Δ（$\Delta > 0$，下同），即强优效，则检验假设为

$$H_0: \mu_T - \mu_C \leqslant \Delta \tag{2-3}$$

$$H_1: \mu_T - \mu_C > \Delta \tag{2-4}$$

此时，若 $P \leqslant \alpha$，则可推断试验组疗效优于对照组。

（二）等效性试验

等效性试验的目的是验证试验组效应是否与对照组相当。如果研究设定等效界值 Δ，其检验假设为

$$H_0: \mu_T - \mu_C \leqslant -\Delta \ 或 \ \mu_T - \mu_C \geqslant \Delta \tag{2-5}$$

$$H_1: -\Delta < \mu_T - \mu_C < \Delta \tag{2-6}$$

这是上下限相同的情况。如果下限 Δ_1 与上限 Δ_2 不同，则检验假设为

$$H_0: \mu_T - \mu_C \leqslant -\Delta_1 \ 或 \ \mu_T - \mu_C \geqslant \Delta_2 \tag{2-7}$$

$$H_1: -\Delta_1 < \mu_T - \mu_C < \Delta_2 \tag{2-8}$$

此时，若 $P \leqslant \alpha$，则可推断试验组疗效等效于对照组。

（三）非劣效性试验

非劣效性试验是指主要目的为验证试验组应答在临床上不劣于对照组（阳性药或安慰剂对照）的试验。如果研究设定非劣效界值 Δ，其检验假设为

$$H_0: \mu_T - \mu_C \leqslant -\Delta \tag{2-9}$$

$$H_1: \mu_T - \mu_C > -\Delta \tag{2-10}$$

此时，若 $P \leqslant \alpha$，则可推断试验组疗效非劣于对照组（图 2-5）。

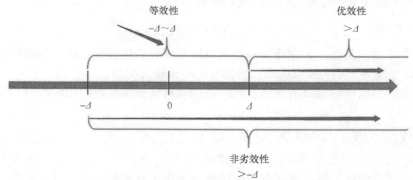

图 2-5　优效性、等效性及非劣效性试验对比

下面以非劣效性试验为例详细介绍非劣效性试验的试验设计。非劣效性试验是确证性临床试验中常用的比较方法，用以证明产品的有效性。其应用前提包括了如下要求：①已经进行并基本完成了全面的药学研究、非临床安全有效性研究，质量可控性有一定基础，临床试验有一定的安全性保证，并已经获得药品监督管理机构的临床试验许可；②已经进行并基本完成了比较全面的临床 PD 研究，人体耐受范围确定，人体 PK 信息基本全面，量效关系清晰；③已经基本完成了探索性临床治疗试验，可以初步对目标病种、单次给药剂量、给药频率和治疗持续时间进行判定，但需要进一步进行确证。

1. 设计要点　临床试验设计时，要考虑试验目的、研究群体、对照选择、评价指标、统计假设、样本量、数据分析和解读方法等要点。以下着重阐述非劣效性试验特有的设计要点，包括统计假设、阳性对照药。

（1）统计假设：试验方案中应明确非劣效试验统计假设。对于不同度量和指标类型，非劣效性试验统计假设的表述会有所不同，见表2-4。原假设（H_0）对应为劣效，备择假设（H_1）对应为非劣效，M为非劣效界值，绝对度量指标包括均值差和率差等，相对度量指标包括率比、风险比、比值比等，高优指标是其值越大表明疗效越好的指标，低优指标是其值越小表明疗效越好的指标。

表2-4　非劣效性试验的原假设（H_0）和备择假设（H_1）

指标类型	高优指标	低优指标
绝对度量	$H_0: T-C \leqslant -M\ (M>0)$	$H_0: T-C \geqslant M\ (M>0)$
	$H_1: T-C > -M\ (M>0)$	$H_1: T-C < M\ (M>0)$
相对度量	$H_0: T/C \leqslant 1/M\ (M>1)$	$H_0: T/C \geqslant M\ (M>1)$
	$H_1: T/C > 1/M\ (M>1)$	$H_1: T/C < M\ (M>1)$

注：T代表试验组效应；C代表阳性对照组效应；M代表非劣效界值（与前文$\varDelta$含义相同）

（2）阳性对照药：非劣效性试验所选择的阳性对照药必须具有其疗效优于安慰剂的明确和充分的证据，包括可靠的疗效差异估计。阳性对照药应选择当前标准疗法或者最佳疗法的药物。如果所选的阳性对照药的疗效证据不充分，那么将其用于评价其他新药疗效会存在巨大风险。

2. 非劣效界值确定与统计推断　非劣效界值是指试验药与阳性对照药相比在临床上可接受的最大疗效损失。因此，非劣效界值不应大于阳性对照药相对于安慰剂的临床获益，以确保试验药的疗效至少能够优于安慰剂。非劣效界值的确定通常应根据统计分析和临床判断综合考虑，并在试验方案中说明非劣效界值确定的依据。非劣效界值的确定及其统计推断主要包括固定界值法和综合法，一般情况下固定界值法可以更直观地描述试验药的疗效。

（1）固定界值法：阳性对照药与安慰剂的疗效差异用M_1表示，其估计通常依赖于既往阳性对照药与安慰剂的优效性试验的疗效差异的Meta分析，通过分析得到疗效差异的单侧97.5%（或双侧95%）置信区间。M_1的确定方法详见图2-6和图2-7。如果对既往证据的变异性和恒定假设存在顾虑，可采用"折扣"策略确定M_1，即将M_1通过一定幅度的"折扣"（如减半）转换为更加保守的M_2。

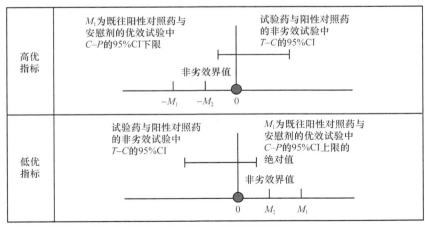

注：T指试验药；C指阳性对照药；P指安慰剂；CI指置信区间

图2-6　绝对度量指标的非劣效界值确定过程图示

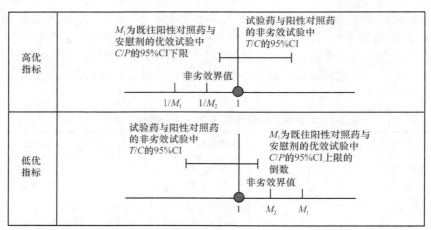

注：T指试验药；C指阳性对照药；P指安慰剂；CI指置信区间

图2-7　相对度量指标的非劣效界值确定过程图示

非劣效界值M_2（对应于前文表2-4中的M）是试验药与阳性对照药相比在临床上可接受的最大损失，可通过M_1的某一比例来定义。设f（$0 < f < 1$）为至少保留M_1的比例，则最大可损失比例为$1-f$。M_2的确定公式如下：

若M_1为绝对度量，则 $\hspace{4em}M_2=(1-f)M_1$ $\hspace{6em}$（2-11）

若M_1为相对度量，则 $\hspace{4em}M_2=e^{(1-f)\ln(M_1)}$ $\hspace{6em}$（2-12）

M_1和M_2的相对关系参见图2-6和图2-7。确定f则依赖于临床判断。当阳性对照药与安慰剂的疗效差异很大时，或当终点指标为不可逆的发病率或死亡率时，对f的选择应该慎重考虑。

若检验水准（α）设为单侧0.025（或双侧0.05），对于高优指标，若为绝对度量值，而试验药相对于阳性对照药的疗效差异的单侧97.5%（或双侧95%）置信区间的下限大于负的非劣效界值（若为相对度量值，下限大于非劣效界值的倒数），则可推断试验的非劣效结论成立；对于低优指标，无论是绝对度量值还是相对度量值，如果试验药相对于阳性对照药的疗效差异的单侧97.5%（或双侧95%）置信区间的上限小于非劣效界值，则可推断试验的非劣效结论成立。

（2）综合法：综合法不要求预先确定M_1，而是将既往阳性对照药与安慰剂的优效性试验和当前试验药与阳性对照药的非劣效性试验的数据进行合并或综合，构建一个检验统计量Z来表达试验药是否保留了阳性对照药疗效的一部分。检验统计量Z的计算公式如下：

对于绝对度量的疗效评价：

$$Z = \frac{\left(\widehat{T-C_n}\right) + (1-f)\left(\widehat{C_h-P}\right)}{\sqrt{SE^2_{\widehat{T-C_n}} + (1-f)^2 SE^2_{\widehat{C_h-P}}}} \hspace{4em}（2-13）$$

对于相对度量的疗效评价：

$$Z = \frac{\ln\left(\widehat{T/C_n}\right) + (1-f)\ln\left(\widehat{C_h/P}\right)}{\sqrt{SE^2_{\ln(\widehat{T/C_n})} + (1-f)^2 SE^2_{\ln(\widehat{C_h/P})}}} \hspace{4em}（2-14）$$

式中，C_h和P分别为既往优效性试验中阳性对照药和安慰剂的效应；T和C_n分别是当前非劣效性试验中试验药和阳性对照药的效应；f为根据预先确定的C_h相对于P的疗效差异的所保留的比例；SE为标准误，既往优效性试验的标准误需要根据阳性对照药相对于安慰剂的疗效差异的Meta分析进行估计。此处相对度量以简单比值（如相对风险）示例。某些相对度量值（如通过等比例风险模型估计的风险比）在大多数情况下并不能表示为简单比值，但可同理推导。

如果用 $Z_{1-\alpha/2}$ 表示标准正态分布的 $100(1-\alpha/2)\%$ 百分位数，对于高优指标，若 Z 大于 $Z_{1-\alpha/2}$，或对于低优指标，若 Z 小于 $Z_{1-\alpha/2}$，则可推断试验药非劣效于阳性对照药。

只要恒定假设成立，使用综合法相对于使用固定界值法可以提高研究效率（减少样本量或样本量不变而获得更大的检验效能）；综合法虽然在开展非劣效性试验之前不需要预先确定 M_1，但需要在方案中基于临床判断预先确定 f 值。

五、样 本 量

（一）总体考虑

临床试验中所需的样本量应具有足够大的统计学检验把握度，以确保对所提出的问题给予一个可靠的回答，同时也应综合考虑监管部门对样本量的最低要求。样本的大小通常以试验的主要疗效指标来确定，如果需要同时考虑主要疗效指标外的其他指标时（如安全性指标或重要的次要指标），应明确说明其合理性。一般来说，在样本量的确定中应该说明以下相关因素，包括设计的类型、主要疗效指标的明确定义（如在降压药的临床试验中应明确说明主要指标是从基线到终点的血压改变值，或试验终点的血压达标率）、临床上认为有意义的差值、检验统计量、检验假设中的原假设和备择假设、Ⅰ类和Ⅱ类错误率，以及处理脱落和方案违背的比例等。在以事件发生时间为主要疗效指标的生存分析中，可以根据统计学检验把握度直接得到试验所需事件数。在此情况下需要根据事件发生率、入组速度及随访时间推算试验所需样本量。

样本量的具体计算方法及计算过程中所需用到的主要指标的统计参数（如均值、方差、事件发生率、疗效差值等）的估计值应在临床试验方案中列出，同时需要明确这些估计值的来源依据。在确证性临床试验中，一般只有一个主要疗效指标，参数的确定主要依据已发表的资料或探索性试验的结果来估算，其中所预期疗效差值还应大于或等于在医学实践中被认为是具有临床意义的差异。需要强调的是，计划中的试验应与前期试验或文献中的试验具有一致的试验设计和目标群体。如果不完全一致，需对相应统计量的估值进行调整。Ⅰ类错误概率一般设定为双侧 0.05。在非劣效检验等单侧检验中，Ⅰ类错误概率一般设定为 0.025。此外，如果试验设计中存在多重性的问题时，应考虑对Ⅰ类错误概率进行必要的控制，以保证试验的总体Ⅰ类错误概率不超过预设值。Ⅱ类错误概率一般情况下设定为不大于 0.2，在探索性试验中可适当放宽。

另外，等效性或非劣效性试验中通常事先假设试验组与对照组疗效相同而进行样本量估算，当试验组的真实疗效差于阳性对照组时则试验的检验把握度将低于设定目标。样本量估计方法，即样本量的计算公式，应根据研究背景、研究假设、设计模型、主要评价指标的数据特征等做出正确选择。

（二）样本量估计的其他考虑

1. 样本量的调整 根据统计学方法估计出的样本量是在给定条件下满足临床试验所需的最小样本量。实际试验过程中，由于病例的脱落和剔除、病例依从性差等原因，会导致可评价例数的减少。因此，需要在样本量估计基础上适度扩大样本量，以保证最终的有效样本量可以满足最小样本量的要求。从分析角度讲，需保证最终的可评价样本量（即符合方案集的例数）应大于经样本量估计方法求得的样本量。样本量调整通常会考虑不大于 20% 的脱落剔除率，具体的脱落剔除率如何确定，将视不同的研究项目而定，确定的依据主要来自专业方面的判断，或经由以往研究数据的 Meta 分析为重要参考。

当亚组分析的结果是主要疗效指标时，则应保证最终的亚组可评价病例达到最小样本量。

临床试验结果可能受某些预后因素（协变量）的影响，如年龄、性别、病情程度等。样本量估计时一般不考虑预后因素，主要是因为随机分组可使各组间的协变量达到均衡。

2. 样本量再估计 样本量再估计较多地用于适应性设计。适应性设计样本量再估计常用的三种方法如下。

（1）成组序贯设计：每组的样本量固定，每次期中分析的目的为对是否终止试验（成功或失败）或进入下一周期的试验做出决策。

（2）固定期中分析：每次期中分析对参数重新进行估计，并据此对样本量做出新的估计和调整，但不对检验假设进行检验。

（3）上述两种方法的结合：每次期中分析既对参数重新进行估计，并据此对样本量做出新的估计和调整；又对检验假设进行检验，以判断是否终止试验（成功或失败）或进入下一周期的试验。

上述三种方法均属于期中分析的样本量估计问题，基于期中分析的样本量再估计应尽可能地在盲态下进行。

（三）临床试验方案中对样本量估计的要求

在临床试验方案中，需要对样本量估计进行清晰和完整的阐述，应至少包含以下内容：试验的研究假设、对照的类型、比较类型、设计模型、主要指标、将要用到的统计分析方法、参数（包括等效或非劣效界值）的来源及依据、检验水准（若涉及多重检验或期中分析，需解释确定检验水准的依据）、检验效能、单双侧检验、分配比例、样本量估计方法及其出处（列参考文献）、所用软件及其版本、样本量调整及其依据、各组及各中心的样本量分配（列表），若竞争入组需特别说明。

六、多中心临床试验

多中心临床试验是指按照同一临床试验方案、同期开展的临床试验。多中心临床试验可以在较短的时间内入选所需的病例数，且入选的病例范围广，临床试验的结果更具代表性。但影响因素亦随之更趋复杂。

多中心临床试验必须遵循同一个试验方案在统一的组织领导下完成整个试验。各中心试验组和对照组病例数的比例应与总样本的比例大致相同。多中心试验要求试验前对人员统一培训，试验过程要有良好的质控措施。当主要指标易受主观影响时，需进行统一培训并进行一致性评估。当主要指标在各中心的实验室的检验结果有较大差异或参考值范围不同时，应采取相应的措施进行校正或标化以保证其可比性，如采用中心实验室检验等。如预期多中心间检验结果有较大差异，应在临床试验方案中预先规定可能采用的差异性的检验及校正方法。

在多中心临床试验中，可按中心分层随机；当中心数较多且每个中心的病例数较少时，可不按中心分层。

近年来，药物研发日益趋于全球化，用于药品注册的国际多中心药物临床试验，已经从ICH 区域拓展到非 ICH 区域。药物全球同步研发，是一种资源共享的开发模式，可以减少不必要的重复临床试验，缩短区域或国家间药品上市延迟，提高患者获得新药的可及性。境内申办者为融入国际市场，也越来越关注全球同步研发。

申办者要根据早期研究数据、种族敏感性分析和不同监管机构的要求，确定在全球不同区域间应采用的临床试验方式。如果多个区域的多个中心按照同一临床试验方案同时开展临床试验，则该临床试验为多区域临床试验。出于科学和安全性等方面的考量，申办者也可以在某区域内不同国家的多个中心按照同一临床试验方案同时开展区域性临床试验。上述两种形式的临床试验均属于国际多中心药物临床试验。在设计国际多中心药物临床试验时，需要更多考虑到由于国家、地区和人群的不同所带来的在疾病、医疗及文化、社会环境等诸多因素的不同，从而可能导致国家、地区或中心之间的差异，进而对临床试验结果准确性和可靠性产生影响。

国际多中心临床试验可视为一种特殊形式的多中心临床试验，在不同国家或地区所观察的试验结果可能作为相应国家或地区药品注册申请的重要依据。在这种特殊的需求下，国家或地区间的临床实践差异有可能对临床结果的解读产生较大的影响。在临床试验设计时应提前对这种差异进行预估，并在临床试验方案中对将采用的分析不同国家地区结果差异性/一致性的统计方法做预先规定。常用的一致性的评价方法有（但不限于）以国家或地区为预设亚组的亚组分析，或采用适当的统计分析模型等。当单独以某特定国家或地区试验数据作为主要注册申请依据时，应说明样本量能够合理地支持相对应的安全性及有效性的评价。

第三节　药物临床试验的数据管理与统计分析

一、药物临床试验的数据管理

临床试验数据是临床研究的核心内容，数据质量是评价临床试验结果的基础。数据管理的目的是确保数据的可靠、完整和准确。临床试验中的数据管理相关方包括申办者、研究者、监查员、数据管理员和合同研究组织（contract research organization，CRO）等，各相关方应各司其职、各尽其责。数据管理全过程的实施，从数据采集到数据库的最终建立，都必须符合我国GCP的规定和监管部门的相应技术规范要求。

临床试验方案确定后，应根据病例报告表和统计分析计划书的要求制订数据管理计划，内容涵盖数据管理各过程，包括数据接收、录入、清理、编码、一致性核查、数据锁定和转换。数据的收集和传送，从研究者到申办者可通过多种媒体，包括纸质的病例报告表、电子数据采集系统及用于临床试验数据管理的计算机系统等。无论采用何种方式收集数据，资料的形式和内容必须与研究方案完全一致，且在临床试验前确定，包括确定对计划的依从性或确认违背试验方案的前后关系的信息（如有关服药的时间，缺失值需与"0值"和空缺相区别）。数据管理各过程的执行中均应遵守全面和有效的标准操作程序。

为达到试验数据共享和信息互通目的，临床试验过程中数据的采集、分析、交换、提交等环节，可考虑采用统一的标准化格式，如临床数据交换标准协会（Clinical Data Interchange Standards Consortium，CDISC）体系。

临床试验完成后，应对试验的数据管理工作和过程进行总结并形成数据管理总结报告。数据管理计划和总结报告应作为药物注册上市的申请材料之一提交给监管部门。

二、药物临床试验的数据统计

（一）统计分析计划

统计分析计划（statistical analysis plan，SAP）是比试验方案中描述的分析要点更具技术性和有更多实际操作细节的一份独立文件，包括对主要和次要评价指标及其他数据进行统计分析的详细过程。统计分析计划的内容包括设计的类型、比较的类型、随机化与盲法、主要指标和次要指标的定义与测量、检验假设、数据集的定义、疗效及安全性统计分析的详细细节。确证性试验要求提供详细分析原则及预期分析方法。探索性试验通常描述概括性的分析原则和方法。

统计分析计划由试验统计学专业人员起草，并与主要研究者商定，旨在全面而详细地陈述临床试验数据的分析方法和表达方式，以及预期的统计分析结果的解释。

统计分析计划初稿应形成于试验方案和病例报告表确定之后，在临床试验进行过程中及数据盲态审核时，可以进行修改、补充和完善，不同时点的统计分析计划应标注版本及日期，正式文件在数据锁定和揭盲之前完成并予以签署。如果试验过程中试验方案有修订，则统计分析计划也应作相应的调整。如果涉及期中分析，则相应的统计分析计划应在期中分析前确定。

（二）统计分析集

用于统计分析的数据集事先需要明确定义，并在盲态审核时确认每位受试者所属的分析集。一般情况下，临床试验的分析数据集包括全分析集（full analysis set，FAS）、符合方案集（per protocol set，PPS）和安全数据集（safety set，SS）。根据不同的研究目的，需要在统计分析计划中明确描述这三个数据集的定义，同时明确对违背方案、脱落/缺失数据的处理方法。在定义分析数据集时，需遵循以下两个原则：①使偏倚减到最小；②控制Ⅰ类错误率的增加。

意向性治疗（intention to treat，ITT）原则是指主要分析应包括所有随机化的受试者，这种保持初始的随机化的做法对于防止偏倚是有益的，并且为统计学检验提供了可靠的基础，这一基于所有随机化受试者的分析集通常被称为 ITT 分析集。

理论上遵循 ITT 需要对所有随机化受试者的研究结局进行完整的随访，但实际中这种理想很难实现，因而也常采用 FAS 来描述尽可能完整且尽可能接近于包括所有随机化的受试者的分析集。

只有非常有限的情况才可以剔除已经随机化的受试者，通常包括违反重要入组标准、受试者未接受试验用药物的治疗、随机化后无任何观测数据。值得注意的是，这种剔除需要对其合理性进行充分的论证和说明。

PPS 亦称"可评价病例"样本。它是 FAS 的一个子集，这些受试者对方案更具依从性。纳入 PPS 的受试者一般具有以下特征：①完成事先设定的试验用药物的最小暴露量，方案中应规定受试者服用药物的依从性达到多少为治疗的最小量；②试验中主要指标的数据均可以获得；③未对试验方案有重大的违背。

受试者的排除标准需要在方案中明确，对于每一位从 FAS 或 PPS 中排除的受试者，都应该在盲态审核时阐明理由，并在揭盲之前以文件形式写明。

SS，应在方案中对其明确定义，通常应包括所有随机化后至少接受一次治疗且有安全性评价的受试者。

对于确证性试验，宜同时采用 FAS 和 PPS 进行统计分析。当两种数据集的分析结论一致时，可以增强试验结果的可信性。当不一致时，应对其差异进行讨论和解释。如果 PPS 被排除的受试者比例太大，则将影响整个试验的有效性。

ITT/FAS 和 PPS 在优效性试验和等效性或非劣效性试验中所起的作用不同。一般来说，在优效性试验中，应采用 ITT/FAS 作为主要分析集，因为它包含了依从性差的受试者而可能低估了疗效，基于 ITT/FAS 的分析结果是保守的。PPS 显示试验药按规定方案使用的效果，但与上市后的疗效比较，可能高估疗效。在等效性或非劣效性试验中，用 ITT/FAS 所分析的结果并不一定保守，在统计分析时，可以用 PPS 和 ITT/FAS 作为分析群体，两个分析集所得出的结论通常应一致，否则应分析并合理解释导致不一致的原因。

（三）缺失值及离群值

缺失值是临床试验中的一个潜在的偏倚来源，因此，病例报告表中原则上不应有缺失值，尤其是重要指标（如主要的疗效和安全性指标）必须填写清楚。对病例报告表中的基本数据，如性别、出生日期、入组日期和各种观察日期等不得缺失。试验中观察的阴性结果、测得的结果为零和未能测出者，均应有相应的符号表示，不能空缺，以便与缺失值相区分。

在临床试验中，数据缺失是难以避免的问题。在试验的计划、执行过程中应有必要的措施尽量避免缺失值的发生，在分析和报告中要正确处理缺失数据，否则会造成潜在的偏倚。缺失值的存在有可能导致试验结果无法解释。在分析中直接排除有数据缺失的受试者可能会：①破坏随机性；②破坏研究样本对于目标群体的代表性。除此之外，对缺失值的直接排除还可能降低研究的把握度或减小变量的变异性引起Ⅰ类错误率的膨胀。

如果在一些受试者中发生主要终点的缺失，在试验方案或统计计划书中应预先指定如何处理缺失值。

缺失机制可分为完全随机缺失（missing completely at random，MCAR）、随机缺失（missing at random，MAR）和非随机缺失（missing not at random，MNAR）。由于缺失机制无法通过已有数据进行判断，并且不同的处理方法可能会产生截然不同的结果，应当认识到任何缺失数据处理方法本身可能是潜在的偏倚来源。对完全随机缺失、随机缺失数据的处理目前有末次观测值结转、基线观测值结转、均值填补、回归填补、重复测量的混合效应模型、多重填补等多种不同的方法。

对于缺失值的处理方法，特别是主要疗效指标的缺失值，应事先在方案中根据以往的经验或既有相似试验的处理方法进行规定。然而如上所述，任何缺失数据处理方法本身都可能带来潜在的偏倚。所以缺失数据的处理方法应遵循保守的原则。即使同一种方法在不同情况下既有可能对试验药保守也有可能对试验药有利。然而，有时在对主要疗效指标的缺失值的处理方法进行预设时（如在盲态下）无法完全确定所用方法的保守性。必要时，也可以采用不同的处理缺失值的方法进行敏感性分析。

离群值问题的处理，应当从医学和统计学专业两方面去判断，尤其应当从医学专业知识判断。离群值的处理应在盲态检查时进行，如果试验方案未预先指定处理方法，则应在实际资料分析时，进行包括和不包括离群值的两种结果比较，评估其对结果的影响。

（四）数据变换

分析之前对关键变量是否要进行变换，最好根据以前的研究中类似资料的性质，在试验设计时即做出决定。拟采用的变换（如对数、平方根等）及其依据需在试验方案中说明，数据变换是为了确保资料满足统计分析方法所基于的假设，变换方法的选择原则应是公认常用的。一些特定变量的常用变换方法已在某些特定的临床领域得到成功的应用。

（五）统计分析方法

统计分析应建立在真实、可靠、准确、完整的数据基础上，采用的统计方法应根据研究目的、试验方案和观察指标来选择，一般可概括为以下几个方面。

1. 描述性统计分析　一般多用于人口学资料、基线资料和安全性资料，包括对主要指标和次要指标的统计描述。

2. 参数估计、置信区间和假设检验　参数估计、置信区间和假设检验是对主要指标及次要指标进行评价与估计的必不可少的手段。假设检验应说明所采用的是单侧还是双侧检验，如果采用单侧检验，应说明理由。单侧检验的Ⅰ类错误概率往往选择为双侧检验的一半，以保证单双侧检验的逻辑性。主要指标效应分析要说明采用的是固定效应模型还是随机效应模型。统计分析方法的选择要注意考虑指标的性质及数据分布的特性。无论采用参数方法或非参数方法，处理效应的估计应尽量给出效应大小、置信区间和假设检验结果。除主要指标和次要指标外，其他指标的分析及安全性数据的分析也应简要说明所采用的方法。在确证性试验中，只有方案或统计分析计划中事先规定的统计分析才可以作为确证性证据的依据，而其他的分析只能视作探索性的。

3. 基线与协变量分析　评价药物有效性的主要指标除受药物作用之外，还受其他因素的影响，如受试者的基线情况、不同治疗中心受试者之间差异等因素，这些因素在统计分析中可作为协变量处理。在试验前应认真考虑可能对主要指标有重要影响的协变量及采用的可以提高估计精度的方法（如采用协方差分析方法），补偿组间由于协变量不均衡所产生的影响。对于确证性分析，应事先在方案中规定在统计模型中校正的协变量，以及校正的依据。当采用分层随机时，分层因素应作为协变量进行校正。对于事先没有规定校正的协变量，通常不应进行校正。也可以采用敏感性分析方法，将校正后的结果作为参考，而不应该取代事先规定的分析模型。

4. 中心效应　多中心临床试验中，不同中心在受试者基线特征、临床实践等方面可能存在差异，导致不同中心间的效应不尽相同，这种中心之间的效应差异称为中心效应。常见三种情况：①无中心效应，即各中心试验组效应同质，对照组效应亦同质，此时各中心间效应是一致的；②有中心效应，但中心与处理组间不存在交互作用，即各中心试验组与对照组效应之差是同质的；③有中心效应，且中心与处理组间存在交互作用，此时，各中心试验组与对照组效应之差是异质的。中心与处理组间的交互作用，又分为定量的交互作用（各中心试验组与对照组效应之差方向一致）和定性的交互作用（至少一个中心的处理组与对照组的效应之差与其他中心方向不一致）。

分析主效应时，对于情况①，模型中应不包括中心效应；对于情况②，模型中可包括中心项，但不包含中心与处理的交互项效应以提高检验效能；对于情况③，若存在定量交互作用，则需要采用合适的统计学方法来估计处理效应，以保证结果的稳健性，结果解释时须非常谨慎，应努力从试验的管理、受试者的基线特征、临床实践等方面寻找原因；当存在定性的交互作用时，需找到合理的解释并重新进行的临床试验。

当中心数较多，或每个中心样本数均较少，一般无须考虑中心效应对主要变量及次要变量的影响，因为此时中心效应不会影响临床效果。

采用何种策略分析中心效应需事先在试验方案或统计分析计划中阐明。

5. 亚组分析　临床试验中的亚组分析是对整体中根据某种因素分层的部分数据进行分析。

试验药的疗效或安全性在不同的亚组中可能不同，而且这种差异往往具有特殊的临床意义。除非在方案设计时考虑到了计划的亚组分析，并且在样本量计算和多重性比较等方面事先给予了考虑，这样的亚组分析结果才能够被接受。由于亚组分析通常是小样本，且未按亚组随机化，故对于非确证性亚组分析的解释应当慎重，通常只能作为探索性研究的参考。

6. 多重性问题　多重性问题是指在临床试验中，由于存在多个主要指标、多个比较组、多个时间点的比较、期中分析、亚组分析、多个分析集等情况，进行多次假设检验而导致 I 类错误概率增加的现象。在试验将重要的次要指标结果也纳入关键性证据的情况下，即主要指标和重要次要指标共存时的假设检验亦需要考虑多重性问题。对于主要指标是复合指标的试验，如果宣称的疗效是基于复合指标中某个或某些成分时，需事先定义这些成分并纳入多重性考虑的确证性分析策略。

将假阳性率控制在事先设定的水平以内是非常重要的原则，在确证性临床试验结果的评价中具有重要的意义。在试验方案或统计分析计划中应预先说明对多重性问题的考虑、控制 I 类错误概率的原因及方法。处理多重性问题的方法有多种，如单步法、闭合检验程序、固定顺序的检验、序贯结构的策略等，在选择方法时可考虑将能够估计出疗效的置信区间作为选择的一个标准。

在对 I 类错误概率进行控制的同时可能会导致 II 类错误概率的增加，在估计样本量时应有所考虑。

（六）统计分析报告

统计分析报告是临床试验统计师根据事先拟定的统计分析计划书，应用统计分析软件编写分析程序输出的统计分析表格和统计分析图形加以整理的重要文档，也是提供给临床主要研究者作为撰写临床试验总结报告的重要素材，并和统计分析计划一起作为药物注册上市的申请材料之一提交给监管部门用于对临床试验结果的评价。

复习思考题

1. 简述药物临床试验的概念及药物临床试验分类。

2. 简述药物临床试验设计要点。

3. 药物临床试验统计分析和报告包括哪些？

（孙 华 蒋红卫 朱 校 沈 杰 谢海棠）

参考文献

陈峰, 夏结来, 2018. 临床试验统计学 [M]. 北京: 人民卫生出版社.

陈平雁, 2015. 临床试验中样本量确定的统计学考虑 [J]. 中国卫生统计, 32(4): 727-731, 733.

第三章　早期临床试验

学习要求：掌握早期临床试验、首次人体试验、机制验证与概念验证等相关概念，未见明显毒性反应剂量法和最低预期生物效应剂量法估算最大推荐起始剂量的方法；熟悉耐受性试验、PK 研究、量效研究的设计与分析；了解早期临床试验的风险管理，其他估算最大推荐起始剂量的方法。

第一节　概　　述

一、早期临床试验的概念

早期临床试验（early phase clinical trials）是指首次人体试验（first-in-human，FIH）到确证性临床试验之间的系列试验，包括初步的安全性评价、PK 研究、PD 研究和剂量探索研究等。在开始临床试验前，尚无该药物应用于人体试验的经验，许多与该药物相关的重要因素需要量化，如后期临床试验的剂量选择，志愿者入选和排除标准设置等，早期临床试验结果还有助于描述药物的特性，阐述其机制，因此早期临床试验又被称为临床试验的学习和解释阶段。

在早期临床试验中，FIH 是至关重要的。FIH 是以健康志愿者或拟研究适应证患者为受试对象，对新药用于人体时的耐受性、安全性，以及 PK、PD 进行初步探索，是新药研发过程中的重要环节。由于种属差异的存在和不确定性，基于临床前药理、毒理研究数据探索人体可耐受的剂量范围时，可能存在很大的安全性风险。所以，FIH 是安全性风险最高的一个临床试验阶段，有可能发生严重不良事件甚至导致志愿者死亡。

【案例 3-1】

2006 年，单克隆抗体（monoclonal antibody，mAb，简称单抗）药物 TGN1412 在英国进行 FIH 时，6 名健康志愿者在注射起始剂量药物 1h 左右出现头痛、肌痛、呼吸困难、头颈部肿胀等症状，继而发生肺部浸润、肺损伤、肾损伤和弥散性血管内凝血，最终导致 1 名志愿者全部足趾和部分手指切除。10 年后，类似悲剧再次发生，2016 年法国进行的 BIA10-2474 多次给药人体耐受性试验中，1 名健康志愿者在连续 5 次口服 50mg 的受试药物 7 天后死亡，另外 5 名志愿者出现严重的脑损伤症状。

TGN1412 事件和 BIA10-2474 事件是早期临床试验悲剧，目前这两起严重不良事件发生的确切机制尚未完全清楚。我国创新药物包括创新生物制品（尤其是单抗）在内的新药申请不断增加，如何充分评估早期临床试验可能给志愿者带来的风险，科学地设计早期临床试验，有效避免类似事件的发生，成为现今广泛关注的重要课题。

二、早期临床试验的研究目的和范围

早期临床试验的研究目的是获得药物在人体中的耐受性、安全性、PK 和 PD 的初始信息。一般包括单次/多次给药耐受性试验和 PK 研究，还可能包括食物对生物利用度的影响试验、特殊群体 PK 试验等。早期临床试验的研究范围主要如图 3-1 深色区域所示。

早期临床试验通常涵盖新药开发的 Ⅰ、Ⅱ 期临床试验。在传统的临床试验开发进程中，Ⅰ 期临床试验主要研究药物的耐受性和安全性、PK 等，Ⅱ 期临床试验主要进行疗效探索和剂量选择。这种研究模式提供的信息量有限，会存在很多的不确定性。近年来引入了从机制验证（proof of mechanism，POM）到概念验证（proof of concept，POC）的临床研究思路，将其整合到 Ⅰ 期

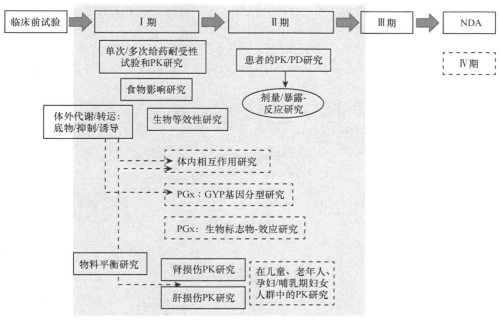

图 3-1　早期临床试验的研究范围

或Ⅱ期临床试验中，验证候选药物的作用过程、确定其有效性，可提高新药研发的成功率，在此思路指导下的早期临床试验为后续临床试验决策所提供的定量信息，见表 3-1。

表 3-1　早期临床试验为后续临床试验决策所提供的定量信息

临床试验阶段	定量信息
Ⅰ期	• 系列安全（和潜在有效性）剂量，包括 MTD • 各剂量的 PK 信息 • 后续给药方案推荐 • 各剂量的初步 PD 信息（包括生物标志物和替代指标） • PK/PD 的初始模型
Ⅱ期（包括 POC 与剂量探索）	• 在目标群体中建立有效窗和安全窗 • 确定考查疗效或耐受性影响需要的时间间隔 • 为Ⅲ期临床试验提供给药剂量和给药时间安排，包括给药响应为导向的剂量滴定步骤、给药间隔 • 建立 PK/PD 模型，包括疗效性和安全性暴露 • 确定用于Ⅲ期临床试验剂量调整研究的潜在亚组（如年龄和性别）

POM 是通过试验使药物的药理效应可以安全地在人体中表现出来。它强调的是人体，而不是过去在研发早期所用的动物模型。

临床中的疗效是药理效应的长时间作用和累加的结果，在一个靶点上产生的药理效应并不一定就能够转化成临床方面的治疗效果。例如，某药确实能抑制某疾病代谢的关键途径，但疾病所涉及的代谢途径通常不止一条，还有代谢旁路存在，所以对某一关键途径的抑制，并不一定能带来所期望的临床效益。POC 是指验证候选药物的药理效应可以转化成临床获益，一般在早期临床试验阶段进行，用以探索安全耐受剂量下有效性的信号，降低临床开发风险，通常被放在Ⅱ期临床试验中，也可以独立进行。

大多数的 POC 在Ⅱa 期完成，这是因为此时已有一些临床研究的结果可供参考。在进行试验设计时，最简单的方法是选择 MTD 和安慰剂进行比对研究。如果不能在 MTD 剂量下观察到药物疗效信号（POC 阴性），那么通常情况下，低于 MTD 剂量也观察不到疗效（U 形量效曲线除外），继续试验的风险极高；反之，如果能看到一些符合标准的 PD 信号（POC 阳性），继续研究则有获得批准上市的可能。

需要强调的是早期临床试验各个开发阶段并不互相排斥，化合物在进入后期开发阶段的同时，早期阶段试验将继续进行，以进一步协助和促进化合物的开发，见图 3-2。

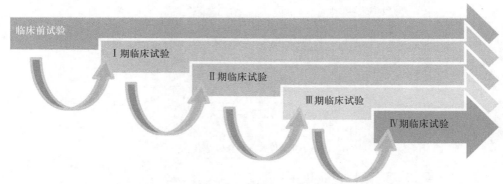

图 3-2　药物开发阶段的认知

三、早期临床试验的风险管理

鉴于早期临床试验的高风险特点，应该从试验方案设计到实施过程进行全程安全风险控制，确保在整个临床试验中，风险始终被降至最低。为此，申办者与研究者应通过药物临床前药理毒理研究结果，制订药物安全风险管理计划。安全风险管理计划需根据研究药物本身的特点制订，能降低风险的设计因素包括：①研究群体；②试验地点；③首次给药剂量；④给药途径和速率；⑤各剂量组志愿者人数；⑥同一组内志愿者的给药顺序和给药间隔；⑦剂量递增的增量；⑧下一剂量组的选择；⑨终止标准等。普遍认为，安慰剂是早期临床试验设计中的一个组成部分，试验设计中应考虑采取随机的设计方式，在对随后采取的同一剂量水平或是剂量递增的决策时，应将给予安慰剂或活性药物的志愿者数目考虑在内。当发生可能与研究药物相关的严重不良事件时，应能快速获取治疗组盲底，以保证志愿者的安全。

一般而言，与研究药物及其药理学靶点相关的潜在风险越高，越需要在早期临床试验的设计中采用预防措施。首次将药物应用于人体时，志愿者存在的风险在许多情况下是无法预测的，因此在药物开始应用于人体之前，必须充分评估药物从临床前向临床转化时可能存在的风险。研究药物可能出现的安全性风险主要源于对药物的作用方式、药物靶点的性质、人体研究与动物模型的相关性等认知的局限。

第二节　首次人体试验的起始剂量

FIH 的起始剂量选择是否合理直接关系到临床试验的成败，在确定起始剂量时，需要综合考虑已有的动物 PD、毒性及 PK 研究数据，既要避免因起始剂量过大导致严重不良反应以保证志愿者安全，又要考虑在不过多增加志愿者数量的情况下较快达到试验目标。

FIH 最大推荐起始剂量（maximum recommended starting dose，MRSD），是指在临床试验中推荐使用的最大起始剂量，在成人健康志愿者的临床试验中，MRSD 被预测不会产生毒性反应。

MRSD 的估算方法有很多，参考国外已发布的有关估算 MRSD 的指导原则、国际上研究者常用的已趋成熟的估算方法，并结合我国新药研发的现状和特点，本节将主要介绍以动物毒理学试验的未见明显毒性反应剂量（no observed adverse effect level，NOAEL）为基础，使用人体等效剂量（human equivalent dose，HED）的推导方式，以及以生物暴露量为基础，接近药理作用机制的推导方式。另外，还将介绍 EMA 发布的以最低预期生物效应剂量（minimal anticipated biological effect level，MABEL）法的推导方式。

一、以 NOAEL 法估算 MRSD

本方法主要基于已获得的动物长期毒性研究结果，根据动物毒理实验数据确定 NOAEL，通过比较和选择最敏感动物的相应数据，采用体表面积归一化方法直接换算相应的 HED。然后选择一个合适 HED，并综合考虑动物与人体药理学活性和 PK 特征差异、动物模型局限性及受体特征等因素，调整选择适当的安全系数（safety factor，SF），从而推算 MRSD。该方法计算简便，但如果药物的 PK 特征、剂量/暴露-反应关系或与受体结合特征存在明显的种属差异，则可能导致直接换算获得的 HED 存在较大偏差。

图 3-3 列出了以 NOAEL 选择 MRSD 时推荐使用的程序步骤，下面将对这一程序步骤进行详细介绍。

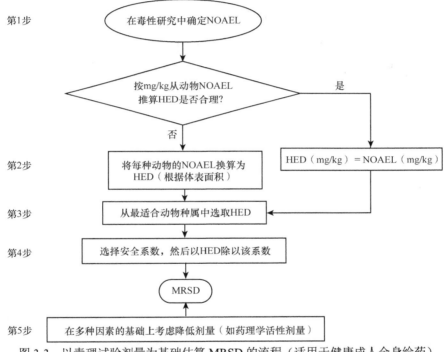

图 3-3　以毒理试验剂量为基础估算 MRSD 的流程（适用于健康成人全身给药）

（一）NOAEL 的确定

计算 MRSD 时首先要分析和评价现有的动物研究数据，以确定每项毒理试验中的 NOAEL。NOAEL 是指与对照组相比未使毒性反应显著增加的剂量，在确定 NOAEL 时，如果某种毒性反应具有生物学意义，则无论是否具有统计学差异，都应该予以考虑。

在动物毒理试验中确定 NOAEL 的关键是如何判断毒性反应，通常有三种情况：①明显的毒性反应，如明显临床症状、肉眼和显微镜下可见的损害；②毒性反应的替代指标，如血清肝酶水平升高；③过度放大的药效反应。不同药物的毒性反应在性质和程度上可以有很大的差异，而对某种反应是否判定为毒性反应往往有不同意见。但是，NOAEL 作为健康志愿者中剂量设定的推算基础已被广泛接受。原则上，Ⅰ期临床试验的健康志愿者在起始剂量下不应该出现任何临床前试验中观察到的毒性反应。

有些情况下，与毒性反应相关的生物利用度数据、代谢特征和血浆药物浓度等非临床数据可以影响 NOAEL 的确定。例如，药物吸收出现饱和现象时，仍未发现毒性反应，此时应当使用最低饱和剂量而不是最高的无毒剂量来计算 HED。

（二）HED 的计算

1. 根据体表面积计算　　通过相关动物数据确定 NOAEL 之后，应选择最恰当方法将动物剂量外推到 HED，即将 NOAEL 换算成 HED。对于动物全身性给药的毒性终点，如 MTD 或 NOAEL，如果将剂量归一化为体表面积剂量（即 mg/m^2），通常在不同种属间可呈现良好的比例关系。有研究显示，对于抗肿瘤药物，以 mg/m^2 计算剂量时，导致 10% 啮齿类动物死亡的剂量（LD_{10}）和非啮齿类动物的 MTD 均与人体的 MTD 有很好的相关性。体表面积归一化法是从动物剂量估算 HED 普遍接受的做法。

表 3-2 中显示的换算系数和除数被推荐为不同动物间 NOAEL 剂量换算的标准值。当没有其他数据（如 AUC）供比较或者其他数据不适合比较时，这些换算系数也适用比较其他毒性终点（如生殖毒性和致癌性）的安全性阈值。

表 3-2　根据体表面积将动物剂量换算为 HED

试验对象	将 mg/kg 表示的动物剂量换算成 mg/m^2 表示的动物剂量，乘以 K_M	将 mg/kg 表示的动物剂量换算成 mg/kg 表示的 HED[a]，则	
		将动物剂量除以	或将动物剂量乘以
成人	37	—	—
儿童（20kg）[b]	25	—	—
小鼠	3	12.3	0.08
仓鼠	5	7.4	0.13
大鼠	6	6.2	0.16
白鼬	7	5.3	0.19
豚鼠	8	4.6	0.22
兔	12	3.1	0.32
犬	20	1.8	0.54
猴[c]	12	3.1	0.32
狨猴	6	6.2	0.16
松鼠猴	7	5.3	0.19
狒狒	20	1.8	0.54
微型猪	27	1.4	0.73
小型猪	35	1.1	0.95

a. 假定人体重为60kg。对于未列出的试验对象或体重超出标准范围的对象，HED 可以按照以下公式计算：HED=动物剂量（mg/kg）× （动物体重 kg/人体重 kg）$^{0.33}$

b. K_M 为换算因子，单位为 kg/m^2。提供这一 K_M 值仅作为参考，因为健康儿童罕有成为 I 期临床试验的志愿者

c. 如短尾猴、恒河猴和食蟹猴

2. 根据体重比例计算　　在某些情况下可根据体重成比例换算，即设定 HED（mg/kg）= NOAEL（mg/kg）可能更为合适。如考虑对某一药物按 mg/kg 换算，现有的数据应当显示不同动物种属间 NOAEL 的 mg/kg 剂量相似。当满足以下条件时，使用 mg/kg 剂量外推至 HED 比使用 mg/m^2 剂量法更为适宜。

（1）不同动物种属间 NOAEL 的 mg/kg 剂量相似。但需要注意的是有时这种相似的 NOAEL mg/kg 剂量仅仅是由于生物利用度的差异引起的。

（2）如果不同动物的毒理研究中只有 2 个 NOAEL，则必须具备以下条件之一。

1）药物为口服给药并且剂量受局部毒性限制，如各种属间生理学模型胃肠室重量与 $W^{0.94}$

成比例。胃肠容量决定了药物在胃肠中的浓度，则具有胃肠局部毒性的药物的毒性反应按 mg/kg 剂量（$W^{1.0}$）换算是合理的。

2）药物在人体的毒性反应依赖于某暴露参数，而不同种属之间这一参数与 mg/kg 剂量密切相关。例如，人体反义寡核苷酸全身给药后所产生的补体激活依赖于 C_{max}。对于某些反义核酸类药物，各种动物种属之间 C_{max} 与 mg/kg 剂量相关，在这种情况下按 mg/kg 剂量换算是合理的。

3）对某一药物来说，在不同种属之间其他药理学和毒理学终点，如 MTD、最低致死剂量和药理学活性剂量（pharmacologically active dose，PAD）具有可比性，也可按药物的 mg/kg 剂量换算。

4）C_{max} 和 AUC 与 mg/kg 剂量之间有显著的相关性。

值得注意的是对于小鼠、大鼠和犬，按 mg/kg 剂量换算得到的 HED 比默认的 mg/m² 剂量法得到的值分别高 12 倍、6 倍和 2 倍。如果不能满足以上条件，仍应使用 mg/m² 剂量法计算 HED，以便得出一个较为安全的 MRSD。

3. 特殊情况　对于以下类别的药物不建议按 mg/m² 剂量进行换算。

（1）药物剂量受局部毒性反应限制的其他给药途径（如鼻腔内、皮下、肌内给药），应以给药部位的浓度（如 mg/使用面积）或使用部位的药物总量（mg）来换算。

（2）某些给至解剖腔室（如鞘内、膀胱内、眼内或胸膜内给药）但随后很少分布至腔室外的药物在不同种属间应当按照腔室体积和药物的浓度换算。

（3）相对分子质量大于 100 000 的血管内给药的蛋白质类药物，应当按 mg/kg 剂量换算。

（三）最适合动物种属的选择

毒理研究可得到一系列 NOAEL，并计算出相应的 HED，然后选择一个 HED 用于推算 MRSD。这一 HED 应当从最适合的动物种属中选择。在没有种属相关性数据的情况下，一般默认最敏感的动物种属（即 HED 最低的种属）最适合推算成年健康志愿者临床试验 MRSD。

在某些情况下，可以不将最敏感动物种属默认为最适合动物种属。这些情况包括：①动物种属间药物的吸收、分布、代谢和排泄存在差异；②以往的同类药物研究经验提示特定动物模型可以更好地预测人体不良反应。另外，对于某些生物制品（如人体蛋白），最适合动物种属的选择需要考虑这些制品的特性，动物是否表达相关受体或表位等因素也可以影响动物的选择。

在确定某一新药人体首次给药的 MRSD 时，并不知道该药物在人体的吸收、分布和消除参数。当动物体内的代谢特征及计算的 HED 均有很大差异时，基于体外试验获得的相应的药物代谢特征显得十分有意义。对于某类特定药物，同类药物的前期研究可能已经表明，某一特定的动物模型更加适合评价其安全性。例如，在评价磷硫酰反义寡核苷酸非临床安全性时，猴被认为是最适合的动物，因为猴出现了与人相同的剂量限制性毒性反应（如补体激活），而啮齿类动物没有出现。对于这类药物，MRSD 通常是根据猴 NOAEL 的 HED 来确定，而并不考虑这一 HED 是否低于啮齿类动物的 HED，除非新的反义寡核苷酸药物在啮齿类动物中也出现了独特的剂量限制性毒性。

（四）安全系数的使用

根据最合适动物种属的 NOAEL 确定了 HED 后，可用安全系数提供一个安全阈值，以保护接受 MRSD 的志愿者的安全。当从动物外推到人体时，需要考虑以下因素对安全系数变化的影响：①人的药理学活性高于试验动物所带来的不确定性；②在动物中检测某些毒性反应的难度（例如头痛、肌痛、精神障碍）；③受体密度或亲和力的差异；④无法预期的毒性反应；⑤药物吸收、分布、代谢和排泄的种属差异。以上这些因素的影响是需要降低 FIH 的起始剂量。

在实际应用中，临床试验的 MRSD 是用 HED 除以安全系数来确定。通常使用的安全系数是 10。这个数值是根据历史经验确定的，但并不一定适用于所有情况，安全系数应该根据实际情况加以适当调整。当安全性风险增大时，安全系数应当加大；而有数据证明安全性风险减小时，安全系数可适当减小。安全系数就像一个浮动标尺，根据对健康志愿者安全性风险的增减而适当调整。安全系数增减的程度要通过对现有数据的分析来确定。安全系数的增加和减少，尤其是调整到低于 10 的情况，必须有充分明确的理由。

【案例 3-2】

　　CNTO5825 是抑制人 IL-13 与 IL-13Ra1 和 IL-13Ra2 结合的人源抗白介素-13（IL-13）单抗。在 CNTO5825 的 4 周胰高血糖素样肽（glucagon-like peptide，GLP）毒性研究中，NOAEL 在大鼠和食蟹猴中均为 100mg/kg。对大鼠和食蟹猴进行 CNTO5825 的 4 周 GLP 毒性研究，其 NOAEL 通过分别乘以大鼠转换因子和食蟹猴的转换因子转化为 HED。

　　大鼠：HED（mg/kg）=100mg/kg×[$K_{M动物}/K_{M人}$]=100mg/kg×0.16=16mg/kg

　　食蟹猴：HED（mg/kg）=100mg/kg×[$K_{M动物}/K_{M人}$]=100mg/kg×0.32=32mg/kg

　　（注意：本例中转换因子的数值见表 3-2。）

　　因此，基于大鼠 NOAEL 的 HED 为 16mg/kg，MRSD 为 1.6mg/kg；基于食蟹猴 NOAEL 的 HED 为 32mg/kg，MRSD 为 3.2mg/kg。所以，大鼠是最敏感物种。将至少 10 倍安全系数应用于 HED 可以获得 FIH 的 MRSD。由于 CNTO5825 对大鼠或食蟹猴 IL-13 的结合亲和力比对人的结合亲和力低 7～15 倍，故对大鼠的 HED 施加安全系数 160 以获得 CNTO5825 在 FIH 的 MRSD 为 0.1mg/kg。

二、以 MABEL 法估算 MRSD

　　对于大多化学药物，临床前安全药理学和毒理学研究提供了足够的安全性数据，可基于 NOAEL 估算 FIH 的 MRSD。但 NOAEL 的使用在相当的程度上取决于是否存在与安全（毒）性相关的动物模型和适当的生物标志物，对于某些作用机制和作用靶点认识有限、临床前数据预测价值低的药物，安全性风险可能更高，如血管扩张药、抗凝药、单抗或生长因子等，药物不良反应可能源于过度的药理学作用，此时 PAD 可能是一个比 NOAEL 更灵敏的提示潜在毒性的指标，因此可能需要降低 MRSD。

　　在发生 TGN1412 事件后，EMA 发布了关于高风险产品 FIH 起始剂量计算的指导原则，推荐采用 MABEL 法，强调综合考虑体外药物浓度-效应关系及动物体内剂量/暴露-反应关系，依据预期的药理活性或毒性暴露量，推算相应的人体生物活性剂量。该方法可结合药物作用方式和靶点特征、量效曲线形状等，通过安全系数校正，确定 MABEL 值。

　　MABEL、MED 和 NOAEL 之间的关系见图 3-4。

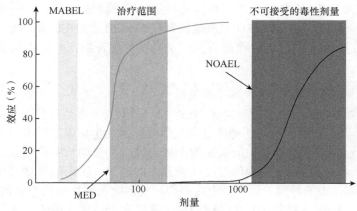

图 3-4　MABEL、MED 和 NOAEL 之间的关系

（一）使用 MABEL 法推算 MRSD 的步骤

MABEL 法利用从药理学、PK/PD 数据获得的所有体外和体内数据及信息：①体外人和相关动物物种的靶标细胞上的靶向结合及受体占有率的研究；②体外人和相关动物物种的靶标细胞上的浓度-药效响应曲线及相关动物物种体内剂量/暴露-效应关系；③所有可用的 PK/PD 数据，如在相关动物物种中达到药理有效剂量的系统暴露量，以及对人体的外推或缩放。如果可能的话，应采用上述数据通过 PK/PD 模拟方法进行综合分析，以确定 MABEL。

为了进一步降低人体发生不良反应的可能性，可在使用 MABEL 估算首次人体剂量时应用安全因子。这时应考虑到各种潜在风险，诸如活性物质的新颖性，其生物效能及其作用模式，物种特异性的程度，量效曲线的形状及计算中的不确定度等。使用的安全因子应该有合理解释。

通常，MABEL 起始剂量可通过以下四个步骤获得：①在相关动物模型中定量评估抗体剂量/暴露-反应关系以获得效力估计值；②应用调整因子将效力估计值从动物转换到人体；③定义一个人体中靶标暴露量，该暴露量预期没有显著的药理学效应；④预测人类 PK，将靶标暴露量转化为起始剂量。作为一种保守的方法，或者在没有其他 PD 终点的情况下，靶标参与度也可以用于确定 MABEL 起始剂量。

【案例 3-3】

CNTO5825 是抑制人 IL-13 与 IL-13Ra1 和 IL-13Ra2 结合的人抗 IL-13 单抗。使用重组人 IL-13（1ng/ml）刺激 HEK-BlueSTAT6 细胞时，P-STAT6 的产生呈 IL-13 剂量依赖性增加，使用重组人 IL-13 刺激人胚胎肾 HEK-BlueSTAT6 细胞时，抑制 IL-13 体外活性达 20% 的 CNTO5825 的浓度（IC_{20}）为 1ng/ml。

在大鼠和食蟹猴体内，CNTO5825 的 PK 数据在 1～10mg/kg 剂量范围内呈线性关系。根据大鼠和食蟹猴的 PK 数据，使用不同的种属缩放方法和动物 PK 数据进行临床前研究对 CNTO5825 的人体 PK 进行预测：70kg 人体静脉内给予 CNTO5825 后的清除率（CL）和稳态分布体积（V_{ss}）分别为 4.84ml/(天·kg)±1.13ml/(天·kg) 和 68.93ml/kg±35.55ml/kg。

将 MABEL 定义为在使用重组人 IL-13 刺激人胚胎肾 HEK-BlueSTAT6 细胞时，抑制 IL-13 体外活性达 20% 的 CNTO5825 浓度（IC_{20}）。通过将估计的 IC_{20} 与预测的 V_{ss} 数值相乘来计算 FIH 的起始剂量：$MRSD = IC_{20} \times V_{ss} = 1ng/ml \times 68.93ml/kg \approx 0.07\mu g/kg$。

因此，采用 MABEL 法估计的 MRSD 为 0.07μg/kg。

与此相对，基于大鼠 NOAEL 的 HED 施加额外的安全系数 160 后，得到的 CNTO5825 的 MRSD 为 0.1mg/kg=100μg/kg（见案例 3-2）。

本例中 MABEL 法计算结果远低于 NOAEL 法，具有更加保守的 MRSD。

（二）MABEL 法需要考虑的风险因素

使用 MABEL 法确定 FIH 的起始剂量也存在许多挑战，需要考虑人体和动物之间药物作用方式敏感性的潜在差异，在个案的基础上，注意识别以下主要风险因素：①药效模式；②药物靶标的性质；③动物物种和模型的相关性。在分析上述风险因素时需重点关注的内容见表 3-3。在此基础上综合相关的药理学和毒理学数据来确定 MABEL 的起始剂量。

表 3-3　需重点关注的风险因素

风险因素	需重点关注的内容
药效模式	• 涉及与多个信号转导途径相关靶标的作用模式 • 级联反应（cascade）或细胞因子释放，包括导致可能无法通过生理反馈机制（如免疫系统或凝血系统）充分控制的放大效应 • 不可逆的或长期的与主要靶点的结合

风险因素	需重点关注的内容
药物靶标的性质	• 人类靶标的结构、组织分布（包括在人类免疫系统/细胞上的表达），细胞特异性，疾病特异性等 • 靶标的多态性对药理作用的影响 • 潜在的脱靶效应
物种和模型的相关性	• 与人类相比，动物对药物的生物响应如分子靶标的组织分布/亲和力、药物与靶标结合后引起的细胞内变化，细胞的调节机制、代谢途径或对初始生理扰动的补偿性响应等可能存在定性和定量的差异 • 体外人类和动物细胞中的效应相似并不一定保证体内的生物响应相似

总之，对生物制剂等高风险药物而言，临床前研究的结果仅在动物的靶标生物学和药物药理学与人类有相当的可比性时才具有价值和意义。

三、以生物暴露量为基础估算 MRSD

由于生物种属间药物吸收、分布、代谢和排泄的差异，给药剂量常与药物产生的效应不直接相关，而与暴露量更相关。在了解了生物暴露量/毒性反应关系、PK、药理学数据及它们与人体的相关性后，可以暴露量为基础估算 FIH 的起始剂量。

以生物暴露量为基础估算 MRSD 一般包括以下几个步骤：

（1）根据临床前药理学模型（体内或体外模型），在考虑了物种之间的靶点结合率差异和血清蛋白结合率差异后，获得能产生药效的关键暴露量（生物活性暴露量）。这个暴露量可以是 $C_{\min}$、$C_{\max}$ 或 AUC 等参数。

（2）在选定的合适动物种属中，获得在 NOAEL 下的暴露量（NOAEL 暴露量）。

（3）用 NOAEL 暴露量除以对应的生物活性暴露量，预测可能的安全阈值。在此过程中需考虑物种之间的靶点结合率差异和血清蛋白结合率差异。

（4）根据毒理试验中所出现毒性的靶器官、严重程度、可监测性、可恢复性等和暴露量的关系，以及 PD 试验中药效活性和暴露量的关系等，评估此前预测的安全阈值是否可被接受。

（5）如果安全阈值可被接受，用一种或几种种属生理推算法，如异速增长模型推算法、PBPK 模型法等，预测药物在人体内的 PK 参数。

（6）根据步骤（1）中得出的生物活性暴露量和步骤（5）中得出的人体 PK 参数，基于不同的给药方式运用到相应的 PK 模型中估算出人体的生物活性剂量。根据安全范围的大小，除以适当的安全系数，得到以暴露量为基础的 MRSD。在考虑了适当的安全系数后，得到的 MRSD 下的游离药物暴露量应该不超过 NOAEL 的游离态药物暴露量的 1/10。在估算游离药物暴露量时，应考虑物种之间的血清蛋白结合率差异。

如果在多个时间点测定了血浆原形药物的浓度，并且在两种或两种以上动物的毒性暴露量范围内，则有可能在缺少人体数据时建立预测人体剂量和浓度的 PK 模型，推测安全的人体血药浓度。虽然使用定量模拟可能比较容易理解，但以下几点提示这种方法在估计安全起始剂量时有许多困难：①人体与动物的生物利用度和代谢可能有很大的差异；②毒性反应的机制可能不清楚（如外周室中的毒性蓄积）；③毒性反应可能是由于未鉴定的代谢产物而不是原型药物引起。因此依赖于 PK 模型（根据血浆中原型药物）来估计起始剂量需要多个未经检验的假设。在需要很少基本假设的特殊情况下，数据模拟可以最有效地用来估计 MRSD。例如，人源单克隆抗体通过静脉给药，经吞噬而不是代谢从循环系统中清除，它对血细胞有直接的和可测的作用，它的分布容积仅限于血浆体积。

在这些情况下，PK 和 PD 模型有助于确定人体 mg/kg 剂量，而这一剂量预期与非人灵长类动物安全血药浓度相关。即使是在这些情况下，某些不确定性（如人和动物在受体敏感性或密度方面的差异）也会影响人体药理学或毒理学结果，因此仍然需要使用安全系数。

（一）PK 参数的异速增长

异速增长模型推算法是目前应用最简单、最广泛的一种预测人体 PK 参数的方法，即以不同动物种属的体表面积、体重或其他生理常数，如脑重、最大生命值（maximum life-span potential，MLP）的对数值为横坐标，以其 PK 参数的对数值为纵坐标，用线性回归法推算人体相应的 PK 参数（CL、V_d）。为了保证估算人体 PK 参数的准确性，最好从 3 种以上不同种属动物体内获得其 PK 参数。

假设药物在体内的消除过程为线性消除，以体内 CL 为例，不同种属 CL 与体重存在以下关系。

$$CL=aW^b \tag{3-1}$$

通过临床前获得的至少 3 种不同种属动物的 CL 值，建立回归方程，得到常数 a、b 的值，依此推算人体总清除率。使用该方法时应遵循指数规则，即当指数 b 在 0.55～0.70 时，可采用简单异速模式；当指数 b 在 0.70～0.99 时，应以 MLP 代替体重，采用上述方法预测人体 PK 参数，或按以下列公式计算。

$$CL_{人}=\frac{a(MLP\times CL_{动物})^b}{8.18\times10^5} \tag{3-2}$$

当指数 $b>1.0$ 时，可采用脑重（BrW）代替体重，采用上述方法预测人体 PK 参数，或按下列公式计算。

$$CL_{人}=\frac{a(BrW\times CL_{动物})^b}{1.53} \tag{3-3}$$

同样方法可进行人体 V_d 值预测。某些特殊情况下，临床前研究可能仅获得一种动物 PK 数据或研究者认为某种动物为最适合种属时，可采用固定指数法，即

$$CL_{人}=CL_{动物}\times\left(\frac{W_{人}}{W_{动物}}\right)^{0.75} \tag{3-4}$$

类似地，当临床前研究仅获得 2 种动物的 PK 数据时，可依据相应的经验公式推算 PK 参数。

（二）PBPK 模型

上述异速增长模型推算法一般适合于推算以肾小球滤过为主要代谢机制的药物的清除率。当药物的主要代谢机制是肝代谢时，可以用体外肝微粒体或离体肝细胞试验获得肝代谢速度，来推算人体清除率。当 PK 机制相当复杂时，则需要运用更复杂的 PK 手段来推算。目前最受关注的是 PBPK 模型。

根据推算所得的人体 PK 参数［CL、V_d、生物利用度（F）］及从药理试验中所得的药物的生物活性暴露量，采用 PK 公式，推算药物的生物活性剂量。

药物本身的理化性质、组织亲和力、渗透性、肝肾清除率、血浆蛋白结合率等，以及人体自身的生理特征均可影响药物体内 PK 过程。

当涉及药物 PK 过程的因素特别复杂时，可采用单纯外推法，由动物药-时曲线预测人体的药-时曲线，再逐步增加相应变量，建立并优化 PK 模型，最终获得适宜的模型及相应人体 PK 参数。

PBPK 模型可依次加入药物理化特征参数（如脂溶性、组织亲和力等）、种属特异生理特征参数（如组织器官重量、组织血流量等）、药物游离分数，描述药物生化处置过程的动力学参数（如最大反应速率 V_{max}、K_m 等）、组织特异性代谢酶和转运体基因表达谱，逐步优化，最终获得

的模型可用于种属间外推和不同群体 PK 预测。

　　其中的药物组织亲和力、脂溶性、酶代谢动力学等体外特征参数可通过体外实验测定，软件通常提供人体或常见实验动物的器官体积、表面积等生理参数，也可通过查阅文献获得，组织或器官血流量与药物体内代谢、分布过程密切相关，应当注意的是啮齿类动物常采用大静脉血管，人体则常采用外周静脉血管，在进行药-时曲线拟合时应充分考虑，设置不同参数。

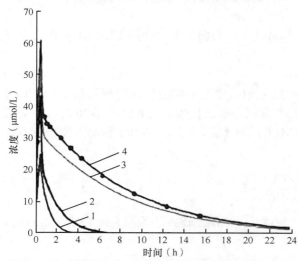

图 3-5　咖啡因小鼠药-时曲线推算人体经时血药浓度的 PBPK 模型

　　以咖啡因 PBPK 拟合过程为例，如图 3-5 所示，由咖啡因小鼠药-时曲线简单外推可获得初始的人体 PK 特征曲线（曲线 1），模型中加入种属特异性生理学数据后，药物的分布相特征得到明显改善（曲线 2），在此基础上又增加人体细胞色素 P4501A2（CYP1A2）酶活性和预测的组织药物浓度等 PK 参数（曲线 3），最后增加人和小鼠游离药物分数差异即血浆蛋白结合率等因素后再次拟合，获得与实测值（圆点）非常接近的最终模型（曲线 4）。

　　此外，依据临床前获得的 PK/PD 或剂量/暴露-反应关系研究结果，准确估算 PAD 与预期治疗剂量（anticipated therapeutic dose，ATD），可减少不必要的人体暴露，提高 FIH 效率。

（三）体外-体内外推法

　　根据药物不同的代谢机制，可通过体外数据采用体外-体内外推法（*in vitro* to *in vivo* extrapolation，IVIVE）来预测人体 PK 参数。

　　当药物的主要代谢机制是肝代谢时，可以用体外肝微粒体或离体肝细胞试验获得肝代谢速度，假设药物代谢酶在肝内为均匀分布，药物在肝的分布取决于肝灌流，不存在扩散屏障，且只有游离药物可以跨膜并占据酶代谢活性位点，当药物浓度远低于米氏常数 K_m 时，可以按下列公式推算肝清除率 CL_{int}。

$$CL_{int} = \frac{V_{max} / K_m}{f_u} \tag{3-5}$$

式中，V_{max} 为最大反应速率，f_u 为药物在肝微粒体或肝细胞中的游离分数。人体肝清除率 CL_h 可以按下式计算：

$$CL_h = \frac{Q_h \times f_u \times CL_{int}}{Q_h + f_u \times CL_{int}} \tag{3-6}$$

式中，Q_h 为肝血流量。

　　当 CYP450 酶和葡萄糖醛酸酶（GLU）均参与药物代谢时，上述公式转化为

$$CL_{h,cyp} = \frac{Q_h \times f_u \times CL_{int,cyp}}{Q_h + f_u \times (CL_{int,cyp} + CL_{int,glu})} \tag{3-7}$$

$$CL_{h,glu} = \frac{Q_h \times f_u \times CL_{int,glu}}{Q_h + f_u \times (CL_{int,cyp} + CL_{int,glu})} \tag{3-8}$$

以两者之和计算人体肝总清除率。在传统体外-体内外推法的基础上，还可进一步考虑蛋白质摄取、药物解离、pH 等因素，进一步优化模型，计算药物在人体肝的清除率。

此外，主要以原型经肾清除的药物，也可用类似方法通过体外研究数据，进行人体肾清除率推算。

四、小　　结

本节介绍了在开展新药 FIH 时估算 MRSD 的几种主要方法。NOAEL 法和 MABEL 法的核心是充分考虑药物的自身作用特点、生物活性剂量和暴露量，根据临床前获得的毒性和药理活性效应水平的 PK 特征，推算相应的人体暴露量，结合药物作用靶点或受体占有率等特征，获得预期人体生物活性剂量水平，由此估算 FIH 起始剂量。

NOAEL 法的不足是忽视了在研药物在生物种属间药理学上的差异，如结合亲和力与效力。尽管基于 NOAEL 的方法仍然可能是最常用的方法，但预计未来基于 MABEL 法在生物制剂如单抗的 FIH 研究中将会更频繁地使用。MABEL 法似乎比其他的 MRSD 确定方法能更有效率地实现 FIH 临床试验的目标，对于临床前数据的可预测性把握不大的药物，采用 MABEL 作为 MRSD 可能更为合适。

总的来说，从安全性的角度考虑，应全面评估临床前研究结果，采用多种方法推算并比较，当不同的计算方法得出不同 MRSD 结果时，建议采用最低值，否则应阐明其合理性。

第三节　早期临床试验的设计与分析

早期临床试验是新药人体试验的起始阶段，从动物到人，由于种属不同，动物毒性实验结果虽然有参考价值，但药物在人体的反应往往与动物不尽相同。Ⅰ期临床试验主要是观察人体对于新药的耐受程度和 PK，以此来探索药物的 MTD，Ⅱ期临床研究的主要目的是探索药物量效关系，初步评估药物的安全性和有效性。

一、耐受性试验

人体耐受性试验是评价人体对新药的耐受程度，具体包括观察不良反应的发生情况、剂量与不良反应的关系、实验室指标异常与剂量间的关系，得到人体能够耐受的剂量范围，为人体 PK 和Ⅱ期临床试验提供参考剂量范围。

耐受性试验的设计包括单次给药耐受性试验和连续给药耐受性试验，可以是开放、基线对照试验。为避免干扰，鼓励采用随机化和盲法等设计，以排除志愿者之间的主观症状的相互影响和研究者判断症状时的主观因素影响，以及实验室检查指标波动的影响，以提高观察结果的可靠性。

（一）受试对象

一般为健康志愿者，同批志愿者保持适当的性别比例，特殊药物（如肿瘤药物等）除外。老年人、儿童、孕妇、哺乳期妇女一般不宜作为志愿者。对于可能有特殊或其他毒性作用的药物，或对免疫系统等有较强影响的药物，可以根据药物的具体情况，选择适应证患者作为志愿者。

（二）试验剂量的确定

MRSD 是确保参与 FIH 志愿者的安全性的重要因素。起始剂量可通过多种方法获得，基于安全性考虑，应尽可能选择较小的剂量作为起始剂量，进行剂量选择时应该仔细考虑所有信息，并按照实际情况具体分析来确定，可以采用不同的估算方法。关于这部分内容详见本章的第二节。

最大剂量的确定并无明确的规定，一般是根据药理学和毒理学的结果，或者参考同类药物临床 MTD 选择一个预期剂量，一般为可逆毒性剂量的 1/10 或动物在药物重复给药毒性研究中最大耐受量的 1/5 ～ 1/2，并应超过临床预期治疗剂量。如试验达到最大剂量志愿者仍无不良反应时，试验即可结束。剂量递增到出现终止指标或其他较严重的不良反应时，虽未达到最大剂量，也应终止试验。

（三）剂量组

在起始剂量和最大剂量的范围内，按递增比例分成若干个剂量级别，剂量级别的多少一般视药物的安全范围大小，根据需要而定。先由低剂量开始，每剂量 2 ～ 3 人；接近治疗量后，每组 6 ～ 8 人；在达到最大剂量仍无不良反应时，一般即可终止试验，并以此为最大耐受量。耐受性试验时，每名志愿者只能接受一个剂量的试验，不得对同一志愿者进行剂量递增与累积耐受性试验，以确保志愿者安全。每个剂量需要一组志愿者，要在一个剂量组试验结束后才能进行下一个剂量组的试验。

通常低剂量试验如果安全性可靠，再进行下一个剂量的试验，依此类推。高风险品种建议对起始剂量组志愿者逐例进行试验。

多次给药耐受性试验通常是单次给药耐受性试验结束后进行，至少应进行 2 个剂量组，每组 6 ～ 8 人。给药剂量为单次给药耐受性试验未出现不良反应的最大剂量下降 1 个剂量，如试验中出现明显的不良反应，则再下降 1 个剂量进行另一组试验；如试验中未见明显的不良反应，则上升 1 个剂量（即用最大耐受量）进行耐受性试验。

（四）剂量递增

在进行剂量递增的研究过程中，需要把从临床前研究中识别的风险因素考虑进去，如量效关系曲线、剂量/暴露-反应曲线及剂量-毒性曲线的陡度。两个剂量水平之间的剂量增量的选取，需以临床前研究中确定的剂量/毒性或剂量/效应之间的相关性为指导，并取决于获取的信息中曲线的哪一部分最为陡峭，以及这个信息在什么情况下适用等。剂量-毒性曲线或量效曲线的增加量越陡峭，选择的增量也就越小。此外，下一剂量水平的选择的考虑，还应包括对潜在 PD 和不良反应（如果出现的话）的预评估。在剂量递增方案设计时，还应将来自人体前期研究获取的暴露量、效应和安全性信息考虑在内，这是因为起始剂量可能非常低，预期早期治疗组可能不会出现任何药理学效应，如果一组未出现药理反应，那么下一组的预防措施应与之前组所采取的预防措施保持一致。一般药物的递增方式可采用改良 Fibonacci 数列（2, 1.67, 1.5, 1.4, 1.33···）。

对于抗肿瘤药物，从伦理学角度考虑，在保证安全和快速剂量递增的同时，不应使过多志愿者暴露在无效剂量下。目前常用的剂量递增方案设计有 3+3 设计、连续重新评估（continuous reassessment method，CRM）设计、改良毒性概率区间（modified toxicity probability interval，mTPI）设计和贝叶斯最优区间（Bayesian optimal interval，BOIN）设计。3+3 设计是传统的基于规则（rule-based）的 I 期临床试验设计的代表，它没有采用统计方法技术和模型，也不具有自适应性，但由于操作简单，易于为医生和临床试验工作者掌握，所以仍是我国当前被广泛使用的设计方法。需要指出的是，所有提出的最新的设计方法都以能在实践中替代 3+3 设计为其目标。CRM 设计、mTPI 设计和 BOIN 设计都是基于贝叶斯方法的自适应性设计，其中 CRM 设计方法与 3+3 设计比较，其估计 MTD 的精度高，将患者分配到最优剂量下进行试验的比例高；mTPI 和 BOIN 设计都是最近几年提出的贝叶斯试验设计方法，由于效果优于 3+3 设计，且临床实际中操作的复杂度远低于 CRM，此类方法已开始被重视和应用于临床实践。

（五）终止标准

耐受性试验不仅要找出不出现不良反应的剂量，还应了解出现轻度不良反应的剂量及其性质。根据适应证的不同，应在研究方案中预先规定出现何种程度的不良反应时作为试验终止指标。通常以志愿者出现半数轻度不良反应为试验终止指标，对于抗肿瘤药物等可规定出现较严重的毒性反应作为试验终止指标。

在剂量递增过程中如出现了不良反应，虽未达到设计的最大剂量，亦应终止试验。在达到最大剂量仍无不良反应时，试验即可结束。

（六）观察指标

观察指标要全面，除必须进行的临床症状、生命体征观察及实验室检查外，还应该根据药物既往人用经验所提示的毒性、非临床安全性研究所明确或提示的毒性靶器官、同类药物的毒性靶器官等增加一些特殊观察指标，以及增加临床前所提示的预期的药理作用的指标。①常规检查指标：临床症状，体征，实验室检查（范围包括呼吸、消化、泌尿、内分泌、循环系统等）。②特殊检查指标：指为观察药物可能存在的不良反应而做的检查，应针对非临床安全性研究结果设计相应的安全性观察指标。③预期药理作用指标：如心血管药物，应详细观察对血压等的影响等。

（七）不良事件观察与安全性分析

根据新药的作用机制、非临床毒理研究结果及任何预期的反应来识别可能的不良反应。如果人体出现某一特定不良反应的预期风险时，应在研究方案中对治疗策略进行描述。当风险存在时，应包括可获得的特定的解决方案和抢救性药物（如可能提供），以及获取支持性治疗的急救设施和参与抢救的医务人员等。

必须确保志愿者的安全，在试验期间必须对所有不良事件进行监测并详细加以记录，同时为发生任何不良事件/不良反应的志愿者提供有效的医疗处理。对不良事件的判断不仅要回答是否与药物有关，还要考虑是否与剂量相关。试验过程中如发生严重不良事件，必须给予恰当的医疗处理，确保志愿者安全，其观察和随访期不应受试验方案规定的限制，应继续治疗、观察随访到恢复正常或不可能发生进一步改变为止。对试验过程中发生的一般不良事件或化验异常，在规定的随访结束时如尚未恢复正常，也应给予相应的治疗并随访到恢复正常。

耐受性试验的总结内容主要包括未发生不良反应的剂量，发生不良反应的剂量，不良反应的表现、发生时间、持续时间、有无前期征兆等。如发现个别志愿者出现的严重不良事件/重要不良事件确属药物所致，应及时进行剂量相关性分析。对不良反应的转归应注意观察是渐次加重还是自行缓解。

二、PK 研 究

PK 研究旨在阐明药物的吸收、分布、代谢和排泄的动态变化及其规律。人体 PK 研究是以人体为研究对象开展的 PK 研究，开展该项研究有助于全面认识人体对药物的处置过程，是推进新药临床研究和制订临床合理给药方案的重要依据。人体 PK 研究包含单次/多次给药 PK 研究、物质平衡研究、食物影响 PK 研究、DDI 研究、肝/肾功能不全患者 PK 研究等研究项目。

单次给药和多次给药 PK 研究是新药早期临床试验的主要内容之一，为后续临床试验的剂量和给药间隔的确定提供重要依据。单次给药 PK 研究目的包括了解药物在体内的行为、获得药物在人体内单次给药的 PK 参数、探索其剂量-暴露比例关系等特征。

多次给药 PK 研究是在单次给药 PK 研究的基础上开展的研究，其目的包括研究多次给药体内行为，了解药物体内蓄积情况、波动情况及 PK 参数随时间的变化情况等，为后续临床试验给药方案如给药剂量、给药间隔和给药持续时间等提供依据。

（一）受试对象

早期临床 PK 研究一般采用健康成年志愿者，有时采用患者开展早期临床 PK 研究，可以及早探索药物的疗效，了解研究药物的开发价值。当基于安全性、伦理学考虑（如抗肿瘤药物）不能入选健康志愿者时，以及其他无必要在健康志愿者中开展研究的情况，需要在患者中开展 PK 研究。为了考查性别因素的影响，研究入选的志愿者应有适当的性别比例。

（二）剂量组

早期临床试验中谨慎选择研究药物剂量是保护志愿者安全的重要因素。PK 研究剂量选择可以结合耐受性试验的剂量设计。早期健康志愿者 PK 研究中，应在方案中规定临床试验的剂量递增标准，明确相邻剂量组之间剂量-暴露量的最大增加倍数，以及将要评估的最大组数。剂量选择应考虑预估的暴露量、潜在不良反应和潜在 PD 效应。相邻剂量组的剂量增量应以非临床研究中确定的剂量/暴露-毒性或剂量/暴露-反应关系为指导，考虑剂量/暴露-毒性或剂量/暴露-反应曲线的陡度和这些关系预估的不确定性。对于剂量-暴露量可能超线性增加的药物，应注意控制剂量递增比例，保障志愿者安全，尤其是在单次/多次给药耐受性试验后期。

单次给药 PK 研究至少包括低、中、高三种剂量。剂量的确定主要根据 I 期临床耐受性试验的结果，并参考动物 PD、PK 及毒理学试验的结果，以及经讨论后确定的拟在 II 期临床试验时采用的治疗剂量推算。高剂量组剂量必须接近或等于人最大耐受的剂量。根据研究结果对药物的 PK 特性作出判断，如呈线性或非线性 PK 特征等，为临床合理用药及药物监测提供有价值的信息。单次给药 PK 研究的剂量并不总是与单次给药耐受研究剂量完全相同。单次给药耐受性起始研究剂量首要考虑安全性，而单次给药 PK 研究剂量范围通常考虑药理学活性暴露量情况。预估 PAD 和（或）预期治疗剂量范围可以作为设置 PK 研究范围的参考。其中首个剂量通常等于或大于首次人体起始剂量。以预先设定的剂量递增规则递增剂量，直至达到 MTD 或预先设定的最高剂量。

当药物在临床上将连续多次应用时，需明确多次给药的 PK 特征。多次给药试验根据单次给药中获取的 PK、PD 和安全性数据，一般选择单次给药中的 1 个或几个剂量，以评价连续给药模式下的药物在人体的 PK 特征，分析是否存在药物蓄积作用和（或）药酶的诱导作用。

在设计不同的给药间隔和给药持续时间时，应考虑目标适应证治疗特点、研究药物的非临床研究数据及前期已完成的单次给药的研究数据等。应关注预期浓度范围内剂量比例关系特征、消除半衰期、药效持续时间、蓄积情况等。从安全性角度考虑，多次给药最大预期暴露量［稳态峰浓度（$C_{ss\text{-}max}$）和稳态曲线下面积（AUC_{ss}）］通常应不超过已完成的单次给药最高暴露量。如果多次给药研究数据显示安全性良好，需要继续探索有效剂量范围时，在单次给药方案预先规定但未达到设定的最大暴露水平时，可以考虑探索更高的暴露水平，同时兼顾安全性问题。

药物代谢产物的 PK 研究一般在单次给药和（或）多次给药研究的一个或多个剂量组中同时开展，阐明药物代谢产物的剂量-暴露量关系、蓄积情况等。

（三）样本量

研究的样本量应与该阶段的研究目的相适应。每个剂量组样本量设计将影响研究获得的 PK 和 PD 参数的准确性。对于变异较高的药物，可能需要增加样本量。药物自身因素需要考虑首过效应、基因多态性、性别差异、种族差异、疾病因素、生理情况等。外部试验因素包括试验设计（如单次给药或多次给药）、志愿者脱落率、研究中心的个数及每个研究中心纳入志愿者数量及进度等。

（四）采血点的设计

PK 研究应根据药物和制剂特性确定样品采集时间，使其包含吸收相、分布相、消除相，要求应能完整描述药物体内 PK 特征和 PK 参数。一般在吸收相至少需要 2 ～ 3 个采样点，C_{max} 附近至少需要 3 个采样点，消除相至少需要 3 ～ 5 个采样点。一般不少于 11 ～ 12 个采样点。采样应持续 3 ～ 5 个消除半衰期的时间，或持续到血药浓度为 C_{max} 的 1/20 ～ 1/10。多次给药 PK 研究还应至少采集连续 3 个谷浓度数据，以确定是否达稳态。达稳态浓度后，在最后一次给药后，采集一系列血样，包括各时相（同单次给药），以测定稳态药-时曲线。

如果同时收集尿液/粪便样品时，则应收集用药前尿液/粪便样品及用药后不同时间段的尿液/粪便样品。取样点的确定可参考动物 PK 研究中药物排泄过程的特点，应包含开始排泄、排泄高峰及排泄基本结束的全过程。研究设计应考虑避免饮食、时辰及其他因素的干扰。

目标适应证患者的 PK 研究，除了密集采样之外，有时可以根据研究目的等采用稀疏采样的方式。

鼓励在 PK 研究中设置 PD 指标，有助于同时考查 PK 参数和 PD 参数，建立新药剂量/暴露-反应关系，为探索目标剂量和临床用药的安全有效性提供科学合理的用法用量依据。在需要测定 PD 指标时，应根据生理和病理情况设计适当的采集点用于 PD 指标的测定，尽量覆盖剂量/暴露-反应曲线的各个阶段。

（五）检测对象

PK 研究分析的对象通常为原型药。在代谢物有活性、代谢物水平较高或其影响药物剂量/暴露-反应关系等情形下，根据研究目的应对代谢产物进行分析。特别应关注人体代谢物不同于非临床动物研究中所确定的代谢物。在单次给药和多次给药试验设计时，应充分考虑重要代谢物的代谢特点，结合其 PK 特点设计方案。

（六）统计分析

1. PK 参数的估算　PK 参数计算一般采用非房室模型和房室模型计算，个体药-时数据的评价通常使用非房室模型这种不依赖模型的 PK 分析方法。

应有效整合各项试验数据，选择科学合理的数据处理及统计方法。根据试验中测得的各志愿者的药-时数据绘制各志愿者的药-时曲线及平均药-时曲线，通过计算求得药物的主要 PK 参数，以全面反映药物在人体内吸收、分布和消除的特点。单次给药 PK 研究中主要 PK 参数有 C_{max}（实测值），达峰时间（T_{max}，实测值），AUC_{0-t}，$AUC_{0-\infty}$，V_d 或 V_d/F，K_{el}，$t_{1/2}$，MRT、CL 或 CL/F。多次给药剂量递增 PK 研究除上述参数外，还包括稳态谷浓度（C_{ss-min}）、C_{ss-max}、平均稳态血药浓度（C_{ss-av}）、AUC_{ss} 及稳态波动系数（DF）、蓄积因子等。每个 PK 参数应根据数据分布提供算数均值、标准差、变异度、几何均值、最大值、最小值等。应根据具体情况提供相应 PK 参数的研究结果。还可通过尿药浓度估算药物经肾排泄的速率和总量，结合给药剂量，计算经肾排泄百分数。

2. 剂量-暴露比例分析　使用剂量-PK 参数散点图和描述性统计分析等方法比较不同剂量组给药时，PK 参数值随剂量的变化规律；考虑到主要的 PK 暴露参数呈现对数正态分布，建议使用幂指数模型等方法对获得的 PK 暴露参数进行剂量-暴露比例关系分析。

3. 多个研究数据的汇总分析　存在多个临床 PK 研究时，可对这些研究数据进行汇总分析，此时需考虑不同研究的受试群体、剂量选择、采样设计等关键试验设计异同问题。

三、量效研究

Ⅱ期临床研究是新药研究过程中的重要阶段，其主要的目的是探索 POC、药物量效关系，初步评估新药的药效作用和安全性，为是否可进入后期的确证性临床试验阶段及为确证性临床试验的给药方案选择提供决策依据。

当 POC 研究提示所开发的药物具有进一步研究的潜力时，即可进入量效关系研究的 Ⅱb 期阶段。按照 ICH-E4 的规定，在此阶段量效关系研究主要目的：①找到合适的起始剂量；②找到调整剂量的最佳方法，满足特殊群体的剂量调整要求；③找到治疗剂量上限，在此剂量之上，志愿者不再获益或带来不能接受的不良反应。按照以上研究目的，可以开展如下类型研究。①剂量范围研究：研究产生药物效应或不良反应的剂量范围。②剂量滴定研究：通过调整研究中的给药剂量，来满足安全性和有效性的要求。③剂量发现或剂量选择研究，该研究主要是用来确定 1 个或数个有效剂量，其试验设计同剂量范围研究，但这种研究一般需要在剂量与安慰剂之间进行假设检验，找到具有临床意义的 MED。

如果早期的 PK/PD 或定量药理学研究能够充分说明药物的有效性和量效曲线问题，则有可能豁免 Ⅱb 期研究，如抗菌药物的探索性药效研究。2017 年，国家食品药品监督管理总局发布的《抗菌药物药代动力学/药效学研究技术指导原则》已明确规定，如果研发的抗菌新药属于经过充分评价的药物类别，且 PK/PD 研究较充分，如已有了充分的非临床 PK/PD 研究数据及有代表性的目标适应证群体的 PK 数据等，则可以在经过充分论证后考虑豁免探索性阶段的临床试验。

（一）试验设计

量效关系试验设计有多种方式，在进行试验设计前需要仔细考虑其优缺点，根据所研究药物的特点、适应证、观察指标、统计方法等，选择最适合试验设计。按照 ICH-E4 的规定，目前主要有以下试验设计。

1. 平行量效研究　在量效关系研究中，该试验设计是最常见的。其临床试验的特征包括盲法、随机、平行、固定剂量、安慰剂对照。其中盲法和随机是一般临床试验的特征，可以减少临床试验中的偏倚；而平行、固定剂量、安慰剂对照是量效关系研究的主要特征。试验中患者一般分为多个剂量组，分别接受不同的固定剂量试验药和安慰剂。这里固定剂量指的是维持剂量或最终剂量。考虑到个体之间的量效关系是不一致的，这种试验设计只能获得群体平均量效关系特征。

2. 交叉剂量研究　其优点是对每例患者进行不同剂量的研究，可以获得个体和群体量效曲线，研究中需要的例数也可以降低，但该种方法需要药物起效快，治疗结束后迅速回到治疗前状态。其缺点包括携带效应、志愿者退出、研究时间长、周期和治疗间的相互作用等。

3. 强制剂量递增研究　在该设计中，所有的志愿者按照一定的顺序，从较小的剂量递增到统一的剂量水平。如果累计效应比较小，可以给出个体量效关系特性和群体量效关系特性。其缺点是不能将因剂量增加引起的效应与治疗时间增加及药物蓄积作用引起的效应之间做合理区分。

4. 供选择的剂量递增研究　本研究是患者的给药剂量滴定到出现好的或坏的反应为止，适用于反应迅速且非诸如卒中和死亡这种不可逆的事件。对此类设计的分析，有时需要采用复杂的统计学或建模仿真手段。

（二）参比制剂的选择

因临床研究条件的差异，目前一般不建议使用历史参比作为对照。采用安慰剂对照还是阳性药对照取决于如下内容。①采用阳性药对照时，主要基于疾病的考虑及进行活性比对。在仅有阳性药对照时，需要对试验设计的分析灵敏度进行关注。②在早期研究时，如果无伦理方面的限制，一般可以加入安慰剂对照，通过试验获得研究药物是否具有正向的有效性信号。对于部分适应证药物，有时出于伦理方面的考虑，不适合加入安慰剂组，此时需要考虑量效曲线是否呈现递增状态来判断药物是否有效。

（三）受试对象

在Ⅱ期试验中，选择的群体相对比较单一，无过多的基础疾病。对于观测指标的设定，早期阶段为了节省时间或受限于早期毒理学研究支持，一般选择较易观察测量的生物标志物进行测定，且观察时间有限。在确证性临床试验中，一般选择临床终点进行观察，两者之间会存在差异，研究者应予以注意。

（四）剂量组

由于量效曲线的复杂性，在量效关系研究中，需要采用多个剂量进行研究。对于最常采用的平行、随机对照试验设计，一般需要 3 个或更多的剂量水平进行研究，其中 1 个剂量组为安慰剂组（相当于剂量为 0），另外 2 个或 2 个以上为不同剂量组。对于仅包括 2 个受试药剂量组的试验设计，在设计得当时可以得到剂量与疗效和安全性的关系。但该种试验设计所提供的信息量有限，不能获得量效曲线的特性，而了解该特性对指导临床给药方案的调整具有非常重要的意义。

国内目前常采用的 1 个阳性药对照组加 2 个不同剂量的受试药组设计，存在的问题：①不能说明临床试验的分析灵敏度能否满足要求；②无法提供量效关系信息；③无法确定 MED。

如果研究目的是获得 MED 和最大有效剂量及其量效曲线，一般需要 3 ～ 6 个非 0 剂量组，更多的剂量组可能受限于早期研发的制剂规格，最大剂量和最小剂量之间的间隔经验值一般是10 倍以上，这样可以避免剂量间隔太小造成研究结果的区分不够。对剂量组的间隔设计，目前有多种分配方法，包括等距、等比、二分法等。

给药方案中，给药间隔也是一个需要重点考虑的因素，一般情况下，可以利用 PK/PD 的结果进行给药间隔的设定。

（五）样本量

样本量的大小是基于研究目的进行设计的，一个最基本的要求是需要确定具有临床意义的最低剂量，该指标的获得应基于假设检验，有样本量大小的要求。如果研究中还有其他目的，样本量的大小也应随之进行调整。

（六）统计分析

1. 组间比较　　如果研究目的是区分某一剂量组与安慰剂组的区别，如逐组比较，可以使用 t 检验的方式进行检验，基于统计学结果做出结论。需要注意的是，统计学差异和临床差异不是等同的。

2. 多重比较　　对于多个剂量组的比较，可以使用多重比较（multiple comparison，MCP）的方式进行统计，统计时要考虑 Ⅰ 类错误 α 消耗的问题。

3. 多重比较-模型方法　　针对量效关系研究中的多剂量组比较和量效曲线可能的方式，有一种多重比较结合模型分析（multiple comparison and modeling，MCP-Mod）的方法，并被 EMA所推荐。与常规的 Ⅱ 期逐对比较的方法相比，该方法具有节省样本数量、适合在剂量之间进行外推、效率更高等特点，可以提供更多的信息用于剂量选择的决策。

4. 剂量/暴露-反应之间的研究　　虽然常规的安慰剂和 1 ～ 2 个剂量组的 Ⅱ 期研究，可以逐对比较剂量组与安慰剂之间的关系，但不能解释量效关系的特征。目前可以通过横断面、纵向或模型的方法进行研究，获得结果后，可以更好地了解量效曲线的特点，有助于选择 Ⅲ 期临床试验的给药剂量。

可采用定量药理学方法将作用机制、病理生理和药理学知识整合到数学模型中，充分利用获得的数据，这些数据不仅仅是完整的数据，也可以包括不完整的数据。其结果可以用于数据的预测、模拟和外推。

四、扩展队列研究

扩展队列研究是指在临床研究早期的起始剂量递增阶段获得一定研究数据之后（剂量递增研究尚在进行中），或紧随递增研究之后进行的 3 个或以上具有特定队列研究目的的额外患者队列的临床研究。

抗肿瘤药物是全球创新药研发的热点。为满足肿瘤患者的临床用药迫切需求，适当加快抗肿瘤药物临床试验进程，近年来抗肿瘤药物的临床试验设计类型和方法不断创新。传统的 FIH主要目的是对药物的安全耐受性和 PK 行为等进行初步研究，为后期研究给药方案的设计提供数据支持。近些年抗肿瘤药物研发人员有时会在传统 FIH 之后或当中融合扩展队列研究，即FIH 扩展队列研究，对药物的抗肿瘤活性、安全性和 PK 等不同方面进行早期探索，旨在无缝衔接临床试验进程，以加快抗肿瘤创新药研发。

FIH 扩展队列研究的研究目的包括探索药物在特定疾病下的抗肿瘤活性、初步评价药物在特殊群体（如儿科、老年患者或器官功能不全患者）中的合理剂量、探索联合治疗下药物的给药方案、初步评估潜在生物标志物的开发价值等。一般而言，除非研究方案预先规定随机化和统计分析计划，否则不进行队列之间的有效性比较。

定量药理学可以利用非临床和临床数据建立反映药物剂量/暴露-反应关系的模型，并通过建模与模拟方法预测不同临床应用场景下的临床效应。定量药理学可作为药物临床试验的设计工具，也可作为数据分析手段。

FIH 扩展队列研究的样本量较小时，采用常规统计分析方法通常难以建立剂量/暴露-反应关系，定量药理学的建模与模拟方法，允许使用不同队列研究、不同试验、不同来源（非临床数据、文献数据等）的数据合并建模，分析结果可进行交互验证，形成支持方案设计和决策的证据链。例如，基于临床数据和文献数据的 PK/PD 模型，有助于发现剂量/暴露-反应（疗效和安全性）关系，考查对各参数的内部和外部影响因素（协变量），为后续研究的给药方案（如首剂加倍、按体重给药、给药间隔等）提供依据。

五、生物标志物

生物标志物是提高药物研发效率的重要工具，对生物标志物的探索应贯穿于临床前研究和整个临床研发阶段。在早期临床试验阶段探索合理的生物标志物，对于了解药物对人体的药理学作用及指导后续临床试验设计等可提供支持性证据。

生物标志物是指能被客观测量和评价，反映生理或病理过程，以及对暴露或治疗干预措施产生生物学效应的指标。生物标志物多来源于人体组织或体液，可涵盖生理、生化、免疫、细胞和分子等水平的改变。生物标志物是表征生理、病理进程及治疗效应的指标，具有非常广泛的用途。在医学领域，生物标志物可用于疾病诊断、判断疾病分期或者用来评价新药或新疗法在目标群体中的安全性及有效性。

（一）分类

在早期临床试验阶段，鼓励采用适当的生物标志物进行探索研究，获得药物对人体作用效应的更多信息，包括药效作用和毒性作用。通过前瞻性或回顾性研究生物标志物和临床结果的相关性，探索标志物的疗效预测或预后价值，为关键临床试验群体的选择、分层因素、安全性风险控制等方面提供依据。

根据早期临床试验阶段中生物标志物的研究分析结果，可明确是否采用某种生物标志物进行群体的富集，并在关键性临床试验中进行确证。建议在明确了群体的富集方案后，尽早规划伴随诊断试剂的开发。同时建议探索更多其他生物标志物，有助于进一步理解药物作用特点及耐药机制等。通过有效的生物标志物精准筛选潜在获益群体，有助于提高早期临床试验成功率，同时还能避免将获益可能性小的患者群体暴露于不必要的安全性风险之中。

根据功能特点不同可将生物标志物分为如表 3-4 所示 6 种类型。

表 3-4　生物标志物分类

类型	功能特点
诊断性生物标志物	用于检测或确认疾病状态，或识别不同疾病亚型，是临床疾病诊断的重要依据之一，通常作为临床试验特定志愿者的入选标准
预后性生物标志物	反映疾病预后特征、疾病复发或进展风险，通常作为临床试验的富集因子或分层因子
预测性生物标志物	用于预测患者对某种治疗或干预措施可能产生疗效应答，是目前抗肿瘤药物研发中应用最为广泛的生物标志物，可作为临床试验的富集因子或分层因子。通过采用预测性生物标志物的富集研究设计，可精准筛选出潜在获益的患者群体开展临床试验
PD 生物标志物	反映患者在接受治疗后产生的生物学应答，是一种动态评价指标，可以是因治疗而新产生的特异性生物标志物，也可以是因治疗导致水平发生变化的已有生物指标
安全性生物标志物	通过用药前检测或用药过程中监测从而避免或减低患者发生严重安全性风险，可帮助识别可能发生严重不良反应的患者群体
监测性生物标志物	用于监测疾病状态变化

（二）验证与确认

药物研发过程中，对于一个新生物标志物的验证与确认，从假设的提出到临床试验的应用，通常需经过以下步骤。

1. 发现差异，提出假设　在临床治疗中，常会出现不同患者接受相同剂量的同一药物而呈现疗效和安全性的差异，这些差异可能来源于个体的身高、体重、性别、年龄、器官功能等差异，也可能来源于特定基因表型或分子特征等差异。通过研究和分析产生差异的机制，如基因组学研究发现基因的多态性，分析各种变异与药物疗效及安全性的相关性等，从而提出潜在的与药物反应相关的生物标志物。此外，也可以基于疾病发生发展的分子机制、药物的作用靶点和作用机制等设计进行探索性研究，发现潜在的生物标志物。

2. 验证分析方法　重点在于其分析技术的可行性、灵敏度、特异度及可重复性。

3. 验证生物学效应　是在动物或人类体外模型（包括健康或疾病模型，体内和体外实验）中验证所检测的潜在生物标志物存在与否或变化水平是否与药物的暴露水平或药效/毒性反应具有相关性。

4. 验证临床样本　在临床样本中能可靠地检出生物标志物以识别预期的目标患者，主要验证生物标志物检测方法在患者样本检测中的敏感度、特异度、阳性预测值和阴性预测值等。

5. 临床试验确证　基于不同功能的生物标志物应用目的的不同，通常需要通过前瞻性随机对照研究数据来确证，应有事先设计的统计分析计划，并有足够数量患者的生物标志物检测数据支持分析和决策。

（三）在早期临床试验的应用

1. 作为临床试验志愿者入选或排除的筛选标准　诊断性生物标志物是临床疾病诊断的重要依据，利用诊断性生物标志物，可根据患者是否存在或缺失某种特定的生理、病理或分子水平的改变，对患者进行归类。诊断性生物标志物可作为临床试验志愿者入选或排除的筛选标准。

2. 用于临床试验志愿者分层和富集患者群体　预后性生物标志物可将患者按照疾病的发生风险，或疾病某个特定的风险级别（如肿瘤复发或进展）进行归类，因此，预后性生物标志物通常用于志愿者分层和富集患者群体。

（1）志愿者分层：预后性生物标志物可以区分未接受治疗干预下、诊断相同但疾病自然进程不同的患者群体，在对照研究中利用预后性生物标志物，将志愿者根据预后的差异进行分层，从而降低志愿者的异质性和混杂因素对试验结果的干扰，减少组间偏倚，提高结果的可靠性。

（2）富集患者群体：预后性生物标志物可帮助筛选出更有可能发生所关注临床事件的患者群体，因此，在开展以临床事件为终点的临床试验中，利用预后性生物标志物筛选富集的高风险患者群体，可减少临床试验的样本量，更加高效地获得足以支持评价的临床事件数。

3. 优化临床试验设计　在药物研发过程中，通过应用预测性生物标志物筛选出最有可能从治疗中获益的优势群体开展研究，是提高研发成功率的重要方法。采用预测性生物标志物进行研究设计，通常可分为以下两种情况。

（1）经过验证的生物标志物：采用已经过方法学验证的生物标志物，该生物标志物与临床结果的相关性初步建立，且已有证据表明生物标志物阴性（M–）的患者接受治疗缺乏疗效或可能产生严重的安全性问题，此情况下可仅选择生物标志物阳性（M+）患者开展研究。

（2）尚未验证的生物标志物：对于前期已有充分的基础研究数据支持，但尚未经临床验证的生物标志物，由于不能确定该生物标志物与临床结果的相关性，通常不建议仅在 M+ 患者群体中开展研究，即使获得了 M+ 患者群体的有效性数据，也应进一步证实在 M– 患者群体的疗效。可同时选择 M+ 和 M– 患者群体分别研究，也可合并研究。

4. 指导剂量选择和替代终点的开发

（1）指导剂量选择：PD 生物标志物是治疗后生物学应答的表现。通常一个治疗反应可能通过多个 PD 生物标志物反映；在早期研究中尚无法确定与临床结果最相关的 PD 生物标志物时，可将多个 PD 生物标志物及 PK 特征相结合，为剂量选择提供重要依据。

（2）替代终点的开发：生存期延长是抗肿瘤药物研发中反映临床获益的金标准，因此在抗肿瘤药物临床试验中，通常采用反映生存获益的指标 OS 或替代终点如 PFS 作为主要终点支持监管决策。然而采用上述终点时，往往研究周期较长。如果能使用与临床结局建立明确相关性的 PD 生物标志物作为替代终点，则可能缩短研发周期，使有效的药物及早惠及患者。

5. 用于临床试验安全性评价　安全性生物标志物可于用药前识别可发生严重不良反应的高风险患者，或者用药过程中在出现明显或严重临床症状甚至不可逆的损伤之前识别风险，使患者的不良反应最小化，或避免发生。发生缺乏量效关系的严重不良反应时，及时开展安全性生物标志物的回顾分析也是必要的。安全性生物标志物也将有助于发现群体间或种族间安全性差异，识别不同群体中安全治疗指数的差距，指导合理选择药物剂量。

6. 用于疾病疗效监测　监测性生物标志物可通过动态检测，反映治疗过程中患者对药物的敏感程度或负荷状态，可以成为复发风险的预测因子，是决定患者的危险分层、预后判断、后续治疗选择的关键因素之一，因此可成为临床治疗中进行疾病监测的良好指标。已经明确的监测性生物标志物可在药物治疗过程中动态检测；也鼓励在临床试验过程中进行生物样本的动态检测，寻找潜在的监测性生物标志物。

综上，生物标志物在新药研发特别是抗肿瘤新药研发中发挥了非常重要的作用，目前已有多个基于生物标志物筛选患者群体的抗肿瘤药物获批上市，大大提高了临床研发效率，更增加了科学家在抗肿瘤药物研发中应用生物标志物的信心。国家鼓励申请人在早期临床试验阶段开展生物标志物的探索性研究，不断验证并确证其临床价值，充分发挥生物标志物在指导药物剂量选择、获益群体选择、替代终点应用和安全性风险控制等方面的作用。另外，在药品上市后继续开展生物标志物探索和研究，可发挥其在药物全生命周期中的作用，精准治疗群体，控制患者安全性风险。

生物标志物用途广泛，作为疾病进展、治疗干预效果和药物毒性的生物学指标，为药物研发的进展提供了诸多的可能性。在各阶段临床试验和上市后的研究应用成倍增长，可以有效地降低新药研发的失败率，从而降低药物开发的总成本，服务于创新药物的研发与上市。

复习思考题

1. 早期临床试验的研究范围有哪些？

2. 简述以毒理试验剂量为基础估算 MRSD 的具体步骤。

3. 某新药，重约 150g 的大鼠的 NOAEL 值为 25mg/kg，试计算健康志愿者 FIH 的起始剂量。

4. 简述早期临床试验的设计需要注重哪些关键环节。

5. 临床试验常见的生物标志物种类有哪些？

（李相鸿　陈超阳　孙　华　周理想　贾元威）

参考文献

车津晶, 2020. 生物标志物在生物药临床研究中的应用及生物分析策略 [J]. 中国临床药理学与治疗学, 25(1): 22-31.

王兴河, 2018. 药物早期临床试验 [M]. 北京: 北京科学技术出版社.

魏春敏, 王水强, 王涛, 2017. 创新药物首次人体试验风险评估的相关考虑 [J]. 中国临床药理学杂志, 33(1): 90-94.

魏春敏, 王水强, 杨进波, 2016. 药代动力学在创新药物首次人体试验起始剂量计算中的意义 [J]. 中国临床药理学杂志, 32(24): 2341-2344.

张凤琴, 孙涛, 王海学, 等, 2020. 新药人体首次剂量设计的技术考虑 [J]. 中国新药杂志, 29(13): 1456-1463.

第四章 生物利用度和生物等效性评价

学习要求：掌握生物等效性和生物利用度的定义、生物等效性试验的设计类型，熟悉生物等效性试验的统计方法，了解目前国内外生物等效性研究的现状、生物等效性试验样本量的估计及高变异药物、窄治疗指数药物的生物等效性评价。

第一节 概 述

药物制剂要产生最佳疗效，其药物活性成分应当在预期时间段内释放吸收并被转运到作用部位达到预期的有效浓度。大多数药物是进入血液循环后产生全身治疗效果的，作用部位的药物浓度和血液中药物浓度存在一定的比例关系，因此可以通过测定血液循环中的药物浓度来获得反映药物体内吸收程度和速度的主要 PK 参数，间接预测药物制剂的临床治疗效果，以评价制剂的质量。允许这种预测的前提是制剂中活性成分进入体内的行为是一致并且可重复的。

一、生物利用度

生物利用度（bioavailability，BA）是反映药物活性成分吸收进入体内的程度和速度的指标。一般分为绝对生物利用度（absolute bioavailability，F_{abs}）和相对生物利用度（relative bioavailability，F_{rel}）。绝对生物利用度是以静脉制剂（通常认为静脉制剂生物利用度为 100%）为参比制剂获得的药物活性成分吸收进入体内循环的相对量，常用血管外给药后 AUC 与静脉注射给药后 AUC 的比值来表示。绝对生物利用度反映了给药途径对药物吸收的影响，其主要取决于药物的结构与性质。相对生物利用度则是以其他非静脉途径给药的制剂（如片剂和口服溶液）为参比制剂获得的药物活性成分吸收进入体循环的相对量，即服用受试制剂后 AUC 与使用参比制剂后 AUC 之比。

$$F_{abs} = \frac{AUC_{T,ex} \times D_{R,iv}}{AUC_{R,iv} \times D_{T,ex}} \times 100\% \tag{4-1}$$

$$F_{rel} = \frac{AUC_{T,ex} \times D_{R,ex}}{AUC_{R,ex} \times D_{T,ex}} \times 100\% \tag{4-2}$$

式中，T 和 R 分别代表受试制剂和参比制剂，D 为剂量，iv 和 ex 分别代表静脉注射和血管外途径给药。

二、生物等效性

生物等效性（bioequivalence，BE）研究是比较受试制剂（T）与参比制剂（R）的吸收速度和吸收程度差异是否在可接受范围内的研究，可用于仿制药的上市申请，也可用于已上市药物的变更申请（如新增规格、新增剂型、新的给药途径）。

与生物等效性相关的概念还有药学等效性（pharmaceutical equivalence，PE）和治疗等效性（therapeutic equivalence，TE）。如果两制剂含等量的相同活性成分，具有相同的剂型，符合同样的或可比较的质量标准，则可以认为他们具有药学等效性。药学等效性不一定意味着生物等效性，因为辅料的不同或生产工艺差异等可能会导致药物溶出或吸收行为的改变。药学等效性是药物制剂生产流通与使用时的最低质量要求，但药学等效性不能反映药物制剂在体内情况，并不能保证两种制剂具有相同的体内过程和临床治疗效果。如果两制剂含有相同活性成分，并且临床上显示具有相同的安全性和有效性，可以认为两制剂具有治疗等效性。如果两种制剂中所用的辅料并不会导致有效性和安全性问题，生物等效性研究则是证实两制剂治疗等效性最合适的方法。但是，治疗等效性与生物等效性也不一定完全相关。如果药物吸收速度与临床疗效无关，吸收程度相同但吸收速度不同的药物也可能达到治疗等效。而含有相同的活性成分只是活性成分化学形式不同（如某一化合物的盐、酯等）或剂型不同（如片剂和胶囊剂）的药物也可能治疗等效。

三、生物利用度和生物等效性的关系

生物利用度和生物等效性均是评价制剂质量的重要指标，生物利用度强调反映药物活性成分到达体内循环的程度和速度，是新药研究过程中选择合适给药途径和确定用药方案（如给药剂量和给药间隔）的重要依据之一。生物等效性则重点在于以预先确定的等效标准和限度进行比较，是保证含同一药物活性成分的不同制剂体内行为一致性的依据，是判断研发产品是否可替换已上市药品使用的依据。

在新药研究阶段，为了确定新药处方、工艺合理性，通常需要比较改变上述因素后制剂是否能达到预期的生物利用度；开发新剂型，要对拟上市剂型进行生物利用度研究以确定剂型的合理性，通过与原剂型比较的生物利用度研究来确定新剂型的给药剂量，也可通过生物等效性研究来证实新剂型与原剂型是否等效；在临床试验过程中，可通过生物等效性研究来验证同一药物不同时期的前后一致性，如早期和晚期的临床试验药，临床试验药（尤其是用于确定剂量的试验药）和拟上市药品等。

在仿制生产已有国家标准药品时，可通过生物等效性研究来证明仿制药品与原研药是否具有生物等效性，能否与原研药替换使用。

药品批准上市后，如处方组成成分、比例及工艺等出现一定程度的变更时，研究者需要根据产品变化的程度来确定是否进行生物等效性研究，以考查变更后和变更前产品是否具有生物等效性。以提高生物利用度为目的研发的新制剂，需要进行生物利用度研究，了解变更前后生物利用度的变化。

第二节　生物等效性的设计与统计分析

一、生物等效性的研究方法

按照研究方法评价效力，生物等效性的研究方法的优先顺序为 PK 研究、PD 研究、临床终点研究和体外研究。

（一）PK 研究

对于大多数药物而言，生物等效性研究着重考查药物自制剂释放进入体循环的过程，通常将受试制剂在机体内的暴露情况与参比制剂进行比较，即通过测量不同时间点的生物样本（如全血、血浆、血清或尿液）中药物浓度，获得药-时曲线来反映药物从制剂中释放吸收到体循环中的动态过程，并经过适当的数据处理，得出与吸收程度和速度有关的 PK 参数如 AUC、C_{max}、T_{max} 等，通过统计学方法比较以上参数，判断两制剂是否生物等效。通常采用 PK 参数 C_{max} 和 AUC 进行评价。

以 PK 参数为终点指标的研究方法是目前普遍采用的生物等效性研究方法。目前通用的评价方法是置信区间法，当主要 PK 参数经对数转换后几何均值比（geometric mean ratio，GMR）的 90%CI 在 80.00% ～ 125.00% 时，可认为受试制剂吸收的速度和程度与参比制剂相当，视为生物等效。

（二）PD 研究

在 PK 研究方法不适用的情况下，可采用经过验证的 PD 研究方法进行生物等效性研究。

（三）临床终点研究

当无适宜的药物浓度检测方法，也缺乏明确的 PD 指标时，可采用以患者临床疗效为终点评价指标的临床终点研究方法验证等效性。

（四）体外研究

体外研究仅适用于特殊情况，如在肠道内结合胆汁酸的药物等。对于进入循环系统起效的药物，不推荐采用体外研究的方法评价等效性。

二、生物等效性评价的三种统计学方法

生物等效性的评价方法历经多个演变过程，FDA 发布有关确立生物等效性的统计方法作为制药工业的指南，提出生物等效性的评价从等效性的程度分为以下三种：平均生物等效性（average bioequivalence，ABE）、群体生物等效性（population bioequivalence，PBE）、个体生物等效性（individual bioequivalence，IBE）。

（一）ABE

ABE 是以受试制剂与参比制剂的生物利用度参数的平均值作为考查指标的一种生物等效性评价方法，是指当两种制剂具有生物等效性时，它们相应的概率分布函数的平均数（或中位数）是相同的。

目前 ABE 是生物等效性研究应用最广的方法。但从 20 世纪 90 年代起，有的学者就指出用 ABE 方法评价生物等效性是有缺点的。其缺点表现在 ABE 没有考虑所研究的生物利用度参数的分布类型；也没有考虑受试制剂与参比制剂的生物利用度参数在个体测量中的变异，而只考虑生物利用度参数在群体测量中的平均值；另外也不能保证个体间的生物利用度相近，而且对低变异和高变异药物设置了同样的生物等效性标准。因此，提出了 PBE 和 IBE 的概念。

（二）PBE

PBE 指受试制剂与参比制剂有关的概率分布函数是相同的。在正态分布假设时，受试制剂与参比制剂相应的分布特征相同是指它们相应的均数和方差相等。PBE 评价的目的是获得某仿制药应用于群体的效果，不但要对被比较制剂均值的差别进行检验，还要比较被比较制剂的群体变异。

从临床意义来说，如果受试制剂与参比制剂具有 PBE，医生在为患者第一次开处方时，就可以用受试制剂，这称为可开处方性。也就是说，当受试制剂与参比制剂具有 PBE 时，对于该类患者群体而言，受试制剂具有参比制剂同样的安全性和有效性。

（三）IBE

如果受试制剂与参比制剂的生物利用度在大多数个体中都十分相近，那么这两种药物具有 IBE。IBE 评价除了比较均值的差别外，还要比较个体内变异、个体和制剂间的交互作用。

从临床意义来说，受试制剂与参比制剂具有 IBE，为医生在为患者用药时提供了可转换性或称为可替换性。也就是说，当受试制剂与参比制剂具有 IBE 时，在患者已经使用过参比制剂的情况下，如要转换为使用受试制剂，也能保证受试制剂在患者身上具有相同的安全性和有效性。

（四）三种生物等效性间的关系

生物等效性评价的三种方法在程度上 IBE 强于 PBE，PBE 强于 ABE。若两种制剂具有 IBE，则也具有 PBE 和 ABE；若两种制剂具有 PBE，则也具有 ABE。反之则不一定。

三种生物等效性评价的设计和检验方法不同，是否需要 PBE、IBE 评价应根据研究目的和临床需要具体确定。因为目前对 PBE 和 IBE 的评价方法及经验有限，而且目前大多数药物运用 ABE 评价方法可以满足法规要求，因此进行生物等效性评价一般采用 ABE 评价方法。

三、生物等效性的设计与实施

（一）研究总体设计

1. 交叉设计 交叉设计是按事先设计好的试验次序，在各个时期对受试者逐一实施各种处理，以比较各处理间的差异。

如果比较两种制剂，则采用随机、两周期、两序列的单剂量交叉试验。通过洗脱期来分开给药周期，洗脱期应足以确保在第二周期开始时所有受试者药物浓度低于生物分析定量下限。通常为达到这一要求需要至少 7 个消除半衰期。

交叉设计的优势：可以有效减少个体间变异给试验评价带来的偏倚；在样本量相等的情况下，使用交叉设计比平行组设计具有更高的检验效能。

两制剂、两周期、两序列交叉设计是一种常见的交叉设计，见表 4-1。

表 4-1 两制剂、两周期、两序列交叉设计

序列	周期	
	1	2
1	T	R
2	R	T

如果需要准确估计某一制剂的个体内变异，可采用重复交叉设计。重复交叉设计包括部分重复（如两制剂、三周期、三序列）或者完全重复（如两制剂、四周期、两序列），见表 4-2 和表 4-3。

表 4-2 两制剂、三周期、三序列重复交叉设计

序列	周期		
	1	2	3
1	T	R	R
2	R	T	R
3	R	R	T

表 4-3 两制剂、四周期、两序列重复交叉设计

序列	周期			
	1	2	3	4
1	T	R	T	R
2	R	T	R	T

2. 平行组设计 在某些特定情况下（如半衰期较长的药物），也可以使用平行组设计。平行

组设计因个体间变异给试验带来的影响较交叉设计大，应有更严格的受试者入选条件，如年龄、性别、体重、疾病史等，且需使用合理的随机化方案确保组间的基线水平均衡以得到更好的组间可比性。

3. 其他设计　如适应性设计等其他设计方法。适应性设计是指事先在方案中计划的在临床试验进行过程中利用累积到的数据，在不影响试验的完整性和合理性的前提下，对试验的一个或多个方面进行修改的一种设计。

两阶段设计是适应性设计的一种，在证明生物等效性时，可以接受两阶段试验方法。最初一组受试者给药并分析数据，如果不能证明生物等效，则可以增加一组受试者，在最终分析中合并两组的结果。使用两阶段试验方法的计划必须在试验方案中预先规定，同时规定用于每项分析的调整后显著性水平。当分析两个阶段合并的数据时，在方差分析模型中应包括阶段项。

（二）受试者选择

应该根据能够检测药品间差异的目标，选择用于生物等效性试验的受试者群体。为了减少与制剂间差异无关的变异，试验通常应在健康志愿者中进行，除非药物对健康人有安全性担忧，使试验存在伦理学问题。健康志愿者体内模型在大多数情况下足以检测制剂的差别，并允许将结果外推到参比制剂被批准治疗的群体（如老年人、儿童、肾或肝功能受损患者等）。

受试者的选择一般应符合以下要求：①年龄在 18 周岁以上（含 18 周岁）；②应涵盖一般群体的特征，包括年龄、性别等；③如果研究药物拟用于两种性别的群体，一般情况下，研究入选的受试者应有适当的性别比例；④如果研究药物主要拟用于老年群体，应尽可能多地入选 60 岁以上的受试者；⑤入选受试者的例数应使生物等效性评价具有足够的统计学效力。筛选受试者时的排除标准应主要基于安全性方面的考虑。当入选健康受试者参与试验可能面临安全性方面的风险时，则建议入选试验药拟适用的患者群体，并且在试验期间应保证患者病情稳定。

试验前需充分估计所需的样本量，以保证足够的检验效能，并在试验方案中详细说明样本量估计方法和结果。样本量估计详见本章第三节。

（三）参比制剂的选择

仿制药生物等效性试验应尽可能选择原研药作为参比制剂，以保证仿制药质量与原研药一致。

（四）单次给药研究/稳态研究

通常采用单次给药研究方法评价生物等效性，因为单次给药在评价药物释放的速度和程度方面比多次给药稳态研究的方法更敏感，更易发现制剂释药行为的差异。

若出于安全性考虑，需入选正在进行药物治疗，且治疗不可间断的患者时，可在多次给药达稳态后进行生物等效性研究。

（五）空腹/餐后生物等效性研究

食物与药物同服，可能影响药物的生物利用度，因此通常需进行餐后生物等效性研究来评价进食对受试制剂和参比制剂生物利用度影响的差异。

对于口服常释制剂，通常需进行空腹和餐后生物等效性研究。但如果参比制剂说明书中明确说明该药物仅可空腹服用（饭前 1h 或饭后 2h 服用），则可不进行餐后生物等效性研究。

对于仅能与食物同服的口服常释制剂，除了空腹服用可能有严重安全性方面风险的情况外，均建议进行空腹和餐后两种条件下的生物等效性研究。如有资料充分说明空腹服药可能有严重安全性风险，则仅需进行餐后生物等效性研究。

对于口服调释制剂，建议进行空腹和餐后生物等效性研究。

（六）采样时间

应用血药浓度测定法时，一般应兼顾到吸收相、平衡相（C_{max}）和消除相。在药-时曲线各时相及预计 T_{max} 前后应有足够采样点，使药-时曲线能全面反映药物在体内处置的全过程。服药前应先取空白血样。一般在吸收相部分取 $2 \sim 3$ 个点，C_{max} 附近至少需要 3 个点，消除相取 $3 \sim 5$ 个点。应尽量避免第一个点即为 C_{max}，预试验将有助于避免这个问题。采样持续到受试药原型或其活性代谢物 $3 \sim 5$ 个半衰期时，或至血药浓度为 C_{max} 的 $1/20 \sim 1/10$，$AUC_{0 \sim t}/AUC_{0 \sim \infty}$ 通常应当大于 80%。对于长半衰期药物，应尽可能取样持续到足够反映比较完整的吸收过程，因为末端消除项对该类制剂吸收过程的评价影响不大。多次给药研究中，对于一些已知生物利用度受昼夜节律影响的药物，则应该连续 24h 取样。

当受试药不能用血药浓度测定方法进行生物利用度检测时，若该药原型或活性代谢物主要由尿排泄（大于给药剂量的 70%），可以考虑尿药法测定，以尿样中药物的累积排泄量来反映药物摄入量。试验药和试验方案应当符合生物利用度测定要求。尿样的收集采用分段收集法，其采集频度、间隔时间应满足估算受试药原型或活性代谢物经尿的排泄程度。但该方法不能反映药物吸收速度，误差因素较多，一般不提倡采用。

（七）给药剂量

进行药物制剂生物利用度和生物等效性研究时，给药剂量一般应与临床单次用药剂量一致，不得超过临床推荐的单次最大剂量或已经证明的安全剂量。受试制剂和参比制剂一般应服用相等剂量，需要使用不相等剂量时，应说明理由并提供所用剂量范围内的线性 PK 特征依据，结果可以剂量校正方式计算生物利用度。

一般情况下普通制剂仅进行单剂量给药研究即可，但在某些情况下可能需要考虑进行多次给药研究，进行多次给药研究应按临床推荐的给药方案给药，至少连续 3 次测定谷浓度确定血药浓度达稳态后选择一个给药间隔取样进行测定，并据此计算生物利用度。

（八）研究过程标准化

整个研究过程应当标准化，使除受试制剂外涉及的其他因素的变异最小。因此，推荐标准化的餐食、液体摄入和运动。

1. 空腹试验 试验前至少空腹 10h。一般情况下，在空腹状态下用 240ml 水送服受试制剂和参比制剂。口腔崩解片等特殊剂型应参考说明书规定服用。

2. 餐后试验 试验前至少空腹 10h。受试者试验当日给药前 30min 时开始进食标准餐，并在 30min 内用餐完毕，在开始进餐后 30min 时准时服用药，用 240ml 水送服。

3. 禁水及禁食要求 服药前 1h 至服药后 1h 内禁止饮水，其他时间可自由饮水。服药后 4h 内禁食。每个试验周期受试者应在相同的预定时间点用标准餐。

4. 餐后生物等效性研究标准餐的组成 建议采用对胃肠道生理功能和药物生物利用度影响大的餐饮进行餐后生物等效性研究，如高脂（脂肪提供食物中约 50% 的热量）高热量（$800 \sim 1000$kcal）饮食。其中蛋白质约提供 150kcal 热量，碳水化合物约提供 250kcal 热量，脂肪提供 $500 \sim 600$kcal 热量。报告中应提供试验标准餐的热量组成说明。

5. 洗脱期间隔 试验给药之间应有足够长的洗脱期（一般为受试药 7 个消除半衰期以上）。

6. 其他要求 受试者在试验开始前一段适当时间及试验期间，应该远离可能与血液循环、胃肠道、肝肾功能相互作用的饮食。受试者在试验开始前一段适当时间及试验期间，不应服用其他药物，包括中草药。在内源性物质的生物等效性试验中，应尽可能控制可能影响内源性基线水平的因素，如严格控制摄入的饮食。

【案例 4-1】

罗氟司特片人体生物等效性研究试验设计

1. 案例摘要 某公司研制了罗氟司特片（国内仿制药），规格为 0.5mg/片，拟在中国志愿者中开展与国外某公司生产的罗氟司特片为参比制剂的生物等效性研究。

2. 问题

（1）本研究可以采用何种试验设计？

（2）在试验设计中需要具体关注哪些重要环节？

3. 分析

（1）本研究可以采用开放、随机、交叉、单制剂、两周期的试验设计。

（2）在生物等效性设计中应重点考虑样本量、受试者选择、给药剂量、采血点、洗脱期、目标待测物的选择等。例如，可拟入选健康志愿者 48 例（其中空腹 24 例，餐后 24 例）；空腹组志愿者在禁食条件下服用受试制剂或参比制剂 0.5mg（1 片），洗脱 2 周后，交叉给予受试制剂或参比制剂 0.5mg（1 片）；空腹组志愿者每周期禁食过夜至少 10h 后，次日早晨空腹以 240ml 温水送服 1 片（0.5mg/片）罗氟司特片；每周期分别于给药前及给药后第 0.25h、0.5h、1h、1.5h、2h、4h、6h、8h、10h、12h、14h、24h、36h、48h、72h、96h、120h 采集静脉血 4ml；测定血浆中罗氟司特及其代谢物罗氟司特 N-氧化物的浓度；计算 PK 参数，判定两种制剂是否生物等效。

四、生物等效性研究的统计学考虑

药物制剂的生物等效性评价是一个统计学概念。考查药物自制剂释放进入体循环的过程，比较受试制剂（T）与参比制剂（R）在机体内的暴露情况。必须事先应用统计学原理对试验相关的因素做出合理、有效的安排，最大限度地控制混杂与偏倚，减少试验误差，提高试验质量，并对试验结果进行科学的分析和合理的解释，在保证试验结果科学、可信的同时，尽可能做到高效、快速、经济。

因此，应根据研究目的、试验方案和观察指标的类型选择国内外公认的统计分析方法。

（一）样本量估算

使用 ABE 方法进行生物等效性分析时，应基于明确的公式合理估计样本量。不同的设计，对应的样本量估计公式不同。

1. 影响样本量估计的基本因素 从统计学意义上讲，样本量估计由以下基本因素决定：①检验水准 α，通常为双侧 0.1（双单侧 0.05），其中 α 是犯Ⅰ类错误的概率，即把实际无效误判为有效的概率；②检验效能 $1-\beta$，通常至少为 80%，其中 β 是犯Ⅱ类错误的概率，也就是把实际有效误判为无效的概率；③个体内变异系数（coefficient of variation，CV），可基于文献报道或预试验结果进行估计；④ GMR；⑤等效性界值 θ。平行组设计的样本量估计可参考一般连续型变量的样本量计算公式。

如果使用的分析方法没有明确的样本量计算公式，也可以采用计算机模拟的方法估计样本量。为了避免研究过程中因受试者的脱落导致样本量不足，申请人在进行样本量估计时应考虑适当增加样本量。一般情况下，试验开始后不应再追加受试者。已分配随机号的受试者通常不可以被替代。

2. 样本量计算方法

（1）公式法：这里针对标准的 2×2 交叉试验设计，按照 α 水准计算达到 $1-\beta$ 把握度所需的样本量。

1）当 $\theta=1$ 时：

$$n = 2\left[\frac{\left(t_{1-\alpha,n-2} + t_{1-\beta/2,n-2}\right)\mathrm{CV}}{\ln 1.25}\right]^2 \qquad （4-3）$$

2）当 $1 < \theta < 1.25$ 时：

$$n = 2\left[\frac{\left(t_{1-\alpha,n-2} + t_{1-\beta,n-2}\right)\mathrm{CV}}{\ln 1.25 - \ln \theta}\right]^2 \qquad （4-4）$$

3）当 $0.8 < \theta < 1$ 时：

$$n = 2\left[\frac{\left(t_{1-\alpha,n-2} + t_{1-\beta,n-2}\right)\mathrm{CV}}{\ln \theta - \ln 0.8}\right]^2 \qquad （4-5）$$

式中，θ 为两制剂预估的几何均数的比值；CV 为个体内变异系数，变异系数和标准差之间存在如下的互换关系式：$\mathrm{CV} = \sqrt{\exp\left(S^2\right) - 1}$，$S = \sqrt{\ln\left(\mathrm{CV}^2 + 1\right)}$；$t_{1-\alpha,n-2}$、$t_{1-\beta/2,n-2}$、$t_{1-\beta,n-2}$ 为 t 分布的单侧界值。

（2）查表法：表 4-4 给出了等效范围取 80.00% ~ 125.00%，θ 取 0.85 ~ 1.20，CV 取 5.0% ~ 30.0%，$\alpha=0.05$，把握度分别为 80% 和 90% 的确切样本量估计。考虑到保持交叉设计不同序列例数的平衡性，凡计算结果为奇数的均进位为偶数。

表 4-4　生物等效性评价双单侧 t 检验的样本量估计

把握度	CV（%）	θ							
		0.85	0.90	0.95	1.00	1.05	1.10	1.15	1.20
80%	5.0	12	6	4	4	4	6	8	22
	7.5	22	8	6	6	6	8	12	44
	10.0	36	12	8	6	8	10	20	76
	12.5	54	16	10	8	10	14	30	118
	15.0	78	22	12	10	12	20	42	168
	17.5	104	30	16	14	16	26	56	226
	20.0	134	38	20	16	18	32	72	294
	22.5	168	46	24	20	24	40	90	368
	25.0	206	56	28	24	28	48	110	452
	27.5	248	68	34	28	34	58	132	544
	30.0	292	80	40	32	38	68	156	642
90%	5.0	14	6	4	4	4	6	8	28
	7.5	28	10	6	6	6	8	16	60
	10.0	48	14	8	8	8	14	26	104
	12.5	74	22	12	10	12	18	40	162
	15.0	106	30	16	12	16	26	58	232
	17.5	142	40	20	16	20	34	76	312
	20.0	186	50	26	20	24	44	100	406
	22.5	232	64	32	24	30	54	124	510
	25.0	284	78	38	28	36	66	152	626
	27.5	342	92	44	34	44	78	182	752
	30.0	404	108	52	40	52	92	214	888

（3）软件法

1）PASS（全称 power analysis and sample size）软件：作为样本量计算工具目前已能应用于多数统计分析场景的样本量和统计效能计算，在临床试验设计上应用广泛。PASS 软件具有参数输入简便、多模块的样本量和效能计算过程及输出结果简单易读（涵盖数据和图表）等特点。

2）SAS 软件（全称 statistical analysis system）：经过多年的完善和发展，SAS 在国际上已被誉为统计分析的标准软件之一，在各个领域得到广泛应用。SAS 主要采用系统内置的"proc power"过程进行样本量估算，可完成包括 t 检验、率的比较、相关分析、回归分析、方差分析、生存分析等的样本量估算。

3）nQuery Advisor+nTerim 软件，该软件目前被国际上公认为样本量估计的权威软件之一，得到 FDA、EMA、日本、韩国等官方认可，内容几乎涵盖样本量计算的所有方面。

在生物等效性研究中更换对象可能会使统计模型复杂化，已分配随机号的受试者不应该被取代，在进行样本量估计时，除了统计学因素外，还要考虑到受试者脱落的可能，应适当增加样本量。

（二）数据集

数据集事先需要在方案中明确定义，包括具体的受试者剔除标准。一般情况下，生物等效性研究的数据集应至少包括药代动力学参数集（pharmacokinetics parameter set，PKPS）和生物等效性集（bioequivalence set，BES）。用于不同 PK 参数分析的受试者数量可能不同。

PKPS 包括接受过至少一次研究药物的受试者中获得的 PK 参数数据。PKPS 的作用在于描述性统计受试者的 PK 参数数据。

BES 通常包括至少一个周期且具有至少一个可评价 PK 参数的统计分析集。BES 是推断受试制剂和参比制剂是否生物等效的主要数据集。

（三）评价指标及数据转换

生物等效性评价最常见的是以 PK 参数为评价指标，包括如下。

1. 吸收速度　推荐采用实测 C_{max} 评价吸收速度，T_{max} 也是评价吸收速度的重要参考信息。

2. 吸收程度/总暴露量　对于单次给药研究，建议采用如下两个参数评价吸收程度：①从 0 到最后一个浓度可准确测定的样品采集时间 t 的药-时曲线下面积（$AUC_{0\sim t}$）；②从 0 时到无限时间（∞）的药-时曲线下面积（$AUC_{0\sim\infty}$）。

$$AUC_{0\sim\infty} = AUC_{0\sim t} + C_t/\lambda_z \tag{4-6}$$

式中，C_t 为最后一个可准确测定的药物浓度；λ_z 为用适当方法计算所得的末端消除速率常数。对于多次给药研究，建议采用达稳态后给药间隔期（τ）内的药-时曲线下面积 $AUC_{0\sim\tau}$ 评价吸收程度。

3. 部分暴露量　特定情况下，可能需要增加部分暴露量（pAUC）指标来观测早期暴露值。部分暴露量测定的时间设置应符合临床疗效评价要求。应采集足够数目的可定量生物样品，以便充分估计部分暴露量。某些药物具有多种释药机制，对于这些药物的生物等效性评价仅定量比较峰值和总吸收量并不充分。例如，唑吡坦口服缓释制剂的生物等效性研究采用 $AUC_{0\sim1.5h}$ 表征入睡时间，采用 $AUC_{1.5h\sim t}$ 表征睡眠维持时间，取代常用参数 $AUC_{0\sim t}$；哌甲酯缓释制剂的生物等效性评价空腹试验采用 $AUC_{0\sim3h}$、$AUC_{3h\sim7h}$ 和 $AUC_{7h\sim12h}$ 取代常用参数 $AUC_{0\sim t}$，餐后试验采用 $AUC_{0\sim4h}$、$AUC_{4h\sim8h}$、$AUC_{8h\sim12h}$ 取代 $AUC_{0\sim t}$，部分暴露量对哌甲酯作用期间快速起效和持续维持起着重要作用。

4. 数据转换　对 PK 参数（如 AUC 和 C_{max}）应使用自然对数进行数据转换。选择的对数转换方式应在试验过程中保持一致，且需在方案中指明。在生物等效性研究中，由于样本量较少，难以确定数据的分布。因此，不建议以对数转换后数据不服从正态分布，或原始数据服从正态分布为由，而使用原始数据进行统计分析。

（四）统计方法

当前普遍采用主要 PK 参数经对数转换后以多因素方差分析（ANOVA）进行分析，然后用双单侧 t 检验和计算 90%CI 的统计分析方法来评价和判断药物间的生物等效性。

1. 方差分析法　方差分析法是一种假设检验，其设定的零假设是两药无差异，检验方式为是与否，在 $P < 0.05$ 时认为两者的差异有统计学意义，但不一定不等效；$P > 0.05$ 时认为两药的差异无统计学意义，但绝不能认为两者相等或相近。在生物利用度试验中，采用多因素方差分析进行统计分析，以判断药物制剂间、个体间、周期间和服药顺序间的差异。方差分析本身不能胜任等效性判定，但其运算结果如误差项的均方（MSe）为生物等效性试验进行双单侧 t 检验和 $(1-2\alpha)$% 置信区间提供了基础。

2. 双单侧 t 检验法　双单侧 t 检验法其基本思想是借用两次两个不同方向的单侧检验，达到等效性检验的目的，是目前大多数国家普遍遵循的进行 ABE 评价的标准方法。原假设为两药不等效，受试制剂在参比制剂一定范围之外，若取 $\alpha=0.05$，则 $P < 0.05$ 时说明受试制剂没有超过规定的参比制剂的高限和低限，拒绝原假设，可认为两药等效。反之亦然。

双单侧 t 检验假设为

原假设 H_0：$\mu_T - \mu_R \leqslant \theta_1$ 或 $\mu_T - \mu_R \geqslant \theta_2$

备择假设 H_1：$\theta_1 < \mu_T - \mu_R < \theta_2$

其中，μ_T 为受试制剂对数变换后 PK 参数总体均数，μ_R 为参比制剂对数变换后 PK 参数总体均数，θ 为生物等效性界值。在设定的检验水准下，若拒绝原假设 H_0，则表明生物等效。通常设定 $\theta_1 = \ln(0.8)$，$\theta_2 = \ln(1.25)$，即生物等效性要求受试制剂和参比制剂的 GMR 落在 $80.00\% \sim 125.00\%$ 内，该标准同时适用于 C_{max} 和 AUC。

$$\text{检验统计量为：} \quad t_1 = \frac{(\overline{Y}_T - \overline{Y}_R) - \ln\theta_1}{\hat{\sigma}_W \sqrt{0.5\left(\dfrac{1}{n_{TR}} + \dfrac{1}{n_{RT}}\right)}} \quad \text{和} \quad t_2 = \frac{\ln\theta_2 - (\overline{Y}_T - \overline{Y}_R)}{\hat{\sigma}_W \sqrt{0.5\,\dfrac{1}{n_{TR}} + \dfrac{1}{n_{RT}}}} \tag{4-7}$$

式中，$\overline{Y}_T$ 和 $\overline{Y}_R$ 为受试制剂和参比制剂的最小二乘均数；$\hat{\sigma}_W$ 为方差分析中的 MSe 的平方根，n_{TR}、n_{RT} 分别为两个序列的样本量。若 $t_1 > t_{1-\alpha, n_{TR}+n_{RT}-2}$，$t_2 > t_{1-\alpha, n_{TR}+n_{RT}-2}$ 同时成立，则拒绝原假设 H_0，接受生物等效性的备择假设 H_1。

3. $(1-2\alpha)$%CI 法　$(1-2\alpha)$%CI 法又称 90%CI 法，其与双单侧 t 检验法是一个统计结果的两种表达形式，用上述双单侧 t 检验计算的统计量，可直接求算 $(1-2\alpha)$%CI，假定 $\alpha=0.05$，即 90%CI。

$$90\%\text{CI} = \exp\left(\overline{Y}_T - \overline{Y}_R \pm t_{1-\alpha, n_1+n_2-2} \times \hat{\sigma}_W \times \sqrt{0.5\,\frac{1}{n_{TR}} + \frac{1}{n_{RT}}}\right) \tag{4-8}$$

对于 PK 参数 AUC、C_{max}，若算得的置信区间落在 $80.00\% \sim 125.00\%$ 内，即有 $1-2\alpha$ 的概率，或者说 90% 的把握度判断两制剂生物等效，若超出此等效范围，则可视为不等效。

4. 等效判定标准　生物等效性是指一种药物的不同制剂在相同的实验条件下，给予相同剂量，其吸收程度和吸收速度没有明显差异。故对受试制剂与参比制剂的生物等效性评价，应从药物吸收程度和吸收速度两方面进行，主要 PK 参数 C_{max}、$AUC_{0 \sim t}$ 和 $AUC_{0 \sim \infty}$，应同时适用于前述等效标准。当 T_{max} 与药物的临床疗效密切相关时，通常采用配对非参数方法对 T_{max} 进行差异性检验。

在生物等效性研究中，由于样本量较少，难以确定数据的分布。故在进行等效性检验前，主要 PK 参数应使用自然对数进行数据转换。选择的对数转换方式应在试验过程中保持一致，当数据有偏倚时经对数转换可校正其对称性。

一般情况下，若主要 PK 参数（C_{max}、AUC）的 90%CI 在 80.00% ～ 125.00% 内，则可认为参比制剂与受试制剂等效。而对于特殊类型药物如高变异药物、窄治疗指数药物，这个范围应适当地放宽或缩小，这时可采用参比制剂标度的平均生物等效性（reference-scaled average bioequivalence，RSABE）方法，将等效性判定标准在 80.00% ～ 125.00% 的基础上适当放宽或缩窄，可减少不必要的群体暴露，达到科学评价不同制剂是否生物等效的目的。通常如果研究药物包含多个组分，则每个组分均应符合生物等效性标准。

（五）特殊注意事项

1.RSABE　近年来，FDA 采用了一些针对特定药物构建生物等效性的方法，如高变异药物（highly variable drug，HVD）和窄治疗指数（narrow therapeutic index，NTI）药物。应用 RSABE 评价方法，将生物等效性可接受范围依据参比制剂的变异按比例调整。具体见本章第三节部分的介绍。

2. 残留效应　使用交叉设计进行生物等效性研究，通过每个受试者自身对照来增加比较的精度，其基本假设是所比较的制剂在下一周期试验时均不存在残留效应，或残留效应相近。如果交叉设计中存在不相等的残留效应，那么对于 GMR 的估计可能有偏差。研究设计时应避免发生残留效应。如果发现存在残留效应，申请人应当分析产生的可能原因，提供相应的判断依据，评估其对最终结论的影响。

3. 离群值处理　通常不建议剔除离群值。必要时需要针对离群值进行敏感性分析，即评价剔除和不剔除离群值对生物等效性结果的影响。如果结论不一致，需解释说明并分析原因。

4. 虚拟生物等效性　虚拟生物等效性（virtual bioequivalence，VBE）研究基于体外、模拟、体内的转化关系，可以评估受试制剂和参比制剂的 PK 和临床表现的相似性及潜在差异。可用软件包括 GastroPlus、Simcyp、PK-Sim、B2O 等。通过虚拟生物等效性研究，可以为新药和仿制药的开发提供关键的临床试验信息。

第三节　高变异药物生物等效性研究

一、高变异药物的定义及生物等效性研究的必要性

某些药物由于生物利用度过低、酸不稳定、吸收前的广泛代谢等原因，导致一个或多个 PK 参数的个体内变异系数大于或等于 30%，称为高变异药物。在其他因素不变的情况下，随着个体内变异增加，生物等效性研究所需受试者数量也会相应增加。对于高变异药物，采用常规样本量和等效性判定标准，有时即使参比制剂与自身相比较，也可能出现不能证明其生物等效的情况。

通常情况下，导致药物个体内高变异特征的潜在因素包括但不限于：①胃肠道 pH、胃肠动力、胃排空、小肠转运和结肠驻留时间等影响生物利用度的生理因素；②药物分布、首过代谢、全身代谢和清除等药物固有性质；③溶解性等原料药的理化性质；④药物溶出等制剂的处方因素；⑤饮食等其他因素。

图 4-1 显示了两种药物的生物等效性结果，药物 A 是正常变异，药物 B 的个体内变异较大，图中横坐标上 80% ～ 125% 代表着生物等效限。这两个生物等效性研究中，参比制剂与受试制剂 PK 参数（C_{max}、AUC）的 GMR 均接近于 1。对于药物 A，GMR 的 90%CI 在生物等效限范围内，

等效性成立。而药品 B，其 GMR 的 90%CI 不在生物等效限范围内，等效性不成立。虽然药物 B 的 GMR 接近于 1，说明受试制剂可能是一个基于良好设计，在体内与参比制剂行为一致的产品，但必须增加受试者例数才能使药品 B 符合生物等效限。

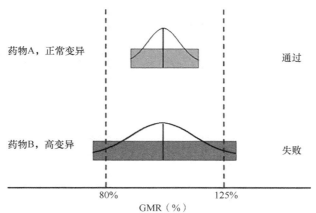

图 4-1　正常与高变异药物生物等效性试验
（GMR 均接近 1）的图示

二、高变异药物生物等效性研究方法

对于安全性较高、治疗指数较宽的高变异药物，在充分科学论证的基础上和保证公众用药安全、有效的前提下，通过部分重复或完全重复交叉设计，根据参比制剂的个体内变异，采用 RSABE 方法，将等效性判定标准在 80.00% ～ 125.00% 的基础上适当放宽，可减少不必要的群体暴露，达到科学评价不同制剂是否生物等效的目的。当采用 RSABE 方法进行生物等效性评价时，应首先根据药物体内过程特点等因素，分析造成药物制剂高变异特征的可能原因，结合预试验或文献报道结果，充分论证和评估采用该方法进行生物等效性评价的适用性。采用部分重复或完全重复交叉设计，在符合 GCP 相关要求的条件下，正式试验获得的参比制剂 PK 参数个体内变异系数大于或等于 30% 时，方可适用于以 RSABE 方法进行生物等效性评价。

（一）试验总体设计

试验总体设计的目标为采用科学的方法最大限度地降低生物等效性评价的偏倚。

根据药物特点，综合考虑拟定的统计分析方法、受试者可获得性、残留效应等因素，选择交叉设计或平行组设计。

1. 交叉设计

（1）非重复交叉设计：非重复交叉设计是生物等效性研究常采用的标准设计，即两制剂、两周期、两序列交叉设计，见表 4-1。对于高变异药物，由于个体内变异较大，采用此种设计进行生物等效性研究时，需要适当增加样本量，以满足试验的检验效能。

（2）重复交叉设计：重复交叉设计可分为三周期部分重复（仅重复使用参比制剂，表 4-2）和四周期完全重复（重复使用参比制剂和受试制剂，表 4-3）交叉设计。重复交叉设计可保证同一受试者至少服用参比制剂两次，获得确切的参比制剂个体内变异系数，以决定是否采用 RSABE 方法进行生物等效性分析。

2. 平行组设计　特殊情况下（如长半衰期药物）可采用平行组设计。与交叉设计相比，平行组设计需要更大的样本量。

一般应采用单次给药进行高变异药物的生物等效性研究。若基于安全性考虑，需入选正在进行药物治疗且治疗不可间断的患者，可在多次给药达稳态后，采用 ABE 方法进行高变异药物的生物等效性评价。

（二）样本量估计

试验前需充分估计所需的样本量，以保证足够的检验效能。对于 ABE 方法，可综合考虑试验设计、检验水准、检验效能、制剂间平均生物利用度可能的差异、参比制剂 PK 参数的个体内变异，建议充分考虑研究过程中可能的受试者脱落等因素，进行样本量估计。RSABE 方法的样本量估计可通过计算机模拟的方法；也可将参比制剂的个体内标准差 S_{WR} 视为常数，先求得经调整的等效性界值，再代入相应设计下基于 ABE 方法的计算公式求算，建议适当增加样本量进行保守估计。样本量计算公式参见第二节。

（三）统计分析方法

在高变异药物生物等效性研究的统计分析中，应在研究方案和统计分析计划中提前制订生物等效性分析方法，若选择非重复交叉设计或平行组设计，应采用 ABE 方法；若选择部分重复或完全重复交叉设计，则可采用 ABE 方法或 RSABE 方法。与 ABE 方法相比，RSABE 方法依据参比制剂的个体内变异适当放宽了等效性判定标准（图 4-2）。

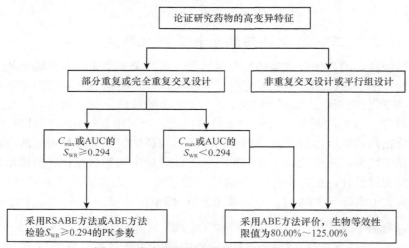

图 4-2　高变异药物生物等效性研究决策树

1. ABE 方法　采用 ABE 方法评价时，应以主要 PK 参数（AUC 和 C_{max}）GMR 的 90%CI 在 80.00% ～ 125.00% 为等效标准。

2. RSABE 方法　主要分为下列三步。

（1）计算参比制剂的个体内标准差（S_{WR}）：采用部分重复或完全重复交叉设计，可获得受试者两次服用参比制剂后主要 PK 参数的个体内标准差，可通过下式计算：

$$S_{WR}^2 = \frac{\sum_{i=1}^{m} \sum_{j=1}^{ni} \left(D_{ij} - \bar{D}_{i\cdot} \right)^2}{2(n-m)} \tag{4-9}$$

式中，i 为研究中的序列编号；m 为序列数（m 在部分重复和完全重复交叉设计中分别为 3 和 2）；n_i 为第 i 个序列中受试者人数；j 为序列内受试者编号；$D_{ij}(R_{ij1}-R_{ij2})$ 代表参比制剂两次给药后自然对数转换后 PK 参数的差值；$\bar{D}_{i\cdot} = \dfrac{\sum_{j=1}^{ni} D_{ij}}{n_i}$；$n$ 为研究中受试者总人数。不同 PK 参数的 S_{WR} 需分别计算。

S_{WR} 与个体内变异系数存在以下换算关系：

$$CV = \sqrt{e^{S_{WR}^2} - 1} \qquad (4-10)$$

若 $S_{WR} \geqslant 0.294$，即个体内变异系数 CV $\geqslant$ 30%，可采用 RSABE 方法进行等效性评价（应用于 AUC、C_{max} 两者之中任意一个或全部采用）。若 $S_{WR} <$ 0.294，即个体内变异系数 CV < 30%，则应采用 ABE 方法评价生物等效性。

（2）计算以下算式的95%置信区间上限（upper bound of 95% confidence interval，95%CI 上限）

$$\left(\overline{Y}_T - \overline{Y}_R\right)^2 - \theta S_{WR}^2 \qquad (4-11)$$

运用 Howe 一阶逼近法来确定 $\left(\overline{Y}_T - \overline{Y}_R\right)^2 - \theta S_{WR}^2$ 的 95%CI 上限。式中 $\overline{Y}_T$ 和 $\overline{Y}_R$ 分别表示在受试制剂和参比制剂的生物等效性研究中分别获得的自然对数转换的 AUC 或 C_{max} 的均值。

$$\theta = \left(\frac{\ln(1.25)}{\sigma_{w0}}\right)^2 \qquad (4-12)$$

式中，σ_{w0} 为法规限度（regulatory limit），FDA 与 NMPA 取 σ_{w0}=0.25；EMA 取 σ_{w0}=0.294。

（3）等效性判断标准：若 $\left(\overline{Y}_T - \overline{Y}_R\right)^2 - \theta S_{WR}^2$ 的 95%CI 上限小于等于零，同时，制剂间主要 PK 参数的 GMR 的点估计值在 80.00% ～ 125.00% 内，可判定受试制剂与参比制剂的 PK 评价指标（AUC 或 C_{max}）具有生物等效性。只有 AUC 和 C_{max} 均判定等效才可申明该制剂与参比制剂具有生物等效性。

三、特殊考虑

通常情况下，只有安全性较高、治疗指数较宽的高变异药物才可采用 RSABE 方法进行不同制剂的生物等效性评价。由药物的固有属性、机体生理因素等引起的高变异性一般无法通过提高制剂和试验质量而消除，由于存在这种特性的参比制剂在上市过程中已得到充分暴露并经过临床研究安全性和有效性证明，此时，采用 RSABE 方法进行生物等效性评价是可接受的。采用 RSABE 方法进行统计分析，应进行严格科学的试验设计，试验通常应在同一中心完成，并应避免试验质量对个体内变异的估计引入偏倚。对于由制剂质量或试验操作不当等原因引起的高变异，则不适合采用 RSABE 方法。申办者应确保制剂质量的均一性及可控性，加强研究过程中的试验质量管理，并在研究报告中比较临床研究所获得的个体内变异与文献数据的差异，避免生物等效性判定标准的不恰当的放宽。

对于暴露-效应曲线不平缓甚至陡峭的药物，如替格瑞洛、达比加群酯等，即使个体内变异系数大于30%，也不建议采用 RSABE 方法放宽等效性判断标准，以避免某些患者可能由于暴露量增加出现安全性风险。含有高变异药物的复方制剂（如缬沙坦氨氯地平片）在试验设计时应充分考虑单个药物的生物药剂学和 PK 特点，根据其中个体内变异较高的药物进行相应样本量估计，各组成药物则应分别选择适宜的统计分析方法进行生物等效性分析。

特别说明的是，EMA 采用 RSABE 方法调整的等效范围最宽为 69.84% ～ 143.19%，对应的个体内变异系数为 50%，即当个体内变异系数超过 50% 以后，无论变异系数如何变化，等效限值不再放宽，统一使用（69.84%，143.19%）。FDA 及 NMPA 无此规定。图 4-3 为 FDA 和 EMA 的生物等效限随个体内变异系数变化的表现。

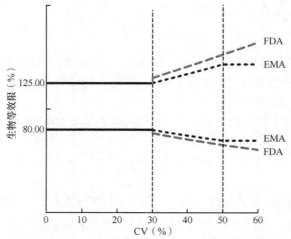

图 4-3　FDA 和 EMA 生物等效限随个体内变异系数变化对比

第四节　窄治疗指数药物生物等效性研究

一、概　　述

窄治疗指数药物一般是指剂量或血药浓度的微小变化即可能导致治疗失败和（或）严重不良反应，进而危及生命，或者导致永久或严重的残疾或功能丧失的药物。窄治疗指数药物具有以下特性：血药浓度低于有效浓度可能导致治疗失败；有效剂量与中毒剂量（或有效浓度与中毒浓度）接近；需要基于 PK 或 PD 指标进行治疗药物监测；具有较低或中等程度的个体内变异；临床应用中，剂量调整幅度通常很小等。

国内外监管机构使用不同的术语表示窄治疗指数药物，如"临界剂量药物"（critical dose drugs）、"窄治疗窗药物"（narrow treatment window drugs）和"窄治疗范围药物"（narrow therapeutic range drugs）等。FDA 网站公布的"特定药物生物等效性指导原则"中属于窄治疗指数药物有华法林钠片、卡马西平片、苯妥英钠缓释胶囊、他克莫司胶囊、左甲状腺素钠片等。"特定药物生物等效性指导原则"列出窄治疗指数药物的特点，并以"华法林钠生物等效性指导原则"（草案）为例作了详细说明。与一般化学药物相比，窄治疗指数药物进行生物等效性评价时，应采用更严格的等效性判定标准，以控制有效性和安全性方面的风险。

二、研究总体设计

窄治疗指数药物的生物等效性研究，建议采用完全重复（两制剂、四周期、两序列）交叉设计，以获得参比制剂和受试制剂的个体内变异。常采用的完全重复交叉设计见表 4-3。

试验前需充分估计所需的样本量，以保证足够的检验效能。试验通常应在同一中心完成，并应避免试验质量对个体内变异的估计引入偏倚。

试验设计的一般要求，可参照《以药动学参数为终点评价指标的化学药物仿制药人体生物等效性研究技术指导原则》及《生物等效性研究的统计学指导原则》等。

三、统计分析方法

根据国内外的法规要求，窄治疗指数药物生物等效性研究基本上采用两种方法：直接缩窄平均生物等效限方法（direct tightening of average bioequivalence limits）和 RSABE 方法。

（一）直接缩窄平均生物等效限方法

考虑到 90%CI 的生物等效限范围在 80.00% ～ 125.00% 可能过于宽松，一些监管机构采取直接缩窄生物等效限的方法。《中华人民共和国药典》2020 年版四部"9011 药物制剂人体生物利用度和生物等效性试验指导原则"指出，在药品治疗范围窄的特殊情况，接受范围可能需要缩小。AUC 的可接受区间应该被缩窄为 90.00% ～ 111.11%。在 C_{max} 对安全性、药效或药物浓度监测特别重要的情况下，该参数也应适用 90.00% ～ 111.11% 的接受限。应该根据临床考虑，视具体情况决定一种活性物质是否为窄治疗指数药物。2016 年国家食品药品监督管理总局（CFDA）发布的普通口服固体制剂参比制剂选择和确定等 3 个技术指导原则中《以药动学参数为终点评价指标的化学药物仿制药人体生物等效性研究技术指导原则》指出，对于窄治疗指数药物，应根据药物的特性适当缩小 90%CI 范围。美国、欧盟、加拿大、澳大利亚、WHO 等地区/组织对窄治疗指数药物使用了更严格的生物等效性试验生物等效限接受限度。加拿大和日本分别将窄治疗指数药物称为临界剂量药物和窄治疗范围药物，并都在其各自的指南中提供了定义。EMA 的结论是，无法确定一套将药物分类为窄治疗指数的标准，并建议在个案基础上做出决定。具体法规要求及其所列出窄治疗指数药物见表 4-5 所示。

表 4-5 国内外法规对 NTI 药物生物等效性研究的要求

地区/组织	具体法规要求	指南列出的窄治疗指数药物
美国	1. 单剂量、四周期、两序列、完全重复的交叉设计 2. 当参比制剂的个体内变异大于 21% 时，受试制剂与参比制剂 PK 参数（AUC，C_{max}）GMR 的 90%CI 等效限范围不超过 80.00% ～ 125.00%；当参比制剂的个体内变异小于 21% 时，应根据参比制剂的个体内变异的大小，成比例地缩窄 90%CI 等效限范围 3. 受试制剂与参比制剂个体内标准差比值（σ_{WT}/σ_{WR}）在 90%CI 的上限小于或等于 2.5	华法林，左甲状腺素钠，卡马西平，地高辛，碳酸锂，苯妥英钠，茶碱等
欧盟	1. 单剂量、两周期双交叉或平行研究 2. 根据临床情况决定窄治疗指数药物 3. AUC 的等效限范围为 90.00% ～ 111.11%，当 C_{max} 对于药物安全性，有效性或治疗药物监测（TDM）特别重要时，C_{max} 的等效限范围也适用于 90.00% ～ 111.11%	未列出具体药物
加拿大	1. 单剂量、两周期交叉或平行研究 2. 提出"临界剂量药物"（critical dose drugs），定义为剂量或浓度相对较小差异导致剂量和浓度依赖性、严重治疗失败和（或）严重药物不良反应的一类药物 3. AUC 的 90%CI 的等效限范围在 90.00% ～ 112.00%，C_{max} 的等效限范围在 80.00% ～ 125.00% 内	环孢素，地高辛，氟卡尼，锂制剂，苯妥英，西罗莫司，他克莫司，茶碱和华法林
日本	1. 单剂量、两周期交叉或平行研究 2. 提出"窄治疗范围药物"（narrow therapeutic range drugs），定义为在血液中的最小毒性浓度和最小有效浓度之间的差异小于两倍的一类药物 3. AUC 和 C_{max} 的 90%CI 的等效限范围均在 80.00% ～ 125.00%	地高辛，锂制剂，苯妥英，他克莫司，茶碱，华法林，卡马西平，炔雌醇、奎尼丁等
澳大利亚	对于窄治疗指数药物的仿制药必须与在澳大利亚上市的参比制剂进行比较，并遵循 EMA 指南及关于仿制窄治疗指数药物生物等效性研究的其他限制条件	未列出具体药物
中国、新加坡、新西兰、WHO	对于治疗范围特别狭窄的情况下，生物等效性限制应根据药物的临床特性适当收紧	未列出具体药物

（二）RSABE 方法

NMPA 在 2020 年发布《窄治疗指数药物生物等效性研究技术指导原则》，指导原则指出：窄治疗指数药物进行生物等效性评价时，应针对主要 PK 参数（$AUC_{0\sim t}$、$AUC_{0\sim\infty}$ 和 C_{max}）分别计算，并采用以下三个等效性判定标准同时进行评价。

1. 采用 RSABE 方法评价等效性 RSABE 方法步骤参见高变异药物生物等效性研究的统计分析方法，不同的是 θ 的取值：

$$\theta = \left[\frac{\ln(\varDelta)}{\sigma_{W0}}\right]^2 \tag{4-13}$$

σ_{W0} 为法规常数，取 $\sigma_{W0}=0.10$；$\varDelta$ 为生物等效性上限（upper bioequivalence limit），取 $\varDelta=1/0.9$。

$\left(\overline{Y}_T - \overline{Y}_R\right)^2 - \theta S_{WR}^2$ 的单侧 95%CI 上限应小于等于零。

2. 采用 ABE 方法评价等效性 采用 ABE 方法对主要 PK 参数进行评价，受试制剂与参比制剂的主要 PK 参数 GMR 的双侧 90%CI 应在 80.00% ～ 125.00%。

3. 比较受试制剂与参比制剂的个体内标准差 按以下公式计算受试制剂与参比制剂个体内标准差比值（σ_{WT}/σ_{WR}）的双侧 90%CI：

$$\left(\frac{S_{WT}/S_{WR}}{\sqrt{F_{\alpha/2(v_1, v_2)}}}, \frac{S_{WT}/S_{WR}}{\sqrt{F_{1-\alpha/2(v_1, v_2)}}}\right) \tag{4-14}$$

式中，S_{WT} 是自由度为 v_1 时的 σ_{WT} 的估计值；S_{WR} 是自由度为 v_2 时的 σ_{WR} 的估计值；$F_{\alpha/2(v_1, v_2)}$ 是自由度为 v_1（分子）和 v_2（分母）的 F 分布的 $\alpha/2$ 分位数；$F_{1-\alpha/2(v_1, v_2)}$ 是自由度为 v_1（分子）和 v_2（分母）的 F 分布的 $1-\alpha/2$ 分位数；$\alpha=0.1$。

σ_{WT}/σ_{WR} 的双侧 90%CI 上限应小于等于 2.5。

只有主要 PK 参数（AUC 和 C_{max}）同时符合上述等效性判定标准（即采用 RSABE 方法评价等效性、采用 ABE 方法评价等效性和比较受试制剂与参比制剂的个体内标准差），才可判定受试制剂与参比制剂具有生物等效性。

由于窄治疗指数药物的复杂性和特殊性，目前国际上尚无统一的判定标准，通常需针对具体药物进行具体分析。对于窄治疗指数药物的判定，可参考指导原则概述章节所述此类药物的一般特点，以及国际先进监管机构相关技术要求，并结合国内外临床应用经验和文献资料等综合考虑。

第五节　有缺失数据的生物等效性评价的考虑要点

生物等效性研究中受试者脱落或各种原因造成的数据剔除，会导致两周期 BES 不均衡或不完整，应用不同的统计算法或不同版本统计软件计算的结果可能不完全一致，在试验中存在离群值或残留效应时，数据缺失还会增加统计分析的复杂性，给生物等效性结果的判定带来偏倚。本节内容阐述生物等效性研究中数据缺失的常见原因、对策、含缺失数据生物等效性研究的考虑要点与处理原则。

一、生物等效性研究数据缺失的常见原因分析及对策

生物等效性研究中数据缺失原因较为复杂，了解生物等效性研究中数据缺失的原因，并针对各原因进行预防，尽可能减少数据缺失的概率具有很重要的意义。导致生物等效性研究数据缺失的原因分为研究过程中受试者的退出和完成研究的受试者数据的剔除。

其中，研究过程中受试者的退出分为受试者自行退出研究和研究者决定的受试者退出。GCP 规定试验过程中，受试者有权利随时退出研究。研究者按方案规定出于安全性的考虑或评估某些伴发事件对试验结果有较大影响时，可以决定受试者退出研究。以下是常见的研究者决定受试者退出研究的原因：①出现不良事件，不适合继续用药参加研究；②受试者依从性差，如试验过程中不能按要求戒烟、戒酒，合并服用影响 PK 结果的药物或食物，不能按要求进食

高脂餐等；③出现方案规定的其他可能影响 PK 结果的事件，如用药后在吸收相出现呕吐（T_{max} 两倍中位数内）或腹泻；④试验过程中发现有重大的方案偏离，研究者决定受试者不再参加后续研究。已完成的受试者数据在下列条件下可能会被剔除：①受试者个例的选择违反入选/剔除标准，不应当进入试验；②因试验设计不当导致受试者个例的 PK 参数可能有偏差，如首点达峰且未采集早期采血点，或给药前的基线浓度大于该周期 C_{max} 的 5%；③试验结束后发现重大的方案偏离，如在检测后发现有违反方案给药，采血时间错误，生物样本处理、运输、储存不当，服用过对试验用药物 PK 有影响的药物等造成的试验数据不可靠等。

为减小数据缺失对生物等效性研究的影响，建议采取下列措施。①在样本量估算时考虑可能的脱落率，实际所需样本量按 $n_{adj} = n_{des}/1 - P_{drop}$ 计算（式中，n_{des} 为根据统计学原理预计的样本量，P_{drop} 为脱落率，n_{adj} 为考虑脱落因素后实际所需的样本量）。②采用区组随机化进行序列分组。③减少受试者退出的风险。方案纳排标准的规定中限制禁忌证及高风险群体参加研究，以减少给药后因发生药物不良反应退出的概率。对受试者充分知情，提高受试者依从性，减少受试者脱落的概率。④减小因洗脱期与采血点设置不合理而导致的数据剔除的风险。设置足够的洗脱期，避免造成第 2 周期给药前基线不为零；设置合理的采血点，避免出现给药后首点达峰的现象。在试验药 PK 特征信息不充分时，建议开展预试验。⑤加强过程中试验关键环节的质量管理，如严格按照纳排标准进行受试者筛选，避免出现误纳的情况；在受试者给药环节，严格遵循给药 SOP，检查手口，避免发生吐药事件；生物样本均设置备份样，以防止生物样本保存、转运或检测过程中失误导致的数据缺失等。⑥避免有选择性地使用数据。对于数据的剔除，生物等效性的统计方法与统计软件（包括版本号）应事先在方案中规定。数据审核决议前，PK 统计人员应对用药序列保持盲态。数据审核决议后严格按照数据分集情况来进行生物等效性分析。

二、各国监管部门对于含缺失数据生物等效性研究的处理原则

各国监管部门对生物等效性研究中数据缺失的处理要求见表 4-6。不同国家和地区监管部门对于生物等效性研究中受试者脱落及数据剔除问题就以下原则达成共识：①进行样本量估计时应考虑适当增加样本量；②已分配随机号的受试者不应该被取代；③对于数据的剔除应事先在方案中规定；④不能接受仅基于统计分析或者单纯的 PK 理由剔除数据。

表 4-6 各国监管部门对生物等效性研究中数据缺失的处理要求

监管部门	对于数据缺失的处理要求
中国 NMPA	1. 数据集事先需要在方案中明确定义，包括具体的受试者剔除标准。用于不同 PK 参数分析的受试者数量可能不同。PKPS：包括接受过至少一次研究药物的受试者中获得的 PK 参数数据集。BES：通常包括至少一个周期且具有至少一个可评价 PK 参数的统计分析集 2. 通常不建议剔除离群值。必要时需要针对离群值进行敏感性分析，即评价剔除和不剔除离群值对生物等效性结果的影响。如果结论不一致，需解释说明并分析原因 3. 可评价的受试者需满足 18 例最低样本量要求
美国 FDA	1. 有一周期可评价的 PK 参数的志愿者可纳入生物等效性统计 2. 志愿者间 T/R 离群值的出现可能是由于制剂因素（如缓释剂型的突释现象）和个体-制剂相互作用，会影响 T 与 R 的可替换性，因此，通常不鼓励删除离群值，特别是对于非重复交叉设计 3. 可评价的受试者需要满足 12 例的最低样本量要求
欧盟 EMEA	1. 只有在交叉试验中对受试制剂和参比制剂都提供可评价数据，或在平行组试验中单周期提供可评价数据的受试者纳入统计分析 2. 从统计分析中剔除一个受试者的决定必须在生物分析之前做出。原则上，任何剔除理由只有事先在计划中规定，并且在生物分析之前做出剔除决定，才是有效的；对此的例外是，由于受试者未按规定服药，或者洗脱期不够。从统计分析中剔除的受试者样品仍然需要测定，并列出结果

监管部门	对于数据缺失的处理要求
欧盟 EMEA	3. 受试者在给予参比制剂后血样中未检出药物或仅有非常低的血药浓度的现象，其 AUC 小于参比制剂 AUC 几何均数（不含该离群值所算得的均数）的 5%，该例受试者数据可被剔除。需要说明的是，由于这一原因而剔除数据的做法只有在特殊情况下才会被接受，而且结果可能会被质疑 4. 应尽量避免剔除数据，因为将影响试验的效力。可评价的受试者需要满足 12 例的最低样本量要求
WHO	1. 应选择足够数量的研究对象，以允许可能的脱落。必须报告受试者退出的原因（如药物不良反应或个人原因）。如果某一受试者因给药后发生的不良事件而退出，应提供受试者血浆/血清浓度数据 2. 在研究前需制订关于脱落受试者处理（handling of subject withdrawal）的 SOP 3. 可评价的受试者需要满足 12 例的最低样本量要求
加拿大 HPFB	1. 在交叉研究中能提供完整可评价的两周期数据或在平行研究中提供一周期数据的受试者纳入统计分析 2. 已服用至少一次制剂的受试者如果退出研究，其退出原因需要被报告（如出现药物不良反应），其生物样本被分析检测的结果也应报告，并提供其生物样本的所有浓度检测数据。如果受试者因个人原因或由于方案依从性不好而退出研究，未能完成两周期试验，该受试者的生物样本不需要分析 3. 应根据呕吐对研究结果完整性的潜在影响评估呕吐的受试者是否继续参与研究。应在呕吐发作后和开始对研究样本进行分析之前尽快进行评估 4. 在方案中应说明判定生物学上不合理的离群值方法建议使用简单的统计方法进行离群值的测试，只允许剔除小于 5% 的离群值 5. 可评价的受试者需满足 12 例的最低样本量要求

三、数据集划分的关注要点

数据集划分时需注意生物等效性数据集的确定的时间点及各数据集划分的判定依据。

对于误纳或脱落受试者（已完成至少一次给药）的已采集生物样本是否需要进行生物分析的问题，各国指南没有统一的规定。在我国，原则上只要是已收集的生物样本，无论最后是否纳入生物等效性统计，其生物样本均应进行检测分析，通常只有在特殊情况下：如受试者因个人原因在服药后早期（未能得到 C_{max} 参数）退出研究，可不进行检测。而其他情况如因药物不良反应而导致的退出，其已采集的生物样本原则上应进行检测，因为生物样本检测信息可在一定程度上进行安全性与体内暴露水平之间关系的评价。在哪种情况下已采集的生物样本可不进行检测最好在 SOP 中做好事先的约定。误纳或脱落受试者样本数据是否纳入生物等效性统计，需要在生物样本分析前做出决定，并形成各方（申办方、临床研究单位、数据管理方）签字确认的书面决议，形成决议的时间在生物样本检测前，不要在浓度数据已知的情况下再行判断。

安全数据集、PKPS、BES 最终在数据库锁定前的数据审核会议中确定，以各方签字确认的数据审核决议的形式加以确认。安全数据集包括所有随机化后至少接受一次药物的受试者。安全性数据不得结转，无论受试者是否按计划完成试验，只要服用过一次药物，均应进行安全性评价。PKPS 应根据每位受试者每周期的 3 个关键参数（C_{max}、$AUC_{0\sim t}$、$AUC_{0\sim inf}$）能否被可靠评价来具体判定是否纳入 PKPS，不同参数的数据集人数有可能不一样。其中，$AUC_{0\sim inf}$ 指从 0 到无穷大时间的药-时曲线下面积。如某一周期脱落的受试者退出试验的时间已超过 T_{max}，有证据说明该例受试者是在吸收相完成后脱落的，这时该周期的 C_{max} 参数应作为可评价 PK 参数纳入 PKPS，但由于该周期药-时曲线不完整，AUC 不能被可靠评价，该受试者该周期的 AUC 数据不应纳入 PKPS。常见的数据不被纳入 PKPS 的理由还包括吸收相呕吐和首点达峰等。BES 包括至少 1 个周期且具有至少 1 个可评价 PK 参数的统计分析集。通常来说只要纳入 PKPS 的参数均应进行生物等效性评价而不应随意剔除。剔除必须有充分的理由，并事先在方案中加以明确。PKPS、BES 由数据审核报告各方确认后，数据管理方将血药浓度数据会同每例受试者每周期所服用的制剂（受试制剂或参比制剂）、受试者的序列信息发送给统计人员，在此之前，受试者的序列信息对检测方和统计人员应保持盲态。统计人员应严格遵循审核决议中的分集来进行统计分析，原则上不允许对数据集再改动。

四、统计分析的关注要点

在统计分析时，需注意统计模型、所采用的软件应遵循方案事先的规定，不应随意改变，在数据分析时需关注是否存在残留效应和离群值，严格遵循审核决议中的分集来进行统计分析，不得随意剔除数据，必要时进行敏感性分析。

生物等效性评价一般是对关键 PK 参数（AUC、C_{max}）进行对数转换后，采用多因素方差分析，考虑可以合理假定对相应变量有影响的方差来源，如序列、序列内受试者、周期和制剂，计算关键 PK 参数 GMR 的置信区间，在含缺失数据时，不同的模型及方差分析策略计算结果可能会有差别。因此，生物等效性研究的统计分析方法应事先在方案中说明，包括分析模型、等效性检验方法及使用软件的名称与版本号等。

在统计时需还关注第 2 周期给药前的血药浓度是否超过该周期 C_{max} 的 5%，如果是个别受试者出现这种情况，该受试者该周期的 PK 参数会被剔出 PKCS。如果在研究中出现多例受试者第 2 周期给药前血药浓度大于 C_{max} 的 5% 时，等效性结论有可能受到监管部门的质疑，因为交叉设计生物等效性研究的前提是所比较的制剂在下一周期试验时不存在残留效应，或残留效应相近，不相等的残留效应对于 GMR 的估计可能有偏，在不均衡数据集中表现更加显著。而 2×2 交叉设计方差分析中序列效应往往与残留效应及处理与周期的交互作用相混杂，难以区分。FDA 指南指出设置了充分洗脱期（表现为在任何受试者给药前生物样本基质均未显现出可检测出的药物水平）、以健康志愿者为研究对象的非内源性药物单剂量生物等效性研究一般不会出现不相等残留效应。因此要求在试验开展前根据药物半衰期科学设计洗脱期，在试验药 PK 信息不充分时可以通过预试验来估计。

在统计分析时还需注意离群值的评估。离群值通常指一个或者多个生物利用度测量指标的受试者数据与受试者本人和（或）其余受试者的相应数据不一致。双交叉试验中最重要的离群值类型为个体内离群值，离群值的出现可能与试验过程中出现方案偏离（受试者有意吐药）、样本检测时的操作失误有关，还与群体中代谢酶的遗传特征有关，也不能排除制剂质量不均一、缓释制剂出现剂量突释或有包衣抑制溶出等因素。因此离群值的剔除应非常谨慎，因为无法区分制剂影响因素和 PK 影响因素。NMPA 指南规定 PK 数据只能因非统计学的原因被排除，暂不支持再给药研究。

对于有明确快代谢和慢代谢遗传多态性的药物，建议在筛选时进行相关药酶的基因多态性检测。例如，托莫西汀主要通过 CYP2D6 酶途径代谢，CYP2D6 代谢的药物的弱代谢（PM）群体（中国群体 CYP2D6 代谢为 PM 的发生率约为 1%），与正常代谢群体［强代谢（EM）］相比，表现为高 10 倍的 AUC、高 5 倍的 C_{max} 和较慢的清除率，如果 CYP2D6 表型为 PM 的受试者因脱落或各种原因导致的第 2 周期数据剔除，其第 1 周期数据可能会作为离群值出现。对于这类药物的生物等效性研究，建议在方案中事先约定，一旦出现单周期数据，根据脱落受试者的基因分型结果来判定该受试者数据是否纳入生物等效性研究。

NMPA 指南规定通常不建议剔除离群值。并且因事先在方案中说明或至少在处理数据前说明，事后离群值的排除通常不被认可，必要时需要针对离群值进行敏感性分析。对于在设计阶段没有预见到的伴发事件，或在试验进行过程中才明确的伴发事件而导致的数据剔除，需评价剔除和不剔除离群值对生物等效性结果的影响。

复习思考题

1. 生物等效性的概念是什么？生物等效性试验的研究方法有哪些？最常用的方法是什么？

2. 生物等效性研究常用的试验设计类型有哪些？

3. 生物等效性评价常用统计分析方法及评价指标是什么？

（徐毛迪　孙　华　杨菁菁　王亚芹）

参 考 文 献

陈峰, 夏结来, 2018. 临床试验统计学 [M]. 北京: 人民卫生出版社.

何春远, 孙华, 谢海棠, 2016. 高变异药物生物等效性试验及量化评价 [J]. 中国临床药理学与治疗学, 21(7): 721-730.

孙华, 李相鸿, 胡骅, 等, 2020. 有缺失数据的生物等效性评价的考虑要点 [J]. 中国临床药理学杂志, 36(18): 2891-2895.

徐毛迪, 吴子静, 谢海棠, 2017. 窄治疗指数药物的生物等效性评价进展 [J]. 中国临床药理学与治疗学, 22(11): 1201-1206.

Lawrence X. Yu, Bing V. Li, 2014. FDA Bioequivalence Standards[M]. New York: Springer.

第五章　药品上市后定量评价

学习要求：掌握药品上市后评价的定义，掌握不良反应信号的概念；熟悉药品上市后监测工作的目的和主要开展方式，熟悉不良反应信号定量检测方法；了解基于自发呈报系统的信号检测方法相关特点，了解药品上市后监测工作的内涵，了解上市后有效性及经济学定量评价相关模型和方法。

第一节　概　　述

药品上市后评价是指从药理学、药剂学、药物经济学等方面对已批准上市的药品在社会群体中的疗效、不良反应、费用，以及是否安全、有效、经济合理所进行的科学评价。2019 年新版本《药品管理法》第八十三条规定，药品上市许可持有人应当对已上市药品的安全性、有效性和质量可控性定期开展上市后评价；第七十七条规定，药品上市许可持有人应当制订药品上市后风险管理计划，主动开展药品上市后研究，对药品的安全性、有效性和质量可控性进行进一步确证，加强对已上市药品的持续管理。

通常临床药物研发经常被分为若干周期（包括 I～IV 期等）。各个研究阶段，都有着其对应的研究目的与类型。而药品上市后评价，主要于 IV 期及上市后的临床应用阶段进行。

从广义上来说，药品上市后评价工作主要包括 3 个方面的内容。①有效性评价：研究药品上市后在广泛人群使用中的有效性、长期效应、新的适应证及临床应用中影响药品疗效的因素。②安全性评价：主要考查药品在广泛人群中发生的新的、严重的不良反应，以及在长期使用条件下发生的不良反应，同时研究不良反应的影响因素、发生率及特殊群体的用药情况——安全性评价是药品上市后评价的主要内容。③经济性评价：其是从社会角度出发，运用药物经济学的理论和方法，通过成本与效益来衡量效价关系，从而制订最佳医疗方案，合理利用医药资源。药品不良反应（adverse drug reaction，ADR）是药品临床应用中难以避免的关键安全性问题，新药临床试验由于受到样本量限制、试验时间短、入选排除标准限定严格等因素的影响，难以通过临床试验发现那些罕见的、迟发性的、发生于特殊群体中的药品不良反应，因而对上市后药品开展严密的药品上市后监测是对临床试验的必要补充，是对药品上市后安全性相关数据获取的最主要方法，也是药品上市后评价工作的核心关注点。另外，对上市后药品开展有效性与经济学评价，也是上市后评价工作的一部分。健全完善的上市后有效性、安全性及经济性评价体系，是上市后评价工作的重要一环。

本章将重点介绍药品上市后安全性评价相关定量技术与统计方法，并对相关定量技术在上市后有效性及经济学评价中的应用进行简要概述，包括药品不良反应信号定量检测技术、药品上市后有效性评价的方法学考量与具体应用场景、药品上市后经济学定量评价相关模型和方法等。

第二节　药品上市后安全性评价

安全性评价是药品上市后评价工作的重点内容，其主要方式是药品上市后监测。药品上市后监测是指新药经药品监管机构批准上市后，继续对药物的疗效和安全性进行进一步研究的过程，其中不良反应的监测与评估是上市后监测的重点关注内容。2011 年 7 月 1 日，我国新修订的《药品不良反应报告和监测管理办法》开始正式实施，其中规定药品不良反应报告和监测是指药品不良反应的发现、报告、评价和控制的过程。药物上市后监测是在真实世界中，对药品在大样本群体中使用后情况进行监测，对于保证用药安全性具有重要意义。

新药由于其上市前（Ⅰ～Ⅲ期）研究的局限性：研究人数、受试群体、试验周期等限制，导致其不良反应无法被完全检出，特别是罕见的不良反应。很多药品只有在上市一定时间后，在广泛人群中大量使用才可能发现一些严重的不良反应，某些严重不良反应甚至会导致药品被撤市。上市后的药品安全性评价旨在进一步提炼、确认或否认在更广泛人群使用后出现的药品安全问题，如罕见的药品不良反应、新的危害、特殊的风险因素等，为采取有效措施，预防或降低用药风险，提高公众用药安全性提供依据。

一、药品上市后监测工作的分类

药品上市后监测主要是针对已上市应用到临床中的药物开展安全性研究，与新药临床试验相互补充，系统地覆盖了上市药物的全生命周期。药品上市后监测通常采取主动监测和被动监测两种方式来开展。

（一）主动监测

主动监测是指利用多种纵向观察性数据库，如医疗保险索赔数据库、电子医疗健康档案数据库等，对药物的安全性进行系统分析的过程，目的在于更好地了解上市后可能出现的药物安全性问题。主动监测可以克服被动监测中由于缺乏整体用药群体基数而难以获得不良反应发生率的问题，对于药物监测的发展具有重要意义。目前北美和欧洲等国家都在积极开发和测试主动监测系统，如 FDA 的小规模哨点监测计划、观察性医疗结果的合作项目，欧盟协会关于各个治疗领域的药物流行病学研究等。

主动监测有着其特有的方式和特点：①可以利用多个纵向电子数据库，建立起分布式网络将这些数据源进行关联分析；②不同的数据源可以通过统一结构进行数据共享；③可以更便捷地得到有关个体不良事件的全面数据信息；④数据信息全面，可以针对特定药品及早发现不良事件信号；⑤可以产生信号并对信号发展趋势进行预测评估等。

在药物研发与上市过程中，主动监测还涵盖了医药企业对于研发新药的上市后不良反应的主动监测工作。2020 年 1 月 22 日，国家市场监督管理总局令第 27 号公布的新版《药品注册管理办法》中明确要求："药品批准上市后，持有人应当持续开展药品安全性和有效性研究，根据有关数据及时备案或者提出修订说明书的补充申请，不断更新完善说明书和标签。药品监督管理部门依职责可以根据药品不良反应监测和药品上市后评价结果等，要求持有人对说明书和标签进行修订。"

（二）被动监测

被动监测是指医生、药品生产企业、药品经营企业、患者将药物引起的不良事件上报给国家药物监测机构，以及上报的数据被及时分析的过程，主要的实现方式是建立自发呈报系统（spontaneous reporting systems，SRS），广泛收集上市后的药品不良反应信息并进行数据分析。被动监测由于其适用性好，便于在广泛人群中开展，且能及早发现潜在的不良反应信号，尤其是罕见的不良事件，是目前最常用的药物监测手段。

被动监测具有以下特征：①被动监测可对所有使用中的药品进行监测，覆盖面广；②便于发现罕见的不良反应信号；③相比于其他监测系统，费用较少；④被动监测也存在着一定的局限性，如存在漏报现象、难以控制上报数据的质量、缺少整体用药群体基数、不易计算不良反应发生率等问题。

由于目前被动监测的方式仍是上市后大范围不良反应监测的最主要途径，本章也将主要针对药品上市后被动监测方式相关定量分析技术进行介绍。

二、上市后安全性评价的目的与意义

药品上市后监测的目的是确保人体用药安全有效。因此，必须加强药品上市后不良反应报告和监测工作，建立健全规范的药物不良反应监察报告制度，防止药品不良反应的大规模发生。具体来说，开展上市后监测具有以下重要意义。

（1）可以弥补药品上市前研究的不足：由于药品上市前研究（临床试验阶段）存在局限性，包括样本量少、研究周期短、纳入群体的限制、严格的合并用药控制等，因而获批上市的药品还可能导致患者出现一些意外的、未知的、发生率低的、潜伏期长的不良反应，此类不良反应只有在上市后的大范围推广使用中才能显现，因此药品在上市后还应该进一步完善安全性评价，而通过药品不良反应监测能及早地发现这些潜在的不良反应，并弥补这些不足。

（2）能够及时发现重大药害事件，防止事件的蔓延和扩大，保障公众健康：成熟的药品不良反应监测系统可以及时收集药品不良反应报告，并通过分析、评价、研究可以及时地发现药害事件及潜在的不良反应信号，及早发布信息或采取措施，避免不良反应损害的扩大，保护更多人的用药安全和身体健康。

（3）有利于指导和规范临床合理用药：通过上市后监测可以获得更多关于药品在临床实际应用中的疗效、不良反应、合并用药等相关方面的信息，对这些信息的准确把握是判断临床合理用药情况的基础。各国药品监督管理部门对于通过不同途径上报的药品不良反应监测信息，通常会采用多种形式向临床医务人员和患者进行反馈，如药品不良反应信息通报、药物警戒快讯等。在这些安全性信息中，药品安全评价人员通常会对临床发生的安全性问题的影响因素进行分析总结，并为临床医务人员提供更多的药品安全性方面的信息，及时发现不同药品临床常见不合理用药情况，促进临床合理用药，提高用药水平。

（4）有利于加强药品风险管理：药品风险管理是在对药品的风险-效益进行综合评估的基础上，采取适宜的策略与方法，将药品风险降至最低的过程。药品不良反应监测构筑了风险管理的最终防线，是实现药品风险管理的最为有效、经济的手段，包括发现风险点、为风险管理措施提供参考、评估风险控制措施等。

此外，开展上市后药物安全性评价还能够加强药品市场监管、促进临床药学和药物流行病学研究及药物的研究与开发，同时为医药行政管理部门政策的制定与实施提供依据，提高医药监管的科学水平。

【案例 5-1】

2002～2014 年 FDA 批准的新分子实体药物安全性跟踪报道

Ellen Pinnow 等开展了一项回顾性研究，审查了 2002 年 10 月 1 日至 2014 年 12 月 31 日期间，FDA 药物评估和研究中心批准的新分子实体（new molecular entity，NME）药物的安全性跟踪报道，对总计 278 种 NME 药物安全性问题信息（包括因涉及安全问题导致的撤市、药品"黑框"警告及产品标签中安全性相关信息更新等）进行了长达 13 年的长期跟踪随访。

研究显示截至研究结束，有 1 种药品由于安全原因被撤市，有 195 种药品（约占研究药品总数的 70%）都至少增加了一次安全相关问题的药品标签更新。只有 83 种药品（约占研究药品总数的 30%）没有进行安全性相关的药品标签更新。在随访期间，所有药品共有 703 次标签更新，涉及 2505 个安全相关问题，问题包括"黑框"警告、FDA 发布的用药安全性提醒、用药禁忌证等。另外，据统计，在药品获批后第 2 年到第 8 年这一时间段，安全性事件的发生频次尤其高，此后的时间段则略有减少，但在全部随访时间段内，药品安全性事件始终会有发生。

　　该研究证明，在新药获批上市后的很长时间内，上市后的安全性问题的发生贯穿于其中。强调了在药品的整个生命周期中建立和完善的安全监测工作的重要性，并强调了需及时保持药品安全信息更新的必要性。

三、有关国家或组织上市后安全监测与评价体系

（一）世界卫生组织乌普萨拉监测中心

　　自 1978 年起世界卫生组织乌普萨拉监测中心（Uppsala Monitoring Center，UMC）便承担起 WHO 国际药品监测项目的职责。UMC 主要从事科学研究、公共服务与药物警戒培训，以及商业服务 3 个领域的事务。

　　在科学研究领域 UMC 主要进行 3 个方面的工作：①数据挖掘方法研究；②安全与信号检测；③收益-风险分析。在公共服务与药物警戒领域，UMC 每年在全球召开诸多培训会议，普及药物警戒的理念与方法。此外，UMC 还着力于向药品安全未被完全重视的国家提供药物警戒信息。

　　另外，UMC 建立并完善了数个术语词典，如药物警戒世界卫生组织药物词典（WHO drug dictionary，WHO-Drug）、监管活动医学词典（medical dictionary for regulatory activities，MedDRA）等。同时，中心建立了目前世界上最大也是最全面的药物警戒数据库 Vigibase™，该数据库主要用于不良反应信号检测、形成定期安全性更新报告及比较公司间的个案安全报告。目前该数据库已部分向公众开放，公众可以根据药品名称检索对应的副作用。以上术语词典和数据库在实际的不良反应监测工作中也起着十分重要的示范作用，而且监测中心会将数据库每一季度中发生的不良反应数据进行回顾总结并出版发布。

（二）FDA 的上市后监测体系

　　美国对药品不良反应采取强制报告和自愿报告两种形式的差异化管理。强制报告主要针对药品生产、经营企业，自愿报告主要针对医疗专家、消费者。进行自愿报告的工具是"Medwatch 系统"，系统中的所有药品不良反应相关数据都将被输入 FAERS（FDA adverse event reporting system）数据库。

　　FAERS 数据库是 FDA 为支持上市后药品安全性监测研究所建立的上报药品和生物治疗产品使用产生不良事件的数据库。该数据库的信息结构遵从 ICH 所颁发的指南 ICH-E2B/E2M。不良事件名称利用 MedDRA 进行编码。医疗机构、制药企业、患者等将不良事件报告提交呈报至 FDA 并存储于 FAERS 中，这些报告将由药品评估与研究中心或生物产品评估与研究中心进行临床评估，从而监测这些产品的安全性。

　　FDA 在收集药品安全数据信息的同时也会根据需要对药品安全风险信息开展主动监测，即建立针对药品的安全风险问题主动监测系统，FDA 称为"迷你哨点"研究计划，具体措施是由 FDA 主导在全美广泛的机构间合作，整合分散在各地的数据资源，以掌握药品安全性信息并监测实际用药安全性。

（三）欧盟 EMA 的上市后监测系统

　　2012 年 7 月，EMA 发布了《药物警戒实践指南》（*Guideline on Good Pharmacovigilance Practices*，GVP），该指南经过几次修订更新，形成了较为完整的指导体系，为欧盟建构了一个完整规范的药物警戒体系，强调针对药品安全性信息进行及时交流的重要性，药品研发、生产、使用过程中的各成员和角色需共同保证药物警戒工作的顺利开展。GVP 框架下的药物警戒工作更加整体流程化和规范化，更加注重药物警戒和效益-风险评估的持续性，同时，指南也鼓励公众的参与和沟通，共同促进药物警戒工作的不断完善。

EMA 主导的药物警戒工作的另一块内容则是运行和管理其于 2001 年建立的 EudraVigilance 系统。该系统数据库收集来自于制药企业、患者或医疗专业人士个案安全报告及所有被批准的在欧盟上市药品的临床报告。该系统数据库也会定期进行数据挖掘与信号监测工作，并向欧盟各成员国发布药品安全性预警通告。

（四）我国的药品上市后监测体系

在不良反应被动监测方面，早在 1998 年，我国药品生产质量管理规范中就明确指出制药企业应设立投诉与药品不良反应报告制度，一旦遇到重大事件，须及时向有关部门报告。随后制定的《药品管理法》《医疗机构药事管理暂行规定》《药品不良反应报告和监测管理办法》等一系列法律法规陆续颁布，推动了我国药物警戒的发展和药品不良反应突发事件预警机制的建立。2011 年全国基层药品不良反应监测体系建设取得了突破性进展，333 个地、市都成立了药品不良反应监测机构或指定专门机构及人员负责药品不良反应监测工作，为药品不良反应监测工作在全国的推广开展奠定了基础。同年，新建设的全国药品不良反应监测信息网络系统也开始试运行，至此我国的基础不良反应监测网络基本成型。目前我国自发呈报的不良反应报告相关数据，主要被收集整理在"药品不良反应监测系统"数据库中。

对于不良反应的主动性监测，中共中央办公厅、国务院办公厅 2017 年 10 月 8 日印发的《关于深化审评审批制度改革鼓励药品医疗器械创新的意见》第二十五、二十六条中提出"开展药品注射剂再评价"和"完善医疗器械再评价制度"，并且都对上市许可持有人开展药品再评价的要求进行了相关说明。2018 年 9 月 29 日，NMPA 发布《关于药品上市许可持有人直接报告不良反应事宜的公告》，旨在进一步完善药品不良反应监测制度，并逐渐落实企业作为责任人进行药品上市后评价的职责；2020 年 1 月 22 日，国家市场监督管理总局令第 27 号，公布了新版《药品注册管理办法》，该办法再次强调了药品注册生产企业对其所生产药品进行上市后评价的责任。

四、上市后安全性定量评价

目前世界各国已对药品上市后安全性评价工作开展了多层次的广泛研究工作，其中主要以药品不良反应的监测分析工作为主线，这既基于广泛范围内患者用药安全的考虑，也基于目前信息化与数据收集水平的考量。上市后监测得到的数据量是巨大的，数据的格式和呈现方式又各有不同，在这样复杂的数据环境下，诞生了很多评价安全性数据的定量分析方法，其中药品不良反应信号检测就是在大量药品安全性数据处理中应用广泛、认可度较高、理论发展相对成熟的一种方法，本章后续内容中将以药品不良反应信号检测为重点展开介绍。

第三节　药品不良反应信号

目前对于上市后药品不良反应的监测与数据收集工作主要还是通过 SRS 实现，SRS 作为一个适用性好、便于开展的不良反应监测工具目前仍是世界上最主要的药品不良反应监测手段，从分类上，该系统属于被动监测的范畴，由于其应用范围极为广泛，是在广泛人群中获取不良反应相关数据的最有效手段。

通常，SRS 不仅收集了包含目标药品与不良事件的信息，往往还收集了包含性别、年龄、基础疾病、合并用药、给药途径、用药剂量、疗程等对药品不良反应发生有潜在影响的许多信息。传统上针对 SRS 数据库的药品不良反应信号检测工作主要依靠描述性统计分析与专家评估来完成，随着报表数量的日益增加，传统的统计分析方法的局限性与技术瓶颈开始凸显，主观偏差、效率低下、时间滞后、数据利用率低等问题逐渐显现。在这样的背景下，开展针对 SRS 数据库的药品不良反应信号定量检测研究是自 20 世纪 90 年代末以来，上市后安全性评价的重要定量分析方法。随着全球药品不良反应监测网络日益完善，信息技术日益普及，人们对药物安全越加重视，药品不良反应信号定量检测相关技术已经逐步发展壮大，并结合了统计学、药物流行病、临床药理学、计算机科学、信息技术科学等多个学科专业知识与技术，形成了较为系统的药品不良反应信号检测理论体系。在未来，药品不良反应信号定量检测技术的理论发展与应用对实现药品不良反应信号早期预警和政府职能部门科学决策将具有重要意义。

一、药品不良反应信号的定义

WHO 对于药品不良反应信号的定义为"药物与不良事件间可能存在因果关系的报告信息，这种关系是未知的或以前的文献资料不能充分证实的"。通常需要多个报告数据才能产生信号，而且信号的产生往往还依赖于事件的严重性和信息本身的质量与特性。需要注意的是药品不良反应信号在数据上的确立并不一定代表药品与不良事件之间必然的因果关系。通常，在药品不良反应信号确立的同时，还需要进一步评估及跟踪研究，并综合药品特性、相关文献资料、临床试验阶段相关数据、药物流行病学观察数据等资料来明确两者之间的因果关系。

二、药品不良反应信号的数据来源

药品的不良反应信号的数据来源有很多种，而药品不良反应 SRS 由于其应用范围广泛、收集到的数据量巨大，也是目前发现上市后药品不良反应信号的最主要来源。SRS 数据库优点包括使用、维护方便，费用相对低廉，监测群体广，可监测特殊群体中的药物安全信息，可发现罕见的药品不良反应，作为一种非干预的系统，可发现传统上出于伦理道德考虑而不能通过临床试验获取的有关不良反应，如药品过量使用。缺点包括数据存在不同程度的低报、漏报、延报等，术语使用存在不标准的问题；通常只包含有限的临床信息，如缺少对照组信息，不同年份的药品不良反应报告率与报告质量有差别，具有一定的不确定性，数据重现性差，缺少完整的暴露药物信息等问题。但考虑到数据的可获得性和覆盖面，SRS 目前仍是信号检测的主要数据来源。后续随着医疗信息化与数据标准化的进一步落实，该系统可能会逐步实现与其他医疗信息系统的数据关联，形成更为完善可靠的数据库。

三、信号定量检测方法及应用

（一）理论基础

药品不良反应信号定量检测方法的理论基础最早由 Finny1974 年提出的"不相称性"测定技术理论发展而来，又被称为比值失衡测量法。在药品不良反应信号定量检测分析中，不相称性测定通常是以药品不良反应报告数据库中药物-事件组合（drug-event combination，DEC）的次数作为依据，来定量检测药品不良反应报告数据库中目标药物-目标不良事件报告的相对频率，即"不相称"或"不均衡"。药品不良反应信号定量检测的核心思想是估计药品不良反应 SRS 数据库中实际出现的与某种药物有关的不良反应数量与预期数量或者与其他药物引发的其他不良反应数量的比值，如果测量的比值大到一定的预先设定的或公认的检测标准时，则强烈提示该药物与不良事件之间存在某种关联，而并非由机会因素或者药品不良反应数据库的背景信息所致，即为药品不良反应信号。

首先，需要构建如表 5-1 所示的四格表，根据数据库中药品不良反应报告信息计算出药品不良反应信号检测所需的 a、b、c、d 值。由于一份药品不良反应报表上可有多种目标药物与多种不良事件，而通常我们无法具体判断不良事件到底是由哪种药物引起，因而只能假定它们具有相同的可能性（不考虑 DDI 的情况），所以如果一份报表有 2 种目标药物，同时报告有 3 种不同的不良事件，则经转换后会有 6 种不同的 DEC，再根据每个组合对应的属性，分别累积到表 5-1 中所对应的 a、b、c、d 中。当 a 接近 $a+b$ 且 c 接近 $c+d$ 时，或 $a \ll a+b$ 且 c 接近 $c+d$ 时，预示没有信号；当 a 接近 $a+b$ 且 $c \ll c+d$ 时，则提示药品不良反应信号很强；当 $a \ll a+b$ 且 $c \ll c+d$ 时，则可视为罕见、孤立事件。在药品不良反应信号定量检测具体数据库中，$a+b+c+d$ 代表数据库中所采纳分析数据集的总条目，$a+b$ 与 $a+c$ 则分别代表相对应的含有目标药物与目标不良事件的记录数。

表 5-1　ADR 信号定量检测方法所需的四格表数据

报表数量	目标不良事件	其他不良事件	合计
目标药品	a	b	$a+b$
其他药品	c	d	$c+d$
合计	$a+c$	$b+d$	$a+b+c+d$

注：a 代表目标药品与目标不良事件同时出现的次数；b 代表目标药品引起的其他不良事件的次数；c 代表其他药品引起的目标不良事件的次数；d 代表其他药品引起的其他不良事件的次数

目前，世界上基于不相称性测定技术原理的药品不良反应信号定量检测方法可概括为两大类，即经典的频数比值法与贝叶斯法，两者都是基于分子的计算方法（不考虑分母）。前者主要有包括英国药品和保健产品管理局（Medicines and Healthcare Products Regulatory Agency，MHRA）在内使用的成比例报告比值（proportional ADR reporting ratio，PRR）法、荷兰药物警戒中心使用的报告比值比（reporting odds ratio，ROR）法及 Yule Q 值法等几种；后者则包括 UMC 应用的贝叶斯判别置信区间递进神经网络（Bayesian confidence propagation neural network method，BCPNN）法与 FDA 采用的多项伽马泊松缩减（multi-item gamma Poisson shrinker，MGPS）法等，下面将分别加以详细讲述。

（二）频数比值法

频数比值法主要有 PRR 法、ROR 法及 Yule Q 值法几种，这几种方法计算简单，使用方便，较容易理解，因而也是目前应用最普遍的几种药品不良反应信号定量检测方法。

1. PRR 法　PRR 法是经典的药品不良反应信号定量检测方法之一。该方法被英国处方事件监测数据库所采用，是早期对 SRS 进行定量分析的方法之一。从 PRR 值的计算过程我们可以看出，PRR 法其实是通过计算怀疑的暴露药物的不良事件报告的比例与所有其他药物引起的该暴露药物的不良事件报告比例的相对比值来判断该药物与目标不良事件之间的关联强度，其计算方式类似于药物流行病学研究中的相对危险度（relative risk，RR），报告相对比值越大，信号关联度越强，但关联度的强和弱并不意味着其具有因果关系上的判定。PRR 法的相关计算包括 PRR 值、标准误及 95%CI 的计算，见式（5-1）～式（5-3），其药品不良反应信号检测标准见表 5-2。

表 5-2　几种频数比值法的药品不良反应信号检测标准与优缺点

方法	检测标准	优点	缺点
MHRA 法	PRR $\geqslant 2$，$\chi^2 \geqslant 4$，$a \geqslant 2$	计算方便，容易理解，灵敏度较高，但是在目标报告数量较少时（$a \leqslant 4$）特异度偏低	不能分析性别、年龄、合并用药等其他药品不良反应关联的影响因素（ROR 法除外），另外计算公式中的分母不能为 0
PRR 法	PRR–1.96SE > 1		
ROR 法	ROR–1.96SE > 1		
Yule Q 值法	Q–1.96SE > 0		

$$\text{PRR} = \frac{a/(a+b)}{c/(c+d)} \tag{5-1}$$

$$\text{SE}(\ln \text{PRR}) = \sqrt{\frac{1}{a} - \frac{1}{a+b} + \frac{1}{c} - \frac{1}{c+d}} = \sqrt{\frac{b}{a(a+b)} + \frac{d}{c(c+d)}} \tag{5-2}$$

$$95\%CI = e^{\ln(PRR)\pm1.96SE(\ln PRR)} = e^{\ln(PRR)\pm1.96\sqrt{\frac{1}{a}-\frac{1}{a+b}+\frac{1}{c}-\frac{1}{c+d}}} \tag{5-3}$$

PRR 法除了可用 PRR 值来代表信号的关联强度外，还可以通过计算皮尔逊卡方值（Pearson's chi-square）或校正卡方值来表示信号的关联强度。英国 MHRA 在 PRR 方法的基础上，调整了检测标准，形成了一种综合标准的方法，即 MHRA 法，该法要求的药品不良反应信号检测标准为同时满足 PRR ≥ 2，皮尔逊卡方值（χ^2）≥ 4 及药物不良事件绝对报告数（a）≥ 3 三项条件来评估信号的关联强度。但在某些特定情况下，如 c 为 0，即某一不良事件只在某一特定药物情况下出现时，我们将无法通过公式计算 PRR 值，这时可以考虑将分母换为所有药物引起的该特定不良事件的比例再计算 PRR 值，事实上，在多数情况下，上述两种方法计算得出的 PRR 值结果相近。PRR 法的一个最主要缺点是只考虑了目标药物与不良事件之间可能的关系，而没有考虑性别、年龄、合并用药等对不良事件可能的影响。

2. ROR 法　ROR 法是另一种应用较多的频数比值法，该方法目前被荷兰药物警戒中心所采用，同样 ROR 值相当于药物流行病学研究中的比值比（odds ratio，OR），值越大，表明目标药物与不良事件之间的联系越强。其药品不良反应信号检测标准见表 5-2，具体算法见式（5-4）～式（5-6）。

$$ROR = \frac{a/c}{b/d} = \frac{ad}{bc} \tag{5-4}$$

$$SE(\ln ROR) = \sqrt{(\frac{1}{a} + \frac{1}{b} + \frac{1}{c} + \frac{1}{d})} \tag{5-5}$$

$$95\%CI = e^{\ln(ROR)\pm1.96SE(\ln ROR)} = e^{\ln(ROR)\pm1.96\sqrt{(\frac{1}{a}+\frac{1}{b}+\frac{1}{c}+\frac{1}{d})}} \tag{5-6}$$

从上述 ROR 值的计算公式中可以看出，对于那些发生率很低的事件，即当表 5-2 中的 $b \gg a$，$d \gg c$ 时，ROR 值与 PRR 值非常接近，事实上，PRR 法与 ROR 法应用于 SRS 数据库药品不良反应信号定量检测的差别更多地只是概念上的。ROR 法相对于 PRR 法的一大优点，在于 ROR 法可以比较容易通过 Logistic 回归来分析性别、年龄或合并用药等对不良反应的影响，可用来解释药物的相互作用。也正因如此，ROR 法已成为荷兰药物警戒中心常规使用的主要信号检测方法之一。但与 PRR 法一样，ROR 值也存在某些情况下不能计算（表 5-1 中的 b、c 为 0 时）的缺点。

3. Yule Q 值法　Yule Q 值法是另外一种频数比值法，Yule Q 是一个度量分类变量之间关联强度的指标。通常卡方检验会告诉我们两个变量之间是否存在关联性，而 Yule Q 值的范围是 –1 ～ 1，相当于还给出了变量关联的强度和方向（符号表示关联的方向，绝对值表示关联的强度），当然这种方法也有其局限性，主要体现在要求四格表中 a、b、c、d 都要有报告数，相对于其他经典的频数比值方法，该方法目前在信号检测中已较少使用。其药品不良反应信号判断标准见表 5-3，具体算法见式（5-7）～式（5-9）。

$$Q = \frac{ad - bc}{ad + bc} \tag{5-7}$$

$$SE(Q) = \frac{1}{2}(1 - Q^2)\sqrt{(\frac{1}{a} + \frac{1}{b} + \frac{1}{c} + \frac{1}{d})} \tag{5-8}$$

$$95\%CI = Q \pm 1.96SE(Q) \tag{5-9}$$

（三）贝叶斯方法

频数比值法使用相对简便，具有较高的应用价值，但频数比值法最大的缺点是其结果受样本大小及方差的影响较大，尤其是当目标药物的不良事件绝对报告次数较少时，另外此类方法还存在某些情况下不能计算的缺点。为了克服传统频数比值法的缺点，有研究提出在经典四格表的基础上应用了贝叶斯判别原理，即通过计算目标药物与目标不良事件的后验概率及其先验概率的比值，来判断其相应的关联强度的方法。目前常见的基于贝叶斯原理的药品不良反应信号定量检测方法应用得比较多的主要有 UMC 所使用的 BCPNN 法及 FDA 所使用的 MGPS 法两种，分别是 UMC 及 FDA 进行药品不良反应信号检测与预警的药品不良反应信号定量检测方法。表 5-3 对两种贝叶斯药品不良反应信号检测方法的异同点进行了比较说明。

相对于传统的频数比值方法，贝叶斯方法无应用条件限制，可以使模型具有更好的药品不良反应信号早期发现及预警的能力，可以进行时间趋势分析，但此类方法计算过程复杂、不易理解，常需借助计算机语言编程实现。

表 5-3 两种贝叶斯信号检测方法的比较

比较项目	BCPNN 法	MGPS 法
无效假设	目标药物与不良事件之间独立、不相关	同 BCPNN
分层	不可以	可以对年龄、性别、报告时间等进行分层
先验分布类型	假定 $p(x)$，$p(y)$，$p(x, y)$ 服从 β 分布；单一分布类型；可通过指数分布进行估计	两种 γ 分布的混合分布类型
信号检测值	$IC=\log_2[p(x, y)/p(x)p(y)]$	相对比值 N_{ij}/E_{ij}
信号检测标准	$IC-2SD > 0$	$EB_{05} \geqslant 2$
结果输出	均可通过系统集成，用图形化直观地展示信号值随时间的变化趋势	
计算特点	计算过程非常复杂、不容易理解、需要借助计算机	

注：IC 为信息组分；EB_{05} 为相对比值置信区间下限；N_{ij} 为药物（i）在不良事件（j）出现的报告总次数；E_{ij} 为总期望值

1. BCPNN 法 是一种结合统计学、计算科学及人工智能原理而开发出来的一种前馈的神经网络，UMC 的 Bate 等于 2002 年将 BCPNN 法应用于药品不良反应信号的检测工作。该方法在四格表的基础上，随着数据库信息的不断更新，利用贝叶斯法则不断进行学习与推断，来对目标药物-目标不良事件进行定期检测，因而该模型具有前馈性的特点。目前 BCPNN 使用的是一种单层神经网络模型，即只有输入层（药物）与输出层（不良事件），将来它亦可应用于多层模型进行多变量的分析，如 DDI，伴随疾病、年龄、性别等多因素对不良事件的影响等。BCPNN 通过计算信息组分（information component，IC）值即药品不良反应信号值来判断目标药物与不良事件之间的关联强度，IC 值将随着后续数据的不断加入而更新。IC 值的大小反映了目标药物和目标不良事件之间联系的强弱。如果 IC > 0，说明目标药物和目标不良反应之间存在某种联系。IC 值的计算见式（5-10），其药品不良反应信号判断的临界值为 IC 值的置信区间下限 > 0，也就是 IC-2SD > 0，其中 SD 为其标准差。

$$IC = \log_2 \frac{p(x, y)}{p(x)p(y)} \tag{5-10}$$

式中，$p(x)$ 代表目标药物在报告中出现的概率；$p(y)$ 代表特定不良事件在报告中出现的概率；$p(x, y)$ 代表联合概率，即目标药物与特定不良事件同时出现的概率。因此 IC 值大小取决于以下 4 个值：①药物 i 在报表中出现的次数（c_i）；②不良事件 j 在报表中出现的次数（c_j）；③药物 i 与不良事件 j 在报表中同时出现的次数（c_{ij}）；④总的报表数（C）。

由于我们并不知道 $p(x)$，$p(y)$，$p(x, y)$ 的真实概率，BCPNN 方法假定其服从 β 分布。从 β

分布中我们可以计算每个变量的期望和方差。当上述 c_i，c_j，c_{ij} 和 C 不断更新变化时，我们根据先前的 β 分布和当前的值计算 $p(x)$，$p(y)$，$p(x, y)$ 及新的 β 分布、新的期望和新的方差。随着药品不良反应报告信息不断增加，方差会越来越小，分布最终趋向集中和稳定。其具体计算见式（5-11）和式（5-12）。

$$V(\text{IC}) = \frac{1}{(\lg 2)^2}\left\{\left(\frac{C - c_{ij} + \gamma - \gamma_{11}}{(c_{ij} + \gamma_{11})(1 + C + \gamma)}\right) + \left(\frac{C - c_i + \alpha - \alpha_1}{(c_i + \alpha_1)(1 + C + \alpha)}\right) + \left(\frac{C - c_i + \beta - \beta_1}{(c_j + \beta_1)(1 + C + \beta)}\right)\right\} \tag{5-11}$$

$$\gamma = \frac{\gamma_{11}}{P_{(x)}P_{(y)}} = \gamma_{11}\frac{(C + \alpha)(C + \beta)}{(c_i + \alpha_1)(c_j + \beta_1)} \tag{5-12}$$

式中，α_0 和 α_1 是 $p(x)\,p(y)$ 的 β 分布参数，γ_{11} 和 γ 是 $p(x, y)$ 联合分布的相应参数。其中 $p(x)$、$p(y)$ 为等概率分布，此时在 β 分布中 α_0 和 α_1 均为常数，$\alpha = \alpha_0 + \alpha_1$，$\alpha_1 = \alpha_0 = 1$，$\gamma_{11} = 1$。

BCPNN 法已被多项研究证明了其在药品不良反应信号检测中的有效性及应用价值。例如，该方法有效证明了卡托普利和其他血管紧张素转化酶抑制药（ACEI）与咳嗽的相关性，检测出了二肽基肽酶-4（DPP-4）抑制剂与大疱性类天疱疮的强信号组合等。BCPNN 是目前 UMC 主要的药品不良反应信号定量检测方法，该方法在应用上比较成熟，随着数据库信息本身不断地增加和更新，其神经网络模型能进行定期的自主学习和演绎推断，但前期的工作量比较大，且无论是贝叶斯神经网络的构建还是参数设置都十分复杂。

2. MGPS 法 相对比值法（relative rate，RR）是通过估计数据库中实际报道不良反应的数量与预期发生数量的比值，来推断目标药物和目标不良反应之间联系的强弱程度，如果相对比值大于 1，提示药物和不良反应之间可能存在着某种联系。MGPS 法是在传统的相对比值法基础上建立起来的，该方法目前被 FDA 所采用。

由于传统上相对比值的计算没有考虑方差的影响，在所研究的 DEC 累计报告数较少时，估计的预期值会很小，这会影响到相对比值估算的稳定性，因而此时通过简单的相对比值计算并不能可靠地代表药物与不良事件的关联强度。而 MGPS 方法假定要估计的相对比值服从由 5 个参数构成的混合 γ 分布，通过实际观察到的相对比值，来获得该 5 个参数的极大似然估计（maximum likelihood estimate，MLE），从而确定相对比值的先验分布。然后根据贝叶斯法则得到相对比值的后验分布。随着后续数据的不断更新，反复更新后验分布，来获得一个相对可靠的相对比值。另外，考虑到由于药物不良事件报告率可能在不同的性别、年龄、年份之间存在显著的差异，因而为了消除这种影响，MGPS 法可以在计算时首先对数据进行分层，采用 Mantel-Haenszel 方法分别计算各层的期望值，再将各层期望值相加，这样得到一个总的期望值，其基本公式为式（5-13）与式（5-14）。

$$E_{ij} = \sum k N_{ik}\left[\frac{N_{jk}}{N_k}\right] \tag{5-13}$$

式中，i 代表药物，j 代表不良事件，k 代表分层数；N_{ik} 代表药物在该层出现的报告总次数，N_{jk} 代表不良事件在该层出现的报告总次数，而分母 N_k 代表该层总的报告数。得到期望值后，我们就可以计算每一组药物不良事件其观察值与期望值的比值，即相对比值，在 MGPS 法中又称为 EBGM（empirical bayes geometric mean）值。类似于药物流行病学研究中的相对危险度与前面频数比值法中的 PRR 值计算，该值用公式表示为

$$\text{相对比值} = \frac{N_{ij}}{E_{ij}} = \frac{a(a + b + c + d)}{(a + b)(a + c)} \tag{5-14}$$

通常 MGPS 法的药品反应不良信号检测判断标准：相对比值 > 1，$EB_{05} > 2$，$a \geqslant 3$。其中 EB_{05} 为 EBGM 置信区间下限。到底是使用 EBGM 还是 EB_{05} 作为生成信号的标准，还存在争议。因为 EB_{05} 较 EBGM 小，使用 EB_{05} 会使信号筛选偏保守，以致不能及时发现信号。

（四）基于 SRS 的信号检测方法面临的挑战

目前世界各国应用最广泛的不良反应监测方式仍然是 SRS 监测，该系统由于其便捷与广泛的实用性，仍是药品上市后安全性监测的主要手段。近年来系统已经积累了巨量的药品不良反应监测数据，如何利用现代信息技术将 SRS 数据库与药品不良反应信号定量检测技术相结合，进一步进行药品不良反应相关信息的数据挖掘工作是目前较为棘手的问题。目前，计算机工具及编程语言的多元化，也为药品不良反应信号定量检测及其自动化提供了更便捷的工具，也使得药品不良反应的监测、总结、预警工作能以一种更便携、高效的、科学的方式开展。尽管针对 SRS 数据库的药品不良反应信号定量检测方法目前已取得了长足的进步，且有许多研究结果表明，上述各种药品不良反应信号定量检测方法，尤其是基于贝叶斯原理的 BCPNN 法与 MGPS 法均能不同程度、有效、尽早发现新的、罕见的药品不良反应，但除了方法学本身的局限以外，基于 SRS 的信号定量检测分析还面临着诸多挑战。

1. 定量信号检测方法的局限性

（1）缺少药品不良反应信号判断的金标准：由于药品不良反应信号定量检测方法是一类基于分子、分母未知的分析方法，所以尽管发展多年，并且已有多种方法应用于 SRS 数据库系统药品不良反应信号检测工作，但仍没有形成被广泛公认的金标准，因而难以对各检测方法的检测效果给出一个比较客观全面的评价。各种方法的一致性、不同情况下的灵敏度、特异性及应用范围都有待进一步的研究讨论。

正因为缺少一个公认的药品不良反应信号检测标准，多种信号检测的算法在检测结果上又存在一定差异，因而上述方法的可靠性还需要通过后续的进一步研究与跟踪观察来验证。通常，目前对于计算获得的药品不良反应信号定量检测方法的评价往往还需要通过文献检索、临床证据判定等过程加以确认，这样一来信号检测的结论往往存在一定的时间滞后性。所以为了能够得到更加有把握的药品不良反应信号，并及早确认，我们还需要建立能够对未来潜在的药物安全信号进行早期识别并预警的药品不良反应信号定量检测体系。

（2）SRS 的限制：尽管 SRS 是目前最主要的药品不良反应监测系统，亦是药品不良反应信号的最主要来源，但必须指出的是，SRS 本身一些固有的局限性，如普遍存在不同程度的低报、漏报、延报，甚至误报、重复报告等现象；加上不同国家或地区的报告数量与质量还受当地政策法规、文化教育、报告者知识水平、用药习惯等诸多因素影响，这些都使得不同来源的 SRS 系统数据存在偏倚。所以在开展药品不良反应数据的分析前，需要综合考虑所使用数据的质量及数据涵盖信息是否一致，以避免错误数据引发错误结论的情况发生。同时，上述原因会使得出的药品不良反应信号在不同的 SRS 数据库中缺少重现性，也使不同地区的 SRS 数据库的合并分析存在一定难度。

SRS 数据库的缺点还包括术语使用不规范，如不良事件术语、药品名称术语、疾病名称术语及用药剂量单位等。这些关键字段的不规范使用会使信号检测的数据处理难以开展。以不良反应术语为例，如果采用口语化或经验用语的方式描述，会导致该条记录无法进行数据拆分和运算。而类似这样的术语不规范使用，主要是在 SRS 的培训与使用过程不规范导致的。由于数据量巨大且无法对不良事件发生过程进行溯源，此类数据问题难以在后期的数据处理上进行校正。

另外，目前 SRS 数据库系统中存在的一个普遍现象是，数据库中的药品不良反应报告有相当部分其实是已经有明确因果关系，甚至包括已写入说明书的不良反应，如青霉素引起的皮疹、过敏反应等。实际在临床工作中，往往会重复报告大量的已知不良反应，已有研究表明，排除已知的药品不良反应报告干扰能够在一定程度上提高有效信号的检出率，这主要是由于大量已知药品不良反应重复上报，会致使目标药物的背景数据被增大，影响有效信号的检出。

2. 影响药品不良反应信号定量检测的因素 除了信号定量检测方法学及作为药品不良反应信号主要来源的 SRS 数据库本身的局限性等客观因素给药品不良反应信号定量检测带来可能的影响外，还有更多主观方面的因素，可能给信号检测工作带来更多不同的影响。

（1）药品不良反应报告的拆分：表 5-2 所示四格表中 a、b、c、d 所代表的数据是所有药品不良反应信号定量检测方法计算的基础。当药品不良反应报告为"单药物-单事件"，报告时，它只会累积到四格表中某一格的数值中；但如果是"多药物-多事件"报告，则计算方法不是唯一的。目前国内外通常采用的算法是，将数据拆分成 DEC，如一份报告中有 2 个目标药物、3 种不良事件，则生成 6 个 DEC，再按每个 DEC 对应的属性，分别累积到 a、b、c、d 中。还有另一种算法是以药品不良反应报告（report，REP）为计数单位，根据报告中是否含有"目标药物"和"目标不良事件"来划分其属性，分别累积到 a、b、c、d 中。显然，两种方法的 a、b、c、d 会有显著差异，采用第一种 DEC 算法时四格表的计数总和将大于 SRS 数据库中药品不良反应报告总数，而采用第二种 REP 算法时则两者相等。可见，是否对药品不良反应报告信息进行拆分对药品不良反应信号的定量检测会带来很大的影响。值得注意的是，如果采用 DEC 算法，需要考虑其由于数据量增加，可能导致的遮蔽效应。

（2）分析数据集及数据预处理：对于分析数据集的选择无疑会对药品不良反应信号定量检测产生较大的影响，因为这亦会直接影响到四格表中的 a、b、c、d 值的大小。例如，ACEI 所引起的不良事件咳嗽，如果按某一具体药物如卡托普利来进行分析，有可能由于系统信息量少而不足以产生信号。然而，如果以其所属药物类别来进行检测分析，即将数据库中所有 ACEI 类药物引起的不良事件咳嗽之间联系起来再进行分析，就很有可能发现隐藏在其中的内在联系。又如，在对某一新上市药物进行跟踪观察时，是否将以往所有历史数据纳入分析或者只从自该药物上市以来所有药品不良反应报告数据进行分析等。所以在进行信号检测前，需要明确使用的分析数据集的范围，不同子集的选择有可能导致完全不同的分析结果，最好的方式应该是结合研究的目的与药物的特性进行有针对性的选择。

对信号检测数据进行的预处理可以在一定程度上提升信号检测的效能，如规范背景信息、对数据进行分层等。在开展药品不良反应信号检测时，可考虑通过限制背景数据信息降低药物不良反应信号检测中的噪声，以增加信号检测的可信度。已有研究表明针对数据的背景进行筛选后再进行不良反应信号的检测，可以在保证良好的真阳性信号检测率的情况下有效减少假阳性噪声对结果的干扰，并提高检验效能。另外，不良反应数据库由于其中可能会包涵很多的混杂因素，这些因素可能会对药物不良反应的报告率产生特定影响，从而影响到不相称性理论的信号检测值工作。通过对关键的信息进行分层，可以对数据库中的混杂因素的调整与校正，可以消除协变量对药品不良反应报告率的可能影响，如患者年龄或疾病分类等。

（3）术语词典的选择：不良反应报告数据涉及相关的专业术语较多，这些术语通常都有对应的标准术语词典，如药品的通用名称编码使用较多的 WHO-Drug，不良反应的名称目前最为通用的是 MedDRA，疾病编码相关的术语词典为《国际疾病分类》（ICD-10），当然除了以上提到的术语词典之外，也存在其他术语词典，如《世界卫生组织不良反应术语集》（WHO-ART）等，采用认可度高的标准术语词典进行不良事件的编码是不良反应分析工作的基础。

另外，同一术语词典也存在不同版本，版本间的术语描述可能存在差别。在 SRS 系统数据库中，药物及不良事件还存在新研发的药物或新发生的不良事件，这些数据可能还未纳入相关术语词典中。因此在实际开展药品不良反应信号检测之前，需要完成数据编码工作，编码工作本身是十分专业与重要的环节，其编码术语词典的选用和编码质量会对信号检测分析结果产生直接影响。

（4）SRS 数据库已知药品不良反应报告的影响：信号是指药物与不良事件（adverse event，AE）间可能存在因果关系的报告，那么"药物与不良事件间无关联"的报告则应该被理解为信号背景。一个信号被检出，就是在数据库中其报告数超出了"药物与不良事件无关联"时的报告数范畴。有研究表明，SRS 中已知药品不良反应报告的存在对药品不良反应信号检测的影响与报告内容的属性有关。如果目标药物存在大量已知的其他药品不良反应（非目标不良事件）报告，则四格表中 b 值增大（即目标药物在数据库中出现其他不良事件的频次过高），将降低该候选信号的报告比，信号检出率下降，可能造成漏检。

如果数据库中存在大量由其他药物（非目标药物）引起目标不良事件的已知药品不良反应报告，则四格表中 c 值亦会增大（即出现其他药物出现的目标不良事件的频次过高），从而高估该事件的背景报告比，并导致目标信号检出率下降而造成漏检，如青霉素-过敏性休克、利福平-肝功能异常等报告的存在对于其他药物引起的过敏性休克、肝功能异常等事件的信号检测会有干扰。

如果数据库中存在大量的不涉及目标药物与目标不良事件的已知药品不良反应报告，将使四格表中 d 值增大，低估该事件的背景报告比，信号检出率增高，可能造成虚假信号。

（5）数据库中多药物-多事件药品不良反应报告的影响

数据库中存在大量多药物-多事件药品不良反应报告时，DEC 算法与 REP 算法的信号检测结果将出现较大差异。差异程度与"组合数/报告数值"（combinations/reports ratio，C/R 值）有关。当药品不良反应报告数据库规模足够大时，数据库总体 C/R 值相对恒定，DEC 算法与 REP 算法的差异主要受目标药物和（或）目标不良事件的 C/R 值的影响。当目标药物的 C/R 值大于数据库总体 C/R 值时，DEC 算法将使四格表中 b 值增大超过 d 值增大，结果使候选信号报告比减小，可能出现信号漏检。当目标事件的 C/R 值大于数据库总体 C/R 值时，DEC 算法使四格表中 c 值增大超过 d 值增大，结果使该事件的背景报告比增大，也可能出现信号漏检。当目标药物的 C/R 值小于数据库总体 C/R 值时，DEC 算法使四格表中 b 值增大低于 d 值增大，结果使候选信号报告比相对增大，可能出现虚假信号。当目标事件的 C/R 值小于数据库总体 C/R 值时，DEC 算法使四格表中 c 值增大低于 d 值增大，结果使背景报告比相对减小，也可能出现虚假信号。

就 DEC 算法本身而言，某一药物-事件的 C/R 值越大，信号强度越容易被分散，越容易出现信号漏检，而 REP 算法不受 C/R 值影响。与 REP 算法相比，DEC 算法将目标药物-目标不良事件组合从药品不良反应报告中"拆分"出来，完全割裂了与报告中其他药物的关系，有时会产生不合逻辑的虚假信号，如由 DEC 算法检出的不合逻辑信号葡萄糖注射液-苍白、氯化钠注射液-过敏性休克等。因此，在某些情况下筛除已知药品不良反应基础上采用 REP 算法是一种更合理的信号检测算法。

四、信号定量检测方法的改进方向

目前，药品不良反应信号定量检测尚存在诸多挑战和局限性。在实际药品不良反应信号定量检测工作中，如何提高药品不良反应信号检测的效率，增强信号预警的能力，发挥 SRS 系统数据库的信息优势，是药物警戒工作中需要认真思考的问题。

（一）提升信号检测的效率

1. 改善数据源质量　最有效提高药品不良反应信号检测效果的方法是改善 SRS 系统本身，在提高药品不良反应信息报告率的同时，减少低报、漏报、误报、重复报告等现象，提高报告质量。

（1）全面提高自发呈报过程各环节质量：可以通过加强 SRS 系统中各个环节的培训工作，建立有效数据质控体系，为门诊及社会药房购药的患者提供不良反应反馈途径。全面提高呈报数据的质量及覆盖面。事实上，临床药学服务的深入和移动通信设备的普及为患者自主呈报药物不良事件提供了良好的硬件基础，目前欧洲国家已经启用基于手机等移动设备的在线不良反应呈报系统，并取得良好的效果。

（2）建设哨点医院药物警戒系统：目前医疗机构仍是我国药品不良反应报告的主体，医疗机构有效开展药品不良反应监测对减少用药风险和危害具有重要意义。因此，NMPA 启动了药品不良反应监测哨点医院建设试点工作，以经国家药品不良反应监测中心认定通过的哨点医院为蓝本，成立了国家药品不良反应监测哨点联盟，将多家医院已有的信息系统进行综合整合形成了哨点医院药物警戒系统数据库，起到了良好的示范性作用。

2. 建立已知药品不良反应库　在药品不良反应信号定量检测实际工作中，未知的、新的药品不良反应信号被掩盖在大量许多已知的药品不良反应报告中，大大增加了药品不良反应信号检测的不确定性，而已知药品不良反应库的建立对于这些背景药品不良反应信号可以有效地加以过滤，从而大大提高信号检测的工作效率。已知药品不良反应库又可以根据其数据来源进一步分为药品说明书所记载的药品不良反应库与文献药品不良反应库。已有研究显示，排除 SRS 中已知药品不良反应信号的干扰能够在一定程度上提高检出率。

3. 联合检测　不同的定量信号检测方法有各自的优缺点，一种方法能够检出的信号，对于另外一种方法并不一定有效，反之亦然。目前在没有金标准的情况下，合理地联合使用不同的药品不良反应信号定量检测方法能够显著提高药品不良反应信号检测效率、增强信号检测的准确性，当然多种信号检测方法联合检测时也可能导致假信号的增多，需要注意筛选。多个研究表明，不同方法对于不同的药物-事件的检出的灵敏度和特异性上表现出一定的差异性。因此在目前尚无公认标准评估优劣的情况下，需将不同方法结合使用，尤其是将贝叶斯方法与经典的频数比值方法相结合使用，作为定期进行 SRS 系统数据库信号筛选的有效手段，可以充分提高信号检测的灵敏度，降低可疑信号漏检所造成的用药风险。而联合检测造成的虚假信号率增高的倾向，则可由专家小组对系统生成的药品不良反应信号报告的进一步评估加以控制，以达到充分提高药品不良反应监测工作效率的目的。

4. 关联记录连接　记录连接，就是将不同地区、不同来源的数据以某一索引变量联系起来。这里可以将非 SRS 系统数据库数据与 SRS 系统数据库进行关联，具体来讲，可以将包括医院、医疗保险公司、药店等机构电脑中的患者医疗记录与药品不良反应监测中心的药品不良反应报表数据库连接起来，形成一个电子化的关联背景数据库，再进行药品不良反应信号的定量检测，记录连接能够克服传统方法中分母不能确定的缺点，能够比较精准地计算药品不良反应在群体中的发生率；此外，利用实验室数进行关联，借助实验室检查值的变化情况有可能实现早期识别潜在的药品不良反应。但记录连接耗时长、投入大，牵涉到多个部门和单位，需要政府的决策参与，并且需要完善的、科学的信息共享系统的支持。目前我国 NMPA 成立的国家药品不良反应监测哨点联盟，就是将医院已有的医院信息系统（hospital information system，HIS）、实验室信息系统（laboratory information system，LIS）及电子病历（electronic medical record，EMR）系统按照患者代码进行关联整合，形成了扩展的不良反应信息关联数据库。

5. 与药品不良反应主动监测系统结合　通过收集自发报告的不良反应监测属被动监测模式，存在低报、漏报、无法统计发生率、报告偏倚、信号发现迟滞等局限性。而不良反应监测体系中的主动监测方式则可以弥补被动监测模式的不足，不良反应主动监测就其开展方式来看，是一种有组织、有计划的监测活动，信息采集者主动从患者和医务人员中获取信息，并通过预先制订的方案使信息尽可能全面而准确。主动监测系统是主动监测模式工具之一，近些年已经在欧美国家建立并逐步完善，该系统可借助多种电子健康数据库，包括医疗保险索赔及电子医疗健康档案在内的多种医疗数据源，对药物的安全性风险进行系统分析。

不良反应信号检测技术与主动监测系统的结合，有两点优势：第一，主动监测系统可以结合数据挖掘技术与不良反应信号检测技术加强信号检出，或对已发现的较弱信号进行验证确认，即通过专家评估、被动监测等方式发现初步安全性信号后，通过主动监测系统在真实世界中去佐证；第二，主动监测系统可以建立统一数据标准并建立数据互联通道，实现多地区、多数据库的关联互通与数据共享，在保证数据源质量的同时，扩大了数据库范围，为可疑信号的检出及高质量安全性信息的筛选提供了基础。

（二）新技术的应用

不良反应信号检测作为一种算法模型，可以与许多其他技术进行结合应用，以获得稳健可靠的检测结果，目前已有多项新技术应用其中，包括基于模型的算法的引入、大数据分析技术的应用等。

基于模型的算法：将基于模型的算法引入不良反应检测信号检测分析工作中，可以很好地提高潜在的不良反应的检出比率。一项在荷兰开展的关于预测模型的预测计算机辅助数据库中药物不良反应信息的研究中，就使用了该种方法进行不良反应信号检测方法的优化，结果表明在建立预测模型后进行的信号检测的方式与传统的比例失衡法相比，发现潜在不良反应的比例有明显提升。

大数据分析技术的跨领域应用：SRS 中的数据由于其数据量巨大，包涵信息多，建立大型数据库进行药品不良反应数据的处理是目前的发展趋势。其他领域中对于大数据的处理方法也被逐步引入到药品不良反应数据的处理工作中来，如对称序列分析、机器学习等技术。

（三）非 SRS 系统数据的信号检测

除了 SRS 系统中不良反应数据，在新药研发及药品上市后评价过程中，还有很多其他数据库系统，这些数据库也可以在信号检测工作中加以利用，进行信号检测分析。

目前，互联网技术的发展催生了许多在线健康社区，大量的患者和医药专业人士经常去这些在线健康社区中寻求或提供医疗保健相关的信息、经验及建议，这些在线的互动过程已经产生大量与医疗卫生有关的内容，其信息量可能比常规的官方健康数据库还要庞大。如果上述这些有用信息可以被充分利用，将会更有时效性地获得所关注药品的安全性数据信息。但需要指出的是，对于在社交网络中获取的不良反应相关信息的可信度是一个难以回避的问题。

第四节　药品不良反应信号定量检测系统的建设与应用

随着 SRS 网络数据库系统的不断完善及药品不良反应监测工作不断深入，如何从日益激增的大数据中发现有价值的信号，对于保证临床用药安全性有着十分重要的意义。而单纯依靠人工的方式去完成如此大量的数据处理与分析工作是几乎无法实现的。因此如何基于药品不良反应信号检测定量计算基础，结合计算机语言与数据库处理工作，建立某种可疑有效的针对 SRS 系统数据库等大型数据库进行自动化、智能化信号检测计算的分析系统，快速完成药品不良反应信号计算并筛选出可疑信号，是当今世界不良反应监测及药物警戒工作研究的重点与热点之一。目前常用的系统开发语言众多，包括 Java、C++，以及开源的 R 语言、Python 等，各种编程语言在具体的功能实现上各有特点，在选择开发工具时，应根据系统面向的使用对象、使用范围、所要达到的目的、兼容的数据格式等具体条件，选择最恰当的框架与编程语言。

通常一个完善的药品不良反应信号定量检测系统需要设计多个功能模块将具体功能与实际的数据处理与运算工作进行划分，常见的模块划分包括：数据清理与编码——主要完成数据的前期准备与核验工作；信号检测与评定——数据分析主要完成信号检测相关公式的实现及判别标准的拟定；信号的预警输出——针对计算结果输出数据统计结果与相应的报表；其他模块——用户管理模块、数据格式的转换等。当然，功能模块的设定并不是固定化或是一成不变的，设计者应根据研发项目的设计要求，灵活地调整模块的功能。

以下将结合研发实例对此类系统建设的要点进行介绍。

药品不良反应综合分析系统（^ADRCAS），是谢海棠教授研究团队开发的针对 SRS 系统数据库进行药品不良反应信号检测及报表分析的智能化多模块药品不良反应分析平台（图 5-1）。该系统可以进行数据解析并将其导入专用数据库中，按照术语词典将药品不良反应数据进行系统化分类及处理，系统可采用多种信号检测方法对药品不良反应信号进行检测以达到联合检测的目的，可以实现药品不良反应信号在线检测、药品不良反应报告信息在线分析等功能。该系统检测方法全面，结果输出便捷，可即时导出。系统主要功能模块分为数据收集模块（data collection）、数据筛选模块（data filtration）、信号生成模块（signal generation）及结果输出模块（output），见图 5-2。以下将按照模块顺序讲解药品不良反应信号检测的数据处理与计算过程。

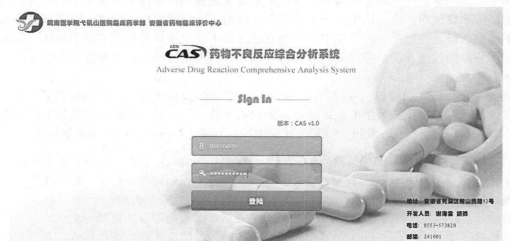

图 5-1　药品不良反应综合分析系统登录界面

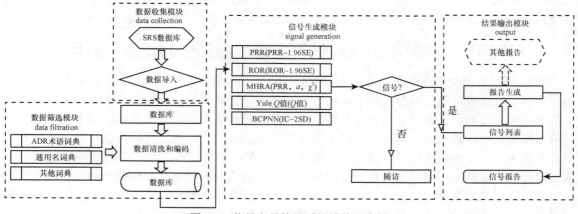

图 5-2　信号定量检测系统模块示意图

一、数　据　收　集

数据收集是进行药品不良反应信号定量检测分析的基础，是药品不良反应信号定量检测系统开发中必不可少的模块之一；由于不良反应报告表本身表格结构较复杂，涵盖内容多，且SRS系统的数据量巨大，所以其数据收集模块需要具备批量数据导入的功能。

（一）数据导入

系统需要全面考虑到SRS数据库的文件格式，数据库变量的排布，各变量格式、长度等要求，才能实现数据库记录的一键导入功能，条件允许的情况下可考虑开发与现有药品不良反应报表网络直接相连接的数据接口，提高数据导入效率。

（二）部分数据记录的拆分

在现有的定量信号检测方法中，均需用到如表5-1所示的四格表来进行数据拆分。而一份原始药品不良反应报告中可有多种目标药物和多种不良事件，因而需对数据进行拆分，以获取表5-1中对应的 a、b、c、d 各项数据。当出现一份报告中有多种目标药物、不良事件时，则需要将数据拆分为多条记录，拆分规则可以根据分析数据库特点及分析要求选择DEC或REP方式。

二、数 据 筛 选

数据筛选，主要是对涉及药品名称、疾病名称、不良事件等报表信息的标准化，该标准化过程需要有专门的术语词典作为基础，在 ADRCAS系统中，主要采用了WHO-ART、ICD-10等术语词典作为术语词典蓝本，对数据进行标准化处理。需要注意的是数据标准化的处理不仅仅是数据库编程的工作，也需要有临床专业依据，标准化处理过程往往对数据库体量、数据库质量的影响较大，后期进行大量非标准化术语的处理工作难度巨大，所以务必要注意前期收集到的药品不良反应数据质量。此外由于术语词典会持续更新，在设计系统的词典分类功能时，需要保留词典数据库的更新功能，以保证新版本术语词典可以及时更新到系统中。

目前较为通用的术语词典还包括MedDRA、WHO-Drug等，此类术语词典具有专业性、时效性，对于科研及医疗机构等非营利组织，以上术语词典会提供无偿使用服务，是建立药品不良反应信号检测系统的首选。

三、信 号 生 成

目前对于药品不良反应信号检测，国际上也还没有形成统一的金标准，各国不同机构所采用的检测方法也各不相同。因而为避免信号遗漏，提高信号检出的可信度，建设药品不良反应信号检测系统时可以考虑集成多种经典的药品不良反应信号检测方法与阈值标准来进行对比，得到更全面的检测结果与评判标准，在 ADRCAS系统中，同时采用了PRR法、ROR法、MHRA法、Yule Q 值法和BCPNN法，5种方法进行信号检测的结果，并输出其置信区间。多种方法联合检测的优势不仅在于可以提高结果的可信度，同时也可以允许使用者在结合自身数据特点选择较为合适的检测方式进行针对性的信号分析。对于一定时间段内的已知不良反应报告，我们也可以通过系统生成药品不良反应发生频率与分类的常规统计，从而对已知药品不良反应报告的发展趋势进行分析。

另外，我们在建立系统框架时，也可以允许使用者通过对药品不良反应信号检测标准进行自定义调整，以便探索更适宜的药品不良反应信号检测方法与判断标准。在信号检测的自动化上，则可以考虑对未知的、达到预定标准的新药品不良反应信号建立预警输出的方式进行可疑信号的趋势预测。

四、结 果 输 出

对于一个健全的数据分析系统，需要设置一个输出模块，以便对计算得到的药品不良反应信号进行展示，方便进行不同信号检测方法得到统计值的对比。常规的结果显示可以制成信号列表的形式，也可以根据数据的时间建立信号随时间的波动趋势图表。除此以外，还需要对检测的统计分析结果设置导出功能，统计结果的导出可以方便对于结果进行进一步的筛选，导出格式的应选择常用的数据文件格式如".CSV"格式，以便导入其他软件进行分析。除了常规的信号检测分析结果可以输出外，其他的药品不良反应发生率、发生群体报表也可以通过结果输出功能进行数据导出。在结果输出的方式上，还可以考虑进行定期可疑信号报表输出，包括传统的药品不良反应报表描述性统计分析与前述的多种信号定量检测值比较等，并可以结合药品不良反应信号值随时间变化做出趋势图。

五、系 统 验 证

任何药品不良反应信号定量检测系统在正式投入使用前都需要进行必要的系统验证工作，以确保系统检测结果的可靠性与科学性，同时考查系统的信号检测能力，并对各种定量信号检测方法的应用特点进行分析。由于目前关于药品不良反应信号定量检测方法尚缺少相应的检测金标准，因而系统验证需要对纳入的多种信号定量检测方法进行运算结果可靠性的验证。同时，对于针对药物临床试验过程中使用的药品不良反应等安全性检测系统，还需要在 ICH-GCP 及药品监督管理部门的指导原则要求下，对源数据的产生、审计轨迹、运算规则、结果准确性等进行系统验证。

第五节　其他上市后安全性评价相关技术

药品上市后安全性评价的定量分析方法不仅局限于药品不良反应信号检测相关技术，其他相关领域技术也在不断应用到上市后安全性评价工作中，这些方法通常是多学科技术的交叉应用，涉及专业包括流行病学、医学统计学与数学建模等领域。下面仅结合实例介绍部分相关定量分析技术。

一、以相对危险度描述药品安全性

在临床诊疗过程中，我们会收集到很多相关数据变量，这些数据对于上市后药品的安全性评价也有着十分重要的评价意义。例如，有报道认为喹诺酮类药物不良反应的发生与年龄、性别、用药种数、原发疾病的严重程度、既往过敏史等因素相关，另外，与口服给药相比，静脉滴注给药导致的不良反应更加常见。那么实际研究中就可以采用非条件 Logistic 回归分析对以上相关因素和静脉滴注给药过程中可能导致药品不良反应发生的可能因素进行筛选，根据计算得到的相对危险度，可以分析出暴露因素的变化对于药品安全性的影响。此类研究还可以结合 Meta 分析方法，从已有文献中的随机对照试验（randomized controlled trial，RCT）研究获取相关数据资料，再合并数据进行可能危险因素的筛选。一项由欧洲肿瘤研究所开展的研究就采用了类似方法评估使用新激素药物治疗转移性去势抵抗性前列腺癌（mCRPC）的患者时，引发心血管事件的发生率和相对危险度，以评估药物治疗的安全性问题。研究回顾了截至 2014 年 12 月 31 日的 MEDLINE/PubMed、Cochrane 图书馆和 ASCO 大学会议文献所有 mCRPC 患者的随机对照试验文献，通过工具软件，分析了主流药物治疗手段的各项心血管疾病的风险；另一项研究对于抗表皮生长因子受体（epidermal growth factor receptor，EGFR）单抗治疗癌症时患者发生严重血管栓塞风险的回顾性 Meta 分析中，纳入了多项 RCT 研究，对使用了该治疗方案的患者的栓塞风险进行了分析，探讨了抗 EGFR 单抗治疗的静脉血栓栓塞、肺栓塞相对风险。

二、以 Cox 比例风险模型评价用药安全性

在临床用药过程中，药品不良反应等安全性问题的发生，其实跟很多因素都有所关联，包括用药频次、用药剂量、合并用药等相关因素，患者的肝肾功能状态等因素都可以作为所考

查的药品安全性问题的风险因素，因此，可考虑采用 Cox 比例风险模型，对用药安全性进行推演。

在临床用药过程中，基于药物的药理学特性，某特定类别的药物的不良反应是可以进行前瞻性预判的，结合风险模型，就可以对长期用药的安全性进行模拟，并给出安全用药指导。例如，根据药物的药理学特性，抗肿瘤治疗中使用化疗药物会导致患者出现肝功能损伤等不良反应。另外，在一些特殊的长期严重药物不良反应风险的判断上，也可以使用 Cox 比例风险模型，进行用药安全性风险评估，如有学者开展的一项针对 2 型糖尿病患者使用 DPP-4 抑制剂和 GLP-1 受体激动剂后是否会增加胆管癌的发生风险的研究就采用了该模型，发掘出使用 DPP-4 的胆管癌风险。当然在开展此类研究时，需要考虑所用药物的药理学特性与不良反应之间的逻辑关联性，在上述研究中就考虑到肠促胰岛素类药物与胆管癌发病率之间的关系在生物学上是合理的，已有研究表明可能存在使用 DPP-4 抑制剂和 GLP-1 受体激动剂相关的 GLP-1 水平升高的生理学机制。

三、以不良反应发生时间相关性分析来分析用药安全性

既往对不良反应报告进行的统计分析方法主要基于观察数据与预期数据的比率，同时利用贝叶斯方法和频率分析方法进行开展。近年来，其他研究方法也被不断开发用作产生潜在信号的一种方法，其中就包括利用不良反应发生时间进行分析的方法。总的来说，该方法的研究假设有因果关联的 DEC 和无因果关系的 DEC 之间的发生时间分布是不同的。从药理学的角度来看，这一假设是有一定的理论支撑的，如可以将不良反应按发生时间进行分类（如急性不良反应、慢性不良反应、潜伏性不良反应等类型）。就目前的数据挖掘算法而言，目前的大多数定量方法都是建立在不均衡分析的原则上的。这些方法，除了一些包含了目标研究药物的理化特征的 Logistic 回归模型，并未在方法中考虑任何个体案例的时间因素，也没有整合任何关于药物毒性潜在机制的信息。

但在进行实际用药后的安全性评价时，不良反应发生的时间也被认为是在对病例报告进行医学评估时，评价可能的因果关系的一个重要标准，因为利用不良反应的发生时间等相关信息可以有助于阐明其潜在毒性的发生机制，并协助完成长期用药安全性的预测。不妨将不良反应的发生的危险度，看作一个通用函数，且称其为危害函数，那么显然在不良反应实际发生之前该函数应当是随着用药时间的发展而演变的，对该函数的估计是评估用药后安全性风险的一个重要方法，而这对于长期的时间依赖性的不良反应评价尤其适用。在实际应用时，则需对药物不良反应发生时间的评估采用一致且合乎逻辑的方法。目前已经有尝试采用一些标准化的方法用于对不同类型的不良反应进行评价的例子，应用比较多的就是对药物引起的肝脏疾病的病例进行因果关系评估的标准。

四、数据可视化技术

由于上市后可能出现大量的药物不良事件，故采用数据可视化手段也是一种开展有效的信息总结和传达重要安全信号的技术方案，常用的数据可视化图包括热图、树图等。借助相关专业软件实现数据可视化可以有效总结和传达重要药品数据安全信号。目前，该项技术也在药物临床试验阶段药品安全性评价及药物警戒工作中得到推广应用。

除了常用的热图、树图以外，还可以使用网络图来总结在相同的报告事件之间的关系强度。例如，图 5-3 总结了依那西普引起的 12 种最常见的肌肉骨骼和结缔组织疾病，图中气泡大小根据报告特定事件的频率进行调整。在实际操作中，还可以通过对气泡标注颜色来表示数据的其他特征，如跨多个身体系统发生的事件的系统器官分类或相关协变量的大小。

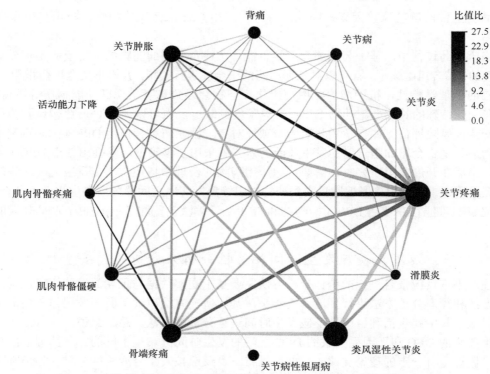

图 5-3　网络图案例（依那西普常见肌肉骨骼和结缔组织疾病的网络分析）

此外，对于药品上市后的安全性评价，还可以采用安全性评价和疗效评价相结合的研究方式，不同于在临床试验阶段的评价方式，上市后的疗效与安全性评估可以采用定量风险-效益评估（quantitative risk-benefit assessment，RBA）的方式进行。在对药物进行全面的上市后评价时，可以考虑在不同的适应证和治疗群体中使用多种 RBA 方法以获得更全面的评估结果。

值得注意的是，以上提到的多种安全性评价的定量分析方法并不是完全独立于信号检测方法以外的，在实际操作层面，这些方法可以与药品不良反应信号检测方法相结合，进行更全面的上市后安全性评估工作。例如，首先可以通过药品不良反应信号检测方法筛选出不良反应 SRS 中的可疑信号，再利用其他流行病学方法或者 Meta 分析甚至验证性研究等方式进一步研究确认，获得更为完整的证据链。在实际研究工作中，应根据数据库的性质、数据量的大小灵活选择评价方式，最好能采用多种方法进行验证，才能保证评价结论是客观且全面的。

第六节　药品上市后有效性及经济学定量评价

对上市后药品进行有效性与经济学评价，也是上市后评价工作的一部分。只有进行全面的上市后有效性、安全性及经济性评价，才能建立药品的完善及淘汰机制，为国家基本药物目录制度的建立提供必要的数据支持，也为国家药品监督管理部门制订药品监督管理政策提供科学依据。

一、药品上市后有效性定量评价

在已上市药品的临床应用实践中，仍有很多问题需要探明，如在目标患者中应用的有效率、长期的治疗效应、新的适应证及临床疗效中存在的可影响药品疗效的各种因素（如治疗方案、合并用药、与食物的作用等），这些问题也是上市后评价的另一重要内容。近年来，各国监管机构不断加强药品注册审批管理，新上市药品的证据要求不断加强。但与之相对应，上市多年的药品或由于原有的证据基础薄弱，或因为相关医药学认识的改变，其原有确定疗效不断受到新的质疑。随着风险管理理论在药品监管领域的深入应用，在不断加强已上市药品药物警戒工作的同时，各国监管部门也逐渐认识到对已上市药品的疗效开展重新评价的重要性，并着手对药品的风险效益平衡及其如何更好地将药品应用于临床实践进行的综合性考量。

（一）药品上市后有效性评价的方法学考量

药品上市后有效性评价的研究设计可以根据具体的医药产品和待解决的科学来进行选择。在设计和开展有效性评价时，应考虑确保所要求的研究是可行的、合乎伦理的，并且能够就主要试验目标得出可靠和可予解释的结果。为有效控制偏倚，随机化研究设计是首选设计。对于特定的医药产品（如疫苗等）也可在采取有效的偏倚控制措施的情况下开展非随机比较研究。对于此类研究应该尽量使用盲法设计以支持疗效结论的可信性，尤其是在包括主观疗效评价指标（如疼痛、抑郁等）的情况下。

1. 随机化临床试验　这类试验设计与上市前临床试验研究接近，试验设计中应选择适当的对照组和明确的疗效标准，暂无有效药物时也可以安慰剂作为对照。

上市后有效性评价的试验设计可选择解释性临床试验和实用性临床试验。解释性临床试验通常衡量理想条件下的治疗效益，以确定治疗是否起作用。实用性临床试验则是检验真实世界下干预措施所起到的治疗效果。应根据试验要达到的目标和临床实际来选择试验类型，实用性临床试验与解释性临床试验应当被看作是为了实现试验目标而选择的不同试验开展方式（详见本书第十一章）。

2. 非随机化研究（即观察性研究）　药品上市后的有效性研究中，以下情形可以考虑采用非随机化研究：随机化无法实现；治疗结局罕见；结局有高度可预见性或效应值非常大。

采用观察性研究用于评估效益时，暴露和结局都是需要能够被准确测量的，应采用客观标准。另外，观察性研究对于发现效应修饰因子来说具较好的评价效果。效应修饰因子（effect modifiers）包括按照不同因素划分的患者亚组，如年龄、并发症和合并用药，疾病严重程度、周期、治疗史，药物误用和其他一些与国家或医疗系统有关的因素。观察性研究也会因慢性病中存在的诸如时间相关的混杂因素（confounding factors）而导致疗效评价方面面临挑战。非随机化研究的对照组选择，主要有以下两种方式。

（1）使用并发比较数据的研究：非随机化研究中的首选对照组应是未曾或目前没有接受相关治疗，但与接受治疗的患者在疾病进展方面类似的同期患者。

（2）使用历史比较数据的研究：一般不作为首选，因为当前患者治疗数据与历史治疗数据对比时，试验组的患者群体可能与历史对照的患者群体有所区别，另外临床治疗的总体环境因素会随时间的推移发生改变。

3. 数据来源　上市后有效性评价的数据来源主要有两种类型，即首次收集数据和二次利用数据（电子病历数据）。临床试验研究通常基于首次收集数据，相比之下，使用电子病历数据一类的二次利用数据来促进开展试验研究的方式则较为新颖。当然，目前各个数据库之间异质性、患者招募、知情同意、隐私保护保密等问题仍是目前亟需探讨和解决的问题。

（二）药品上市后有效性评价的具体情景

1. 评价在亚群体（subpopulation）的效益的不确定性　关于研究药物的目标适应证群体，其实存在着多方面的不确定性，如目标适应证群体的 PK 参数、机体状况的差异。而且当目标适应证群体在开发计划过程中发生变化时（如基因型、PK 参数改变），可能会出现不确定性。另外，在临床试验阶段疾病的性质或纳入标准的限制，以及在目标适应证范围内对研究人群的结果进行外推时，也可能由于给定亚群体中的患者数量不足而产生药物在广泛人群应用中的不确定性。对于以上情况可以考虑开展上市后安全性评价，以减少这些不确定性。

2. 评价由于治疗终点的差异引发的不确定性　在药物临床试验阶段，相对于其临床终点，选择临床中间终点或生物标记物终点时，可以较快获得有效性证据，如在抗肿瘤药物的研究法中，使用这类替代终点作为评价药效及药品注册上市的标准较为普遍。但这样的评价标准与临床治疗领域用于评价临床结局的疗效终点数据往往有一定区别。替代终点和最终临床终点之间关系的强度和广度始终存在着不同程度的不确定性。在临床治疗中还可能存在使用复合终点或关键二级终点作为疗效评判标准的情况。以上这些因素都导致疗效评价的不确定性，所以监管部门可能会要求其开展对应的上市后有效性评价作为研究补充。

3. 评价治疗时间推移的效益相关不确定性　对于连续性药物治疗，以及间歇性或重复性药物治疗时，随治疗时间的持续可能会产生中和抗体进而导致治疗效果消除。这类情形，应结合考虑临床药理学特点综合治疗时间范围，合理设计研究方案开展上市后有效性评价研究以消除此类不确定性。

4. 评价合并其他药品治疗时的疗效不确定性　上市后有效性评价可以被用于评价药品注册申请时未关注过的额外潜在联合用药情形（包括同时给药或顺序给药）。实际的治疗情景中，治疗方案可以随时间而变化，所以不同治疗时期的合并用药情况也会有变化。因此，开展上市后有效性研究有着十分重要的补充研究意义。当然在研究设计上，需考虑好合并用药的分组及组间的可比性，可供参考的试验设计类型包括伞式设计、篮式设计等（详见本书第二章）。

5. 对疾病或药物认识的改变　疾病诊疗标准的更新或对药物性质的深入认识，都会对上市时用于确定有效性的标准产生置疑，在这种情况下则可以开展上市后研究进行再评价。另外，法规政策与临床指南的更新，也可能会促进再评价工作的开展，如近几年国内正在陆续开展的仿制药再评价工作。

二、药品上市后经济学定量评价

药物经济学研究起源于 20 世纪 70 年代，经过半个世纪的发展和完善，药物经济学已经形成了一套比较完整的评价体系。药物经济学是一门交叉学科，是经济学理论、方法、规律和原理在医药卫生领域中的具体应用。

药物经济学评价是目前很多国家新药品种审评及上市后市场前景预测、价格制定的重要依据，也是药品上市后评价的内容之一，是临床合理用药、医院药品采购国家基本药物和医疗保险报销目录品种遴选医疗保险报销政策制定的重要依据。对已上市药品进行经济学评价，可以探讨如何控制逐渐增长的医疗费用和药物消费占整个健康消费的比例，以及在医疗健康资源相对有限的情况下实现资源的合理分配，控制临床药物治疗的成本。药物经济学评价主要目的是研究如何以一定的成本取得较大的收益，进而使得社会中有限的药物资源得到最优化的配置和最高效的利用，使患者获得最大程度的健康状况改善。

（一）药品上市后经济学评价的范畴

（1）与同类上市药品进行比较：应对上市后新药与同类产品进行比较研究，包括药品的价格、疗效、患者生存质量、不良反应等方面。通过对同类产品信息的收集，为药物的最佳疗法提供咨询，指导和规范临床合理用药。

（2）药物的风险评价：对于药品上市后经济学评价，关键是评价药物的效益和风险。任何一个新药在上市前都要证明其有效性和安全性，但有效性与安全性都是相对而言的，并没有绝对安全的药品，药品应用过程中总可能会有一些副作用。但如果一个药品效益远远高于风险，就暂且可以认为该药是安全的。若风险大于效益，就应该重新考虑该药品的使用策略。

（3）跟踪药品上市后的影响：药品上市后要跟踪观察，因为新药上市后医生和护士对药品的使用存在着学习曲线，患者对于药品及其品牌也存在信赖度的问题。医生用药的改变和患者对疗效好的药品产生的信赖，即对该药的忠诚度，也是药物经济学评价的范围。

（4）药物经济学评价结果的应用：综合药物经济学评价结果，可为企业产品列入医保药品报销目录和为药品的定价、生产成本补偿等提供依据。研究新药上市后对市场格局的影响，进行长期的药物经济学研究，能有力地支持新药的市场开发。

（二）药品经济学评价的方法

依据收益的不同度量形式，药物经济学评价方法可被分为成本-效益分析法、成本-效果分析法、成本-效用分析法等几种最基本的分析方法。

1. 成本-效益分析法（cost-benefit analysis，CBA）　成本-效益分析法是对备选方案的成本和收益都用货币形式计量和描述，进而对各备选方案的货币化成本和收益进行比较的一种评价方法。成本-效益分析法最常用到的指标就是效益-成本比，即干预方案在寿命期内每年收益现值之和与每年成本费用现值之和的比值，表明了干预方案在寿命期内单位成本能够获得的收益情况。

2. 成本-效果分析法（cost-effectiveness analysis，CEA）　成本-效果分析法是将备选方案的成本用货币形态度量，收益则以临床效果指标来描述和表示，进而对各备选方案的成本和效果进行分析及比较的一种评价方法。采用成本-效果分析法，可以有效避免对收益的货币化度量问题，收益的计算方式采用效果指标，这种指标比较容易被临床医务工作者和广大患者所接受。

3. 成本-效用分析法（cost-utility analysis，CUA）　成本-效用分析是将预防、诊疗或干预项目的成本以货币形态度量，收益则以效用指标来描述和表示，并对成本和收益进行比较，进而对各备选方案经济性进行比较和评价的方法。成本-效用分析常用的指标为成本-效用比，就是为了获得每一单位效用所花费的成本，即干预方案的实施过程带来的总成本与总效用的比值。

（三）药品上市后药物经济学评价相关定量方法

药品上市后经济学评价的核心目的在于评价药物治疗的"成本-效果"，基于此目的，结合多学科方法，也诞生了一些与模型相关的定量评价方法用来对不同疾病干预方案的经济性进行比较，评价模型通常采用图形结构、公式等方式对疾病的自然转化过程和干预措施对该疾病转归过程进行抽象模拟。

模型分析可更加直观地表明数据和指标之间的关系，是药物经济学评价过程中对传统成本-效益分析、成本-效果分析和成本-效用分析的良好补充评价方法。药物经济学评价中使用的模型有多种类型，其中比较常用的定量模型为决策树模型、马尔可夫模型，其他模型还有分区生存模型、离散时间模拟模型、动态传染模型等。

（1）决策树模型：决策树是用树状图来表示逻辑处理的一种工具，由一系列节点和分支组成。一般从根节点开始，通过一系列规则对数据进行分类。在药品经济学评价中，可以用其对患者的疾病治疗过程进行模拟，运用树状图来描述各种干预方案在不同的情况下的成本和收益，据此计算评价指标数值并提供决策的依据，进而判定干预方案经济性的方法。

决策树模型由决策点所产生的可能结果（即决策分枝）组成，决策点为药物的治疗方案，决策分枝则为药物治疗结果及其概率。在药品经济学评价中，决策树模型的运算就是对模型中各个干预方案的成本或者健康收益指标期望值的计算过程。

（2）马尔可夫模型：该模型是俄国数学家Markov建立的一种分析随机过程的方法，是一种将临床事件和相关干预实施的时间因素系统纳入模型模拟的动态模型。Markov 经过多次试验最终发现，一个系统的状态转化过程中，第 n 次转化获得的状态常取决于前一次（第 $n–1$ 次）试验的结果。对于一个系统，由一个状态转移到另一个状态的转化过程中，存在着状态转化概率，并且这种转化概率可以依据其紧接的前一状态推算出来，而与该系统的原始状态和此次转移前的过程无关，一系列的马尔可夫过程称为马尔可夫链。

应用建立药品经济学评价模型时，马尔可夫模型可以对现实环境中患者健康状态连续变化实现一种粗略的模拟，是一种离散时点状态转移模型。该模型中研究时限被划分为等长的循环周期，模型中的患者被定义划分为有限个健康状态，模拟状态中的每一个患者在每一个循环周期中必须且只能处于其中一个状态。在实际开展时，可用初始概率定义模型开始时一组患者在各种健康状态中的人数分布，并通过转移概率矩阵来定义每一个周期内患者从一种状态转移到另一种状态的可能性。通过定义每一个状态下一个周期内的成本和产出，累积计算整个研究时限内的总成本和总产出。

复习思考题

1. 药品上市后评价的概念是什么？药品上市后评价工作主要包括哪些工作内容？

2. 不良反应信号的概念是什么？常用的不良反应信号定量检测方法有哪些？

3. 结合目前不良反应 SRS 实际应用情况与问题，思考开展不良反应信号检测的难点及可能的发展方向。

（胡　骅　卢毅宁　谢海棠　沈　杰　卢建平）

参考文献

刘国恩, 2020. 中国药物经济学评价指南 [M]. 2020 版. 北京: 中国市场出版社.

魏志军, 程能能, 何乐, 等, 2006. 上海市药品不良反应自发呈报数据库定量信号检测系统的建立 [J]. 复旦学报 (医学版), (4): 475-478, 490.

Bate A, Lindquist M, Edwards I R, et al, 1998. A bayesian neural net-work method for adverse drug reaction signal generation[J]. Eur J Clin Pharmacol, 54(4): 315-321.

Van Puijenbroek E P, Bate A, Leufkens H G M, et al, 2002. A comparison of measures of disproportionality for signal detection in spontaneous reporting systems for adverse drug reactions[J]. Pharmacoepidemiol Drug Saf, 11(1): 3-10.

第六章　药物相互作用定量分析

学习要求：掌握 DDI 的定义和分类，DDI 研究的常见试验设计与评价方法；熟悉 DDI 的机制与主要环节；了解 DDI 研究的进展。

第一节　药物相互作用概述

一、药物相互作用的定义

DDI 指同时或相继使用两种或两种以上的药物时，由于药物之间的相互影响或发生药物-机体-药物之间的反应，导致其中一种或几种药物的作用强弱、持续时间甚至性质发生不同程度改变的现象。

DDI 的后果包括有害的、无临床意义的和有益的三种，无临床意义的占大多数，但有一些联合用药会产生较严重的后果，如特非那定和酮康唑相互作用可能会导致严重的心律失常。也有一些 DDI 可能有益于临床治疗，如利托那韦对 CYP 3A 有抑制作用，可提高合用药物的血浆药物浓度，临床上可将小剂量的蛋白酶抑制剂利托那韦与其他蛋白酶抑制剂（如洛匹那韦）联合用于人类免疫缺陷病毒（HIV）感染者的治疗。多药联用的情况非常普遍，但通常只有对患者造成有害影响的 DDI 才会引起充分注意，所以狭义的 DDI 通常是指两种或两种以上药物同时或相继应用时产生单一药物应用时所没有的不良影响的现象，不良影响可以是药效降低甚至治疗失败，也可以是毒性增加。

DDI 中所涉及药物称为药物相互作用对。一个典型的药物相互作用对由两种药物组成：其中药效发生变化的药物称为目标药物或受变药、受害药（object drug、index drug、victim）；而引起其他药物药效发生变化的药物称为促发药或促变药、施害药（interaction drug、precipitating drug、perpetrator）。DDI 的方式分为单向和双向。单向的 DDI 中有明确的促变药与受变药，双向的 DDI 指两种药物之间可以互相影响。

二、DDI 的分类

DDI 是影响药物治疗效果的重要因素之一。DDI 按照发生机制可分为理化性质、代谢酶、转运体、靶点或疾病介导的相互作用，按照作用影响指标可分为 PD 和 PK 相互作用。

当一种药物影响另一种药物的作用靶点或改变药物原有的药理学反应方式时，会引发 PD 相互作用。PD 相互作用不涉及药物血药浓度及作用靶点浓度的改变。当一种药物影响另一种药物的吸收、分布、代谢或排泄，因此改变其血药浓度，并进一步影响作用靶点的药物浓度时，则出现所谓 PK 相互作用。

通常情况下，有显著临床意义的 DDI 往往是由于 PK 的改变。但在有些情况下，DDI 可能是 PD 相互作用和 PK 相互作用共同作用的结果。例如，西立伐他汀和吉非贝齐合用时可导致严重横纹肌溶解，这可能是由于吉非贝齐抑制了西立伐他汀的代谢（PK），此外，两种药物均可引起骨骼肌毒性（PD）。

三、研究 DDI 的意义

随着慢性疾病发病率的不断攀升及其与基础疾病的共存，药物的联合应用越来越普遍，DDI 也就成为医疗实践中不得不面对的问题。DDI 研究在新药开发、已上市药物的安全性评价、复方制剂的开发、中药配伍研究及个体化用药方案制订方面均有重要意义。

　　DDI 研究有助于指导临床合理用药。任何药物都有一定的适应证和治疗指数，且有不同程度的不良反应；常需要针对多个环节或者多个靶点进行治疗；患者可能合并有多种疾病，需要分别治疗。因此，在临床实践中，患者尤其住院患者在治疗过程中常同时服用多种药物，药物的联合应用较为普遍。当某种药物单独用于人体时，它所产生的药理效应相对清晰明了。而多种药物联合应用时，由于它们之间的相互作用，可能使其中一种药物的效应加强或不良作用减轻，也可能使其药效减弱或出现不应有的不良反应。临床医务工作者需根据 DDI 信息和疾病情况合理制订治疗方案，有效规避不良 DDI。

　　DDI 研究是新药风险收益评价的重要组成部分。有多种已批准上市的新药如特非那定、阿司咪唑、米贝拉地尔等由于严重的 DDI 而被撤出市场，不仅给社会造成严重危害，也给制药公司带来了巨大的经济损失。目前多国监管部门均要求在新药开发阶段常规进行 DDI 研究，根据体外试验、计算机模拟、临床研究的相互作用研究数据，对新药的潜在 DDI 风险进行预测和评估。

　　DDI 研究为复方新药开发和中药方剂研究提供方法学手段。在进行复方新药开发和中药方剂研究时，需要确定组方中每个组方的重要程度，寻找优化组方，包括最适组分、最适联用比例和最佳联用剂量等，DDI 研究为复方新药的组方筛选与优化及中药方剂配伍规律研究提供方法学手段。

第二节　药物相互作用的主要环节与机制

　　DDI 按照作用影响指标可分为 PD 相互作用和 PK 相互作用。下面主要介绍这两种 DDI 的作用环节与机制。

一、PK 相互作用

　　PK 相互作用过程包括药物的吸收、分布、代谢和排泄，在这四个环节上均可发生 DDI，从而影响另一种药物的血药浓度，进一步改变其作用强度。

（一）影响药物吸收

　　吸收是指药物从给药部位进入血液循环的过程。除血管内给药外，其他途径给药如口服给药、肌内注射给药、透皮给药等都存在吸收过程。吸收是发挥药效的重要前提。口服是常用的给药方式，口服给药主要在胃肠道吸收，影响其相互作用的因素如下。

　　1. pH 的影响　药物在胃肠道吸收主要通过被动扩散。酸性药物在酸性环境及碱性药物在碱性环境中解离度低，较易通过胃肠道黏膜被吸收。例如，水杨酸类药物在酸性环境中吸收较好，若同时服用碳酸氢钠，将减少水杨酸类药物的吸收。酮康唑片和伊曲康唑胶囊溶解和吸收呈 pH 依赖性，pH 低于 4 时有利于其吸收；联合应用增加胃 pH 的药物可能会减少其吸收。

　　2. 络合的作用　喹诺酮类和四环素类抗菌药物不宜与铁制剂或含金属离子的抗酸药如碳酸钙、氧化镁、氢氧化铝凝胶同服，因为钙、镁、铁、铋、铝等二价或三价金属离子能与上述抗菌药物形成难溶性络合物，使药物在胃肠道的吸收受阻，在体内达不到有效抗菌浓度。

　　3. 胃肠运动的抑制　大多数药物在小肠上部吸收，改变胃排空、肠蠕动速率能明显地影响药物到达小肠吸收部位和药物在小肠的滞留时间，影响药物吸收的速度和程度，如泻药明显加快肠蠕动，可导致有些药物的吸收减少；抗胆碱药物可使胃排空延缓，导致有些药物的 C_{max} 降低，T_{max} 推迟，也可使肠蠕动减慢，消化液分泌减少，从而导致其他药物吸收减少。

　　4. 肠吸收功能的影响　有些药物可损害肠黏膜的吸收功能，影响其他药物的吸收，如对氨基水杨酸可使与之合用的利福平血药浓度降低。

　　5. 肠道菌群改变　有些抗菌药物可引起肠道菌群改变，间接影响其他药物的吸收。例如，口服地高辛后，在部分患者的肠道中，地高辛能被肠道菌群代谢灭活，若同时服用红霉素等能抑制这些肠道菌群的抗生素，可使地高辛血药浓度增加。

部分药物结合物经胆汁分泌，在肠道细菌的作用下可水解为有活性的原型药而重吸收，形成肝肠循环。抗菌药物通过抑制细菌可抑制这些药物的肝肠循环。例如，抗菌药可抑制口服避孕药中炔雌醇的肝肠循环，导致循环血中雌激素水平下降。

6. 其他　苯妥英抑制胃肠道的主动摄取，抑制叶酸的吸收，使患者容易发生巨幼红细胞贫血。罗红霉素与地高辛合用可提高地高辛的血药浓度，增加地高辛的毒性，其机制为罗红霉素等大环内酯类药物能抑制 P 糖蛋白，而 P 糖蛋白在肠和肾内是一个药物输送泵，能将地高辛泵回肠腔，增加肾小管的分泌，减少其吸收。

（二）影响药物分布

药物从给药部位吸收进入血液后，从血液向组织、细胞间液和细胞内液转运的过程为药物分布过程。药物在体内的分布受多种因素的影响，如药物的理化性质、体液 pH、组织血流量、蛋白结合的影响等。

1. 竞争蛋白结合部位　当药物合用时，它们可在蛋白结合部位发生竞争性相互置换现象，结果是与蛋白结合部位结合力较高的药物可将另一种结合力较低的药物从血浆蛋白结合部位上置换出来，使后一种药物的游离型增多，如阿司匹林、吲哚美辛、保泰松、氯贝丁酯、水合氯醛、磺胺类药物等都有蛋白置换作用，可增加一些药物的游离型比例。一般来说，通过从血浆蛋白结合位点置换而发生有临床意义的 DDI 的风险较低。通常只有在被置换药物具备分布容积小、量效曲线斜率大、起效快等特性时，才有可能导致有临床意义的 DDI。例如，阿司匹林可能增加甲氨蝶呤的毒性，出现粒细胞缺乏症；保泰松加强华法林延长凝血酶原时间的作用，引起凝血功能障碍；磺胺类药物使甲苯磺丁脲的作用加强，引起低血糖。

2. 改变组织分布量　一些作用于心血管的药物能改变组织的血流量。此外，类似于药物在血浆蛋白上的置换，组织结合位点上也可发生药物的竞争置换，并且被置换下来的游离型药物可返回血液循环中，使其血药浓度增高。由于组织结合位点的容量通常较大，这种游离药物浓度的升高一般是短暂的，但是也可能产生具有临床意义的药效变化。例如，奎尼丁除了影响地高辛的经肾排泄外，还能将地高辛从其骨骼肌的结合位点上置换下来，提高后者的血药浓度，引起毒性反应。

（三）影响药物代谢

药物在体内代谢包括两相反应，Ⅰ相反应是氧化还原反应，主要涉及 CYP 酶家族；Ⅱ相反应是结合反应，涉及谷胱甘肽、葡萄糖醛酸、硫酸和甘氨酸等。大部分药物主要在肝脏中被肝药酶代谢，药物经肝药酶代谢后，使脂溶性高的药物转化为极性较高的水溶性代谢物，再经肾排出体外。某些药物会对代谢酶活性产生一定的诱导或抑制作用，进而引起有临床意义的 DDI。

酶抑制会使代谢酶的活性下降，使通过这一途径消除的药物代谢速度减慢。酶抑制剂影响其他药物代谢的程度取决于抑制剂的剂量及其与酶结合的能力等因素。例如，50mg 的舍曲林是 CYP2D6 的轻度抑制剂，当剂量增至 200mg，表现为强效抑制剂。根据药物代谢酶的抑制作用是否可逆将其分为可逆性抑制和不可逆性抑制，在可逆性抑制中，酶的活性可以随着抑制剂的消除而慢慢恢复，恢复时间取决于抑制剂的消除半衰期。可逆性抑制引起的反应又可进一步分为竞争性、非竞争性、反竞争性抑制。竞争性抑制的特征是底物与抑制剂竞争酶的活性中心，提高底物的浓度可以抑制酶活性中心的竞争，因此虽然存在抑制剂却仍可保持酶解反应的速度。抑制剂依赖浓度发挥作用，表现为提高底物 K_m 值。相比之下，底物浓度的提高对非竞争性抑制没有影响。在非竞争性抑制中，抑制剂与特定的酶结合位点（非活性中心）结合，并使酶-底物复合物功能丧失。反竞争性抑制很少见，抑制剂仅与酶-底物复合物结合。不可逆抑制主要因为药物或者代谢中间产物与 P450 蛋白或其血红素形成共价键，产生永久性失活。代谢作用的恢复时间取决于新酶的合成，而不是像可逆性抑制那样取决于抑制剂的解离和消除。因此在不可逆性抑制中，抑制剂对酶的抑制效应在除去抑制剂后不会即刻消失，而是呈现出时间依赖的特性，这种现象称为时间依赖性抑制（time-dependent inhibition，TDI），与可逆性抑制相比，TDI可能会带来更严重的用药安全问题，可能造成 CYP 亚型被长期抑制，即使停用产生 TDI 的药物如米贝地尔，其抑制作用仍会持续一段时间。在大多数情况，抑制剂可使联用的底物药物浓度增加，效应增强。但若药效主要由活性代谢产物引起时，抑制剂能减少活性代谢产物的体内暴露，会导致药物效应减弱。例如，氯吡格雷本身无活性，必须通过 CYP2C19 代谢才能发挥抗血小板聚集的作用，合用 CYP2C19 抑制剂奥美拉唑能减弱氯吡格雷的疗效。

　　酶的诱导作用是指一些药物通过促进酶的合成或降低酶的代谢而增加酶的含量，使通过这一途径消除的药物代谢速度加快。前一种机制（即促进酶的合成）比较常见。诱导作用通常呈现时间依赖性，如使用强效酶诱导剂利福平后，CYP2C9 代谢底物药物浓度可在 24h 内下降，但如果以中度诱导剂苯巴比妥诱导，药物浓度下降可能延迟到一周。药物诱导剂对药物代谢的影响程度还与底物性质和给药途径有关。在大多数情况，诱导剂可导致联用的底物药物浓度降低，效应减弱。例如，在服用双香豆素期间合用苯巴比妥，后者具有酶促作用，能使双香豆素的血药浓度降低，抗凝作用减弱。但在某些情况下，如代谢产物有活性或母药为前药时，酶诱导可能增加药物疗效。

　　代谢酶介导的 DDI 是 PK 相互作用中最常见的类型。DDI 引起代谢的变化会相当大，可能导致药物或其代谢物在血液或组织中浓度水平一个数量级或以上的降低或升高，也可能导致毒性代谢物的生成或毒性原型药物暴露量水平的升高。这些暴露量水平的较大变化可使一些药物和（或）其活性代谢物的安全性及有效性特征发生重要的变化。

（四）影响药物排泄

　　大多数药物在肾脏通过肾小球滤过、肾小管分泌、肾小管重吸收最终随尿液排出体外。药物在肾脏排泄方面产生的相互作用主要有以下方式。

　　1. 改变尿的酸碱度　　肾小管重吸收主要是被动吸收，因此药物的解离度对其有重要影响。酸性药物在酸性环境或碱性药物在碱性环境中时从肾小管的重吸收增加，尿中排泄减少，而酸性尿和碱性尿分别促进碱性药和酸性药在尿中排泄，如碳酸氢钠通过碱化尿液促进水杨酸类、巴比妥类的排泄，可用于这两类药物中毒的解救，碱化尿液还可促进磺胺类药物的排泄，减少泌尿道磺胺结晶的析出，保护肾脏不受损害。水杨酸盐、维生素 C 等使尿液呈酸性的药物能增加弱酸性药物的重吸收和促进弱碱性药物的清除。

　　2. 干扰药物从肾小管分泌　　肾小管分泌是主动转运过程，需要特殊的转运载体。当两种酸性药物或两种碱性药物同时存在，它们将分别竞争酸性转运系统或碱性转运系统，妨碍其中一种药物向肾小管分泌。例如，青霉素主要以原型从肾脏排泄，其中 90% 通过肾小管分泌进入肾小管腔，在同时应用丙磺舒时，丙磺舒可竞争酸性转运系统妨碍青霉素经肾小管的分泌，导致青霉素的排泄减慢，青霉素作用时间延长。

（五）转运体介导的 DDI

　　近年来科学界在识别和鉴定人体内药物转运体领域取得了重要进展，在临床很多转运体介导的 DDI 得到证实。转运体在机体几乎所有器官，特别是在胃肠道、肝脏、肾脏、脑等机体重要器官均有表达，影响药物的吸收、分布、排泄及靶区内药物的分布程度，在药物的体内 PK 行为中扮演着重要角色。很多药物联合用药时 DDI 靶点为药物的转运体，能够不同程度地改变药物的系统暴露量，影响药物和机体代谢产物的肝肾排泄，导致临床不良反应的产生。有关与转运体的相互作用实例包括地高辛与奎尼丁、非索非那定与酮康唑（或红霉素）、青霉素与丙磺舒及多非利特与西咪替丁等。因此，评估药物与药物转运体之间的亲和性关系，预测临床治疗中可能存在的安全性隐患也是 DDI 研究的重要方面。转运体与代谢酶协同作用可以影响药物的处置和药理作用。

二、PD 相互作用

PD 相互作用指几种药物联合应用时，某种药物在 PK 过程和作用部位浓度没有变化的情况下，因受其他药物的影响而发生的药物效应的变化。主要的作用方式如下。

（1）与受体结合的竞争：如阿托品拮抗 M 受体激动剂，普萘洛尔拮抗 β 受体激动剂，酚妥拉明拮抗 α 受体激动剂，纳洛酮拮抗吗啡等。

（2）敏感化现象：一种药物可使组织或受体对另一种药物的敏感性增强，即为敏感化现象。例如，排钾利尿药可使血钾减少，从而使心脏对强心苷敏感化，容易发生心律失常。

（3）神经递质的影响：如单胺氧化酶抑制剂与麻黄素、间羟胺等药物合用，可使去甲肾上腺素从储存部位大量释放而引起血压升高，甚至引起高血压危象；单胺氧化酶抑制剂与三环类抗抑郁药、左旋多巴合用亦能引起高血压危象。

（4）药理效应的协同：药理效应相同的两药合用时，它们的效应可以协同，如不减量使用，有可能造成不良反应增加。例如，阿托品与氯丙嗪合用时，可引起胆碱能神经功能过度低下的症状；氨基苷类抗生素与硫酸镁合用，可加强硫酸镁引起的呼吸肌麻痹；氨基苷类抗生素互相配伍，抗菌作用相加，耳、肾毒性亦增加。

DDI 研究一直以来都是药物研发过程中必不可少的环节，应该充分利用体外、体内试验和计算机模拟来及时、有效地预测 DDI，从而为临床提供更有利的合理用药的依据，减少因 DDI 所产生的不良反应。

第三节　药物相互作用研究的设计与评价

DDI 是影响到药物安全性、有效性的因素之一，在药物研发和上市后研究中已经成为临床药理学研究的重要组成部分。

DDI 的程度往往与药物的浓度、剂量和时间有关。DDI 定量研究旨在通过对多种药物不同剂量与联用效应间的定量规律的探寻，对 DDI 的结果进行分析和预测。DDI 定量研究的主要目的包括：①发现并确认早期研究探测到的 DDI；②验证对潜在的 DDI 进行的剂量调整或其他处方信息的更改，是否能够充分避免 DDI 的发生；③最大限度避免药物上市后在临床药物合用过程中出现低剂量低于有效治疗窗，高剂量超出毒性窗的事件发生；④在有益的联合用药中，确定组方中每个组分的重要程度，优化组方，确定最适组分、最适联用比例和最佳联用剂量。

在进行 DDI 定量研究中，数学模型能起到重要作用。随着计算机、生物学、药物学、毒理学等学科的发展，DDI 的定量研究水平有了较大的提高，本节中将主要介绍 PK 和 PD DDI 所常用的研究设计，特别是介绍基于模型的 DDI 数据分析的方法学及其应用范例。

一、PK 相互作用研究的设计与评价

PK DDI 研究可分为体外研究和体内研究。体外研究是为了考查在研药物的特征，以初步估计 PK 相互作用可能的机制及严重程度，并支持 DDI 临床研究时机的确定。体内研究即临床研究，是为了确认人体中发生 DDI 的可能性及其程度。

（一）体外研究

DDI 研究通常从体外研究开始，可通过人肝细胞、肝微粒和重组酶等代谢酶系统及适用于特定转运体的体外检测系统，如膜囊泡系统、基于极化细胞的双向转运系统或单向摄入的细胞系统等研究潜在的影响药物体内 PK 的因素，以评估药物 PK 相互作用的可能机制及影响程度，也有助于构建模型对潜在的 DDI 进行预测，以支持 DDI 临床研究设计及整体研究策略的制订。DDI 体外研究内容主要包括确定药物的主要消除途径、评估相关代谢酶和转运体对药物处置的贡献、考查药物对代谢酶和转运体的影响。DDI 体外研究中涉及的主要代谢酶和转运体见表 6-1。

表 6-1　DDI 体外研究中涉及的主要代谢酶和转运体

在研药物	考查内容
代谢酶	
底物	主要代谢酶：CYP1A2、CYP2B6、CYP2C8、CYP2C9、CYP2C19、CYP2D6、CYP3A4/5
	CYP 其他代谢酶：CYPA6、CYP2J2、CYP4F2、CYP2E1；除 CYP 同工酶外其他 I 相代谢酶（MAO、FMO、XO、AO）；II 相代谢酶（UDP、UGT）
抑制剂	CYP1A2、CYP2B6、CYP2C8、CYP2C9、CYP2C19、CYP2D6、CYP3A4/5
诱导剂	CYP1A2、CYP2B6、CYP2C8、CYP2C9、CYP2C19、CYP3A4/5
转运体	
底物	P-gp、BCRP、OATP1B1/3、OAT1/3、OCT2、MATE1、MATE2/K
抑制剂	P-gp、BCRP、OATP1B1/3、OAT1/3、OCT2、MATE1、MATE2/K

基于体外试验结果和临床 PK 研究数据可采用模型法预测潜在的临床 DDI。DDI 的预测模型主要包括基础模型、静态机制模型和动态机制模型（如 PBPK 模型），如表 6-2 所示。

表 6-2　DDI 体外研究的常见预测模型

模型	应用	特点
基础模型（basic model）	计算存在和不存在在研药物时指针底物的固有清除率的比值 R，以及诱导的倍数变化和相关性方法等	基础模型对于数据的要求最少，也最简单，但只能预测单一机制下酶或者转运体调节剂对底物的影响
静态机制模型（static mechanistic model）	可用公式评估包括和不含代谢酶调节剂的 AUC 比值（AUC_R），综合表述可逆性抑制、TDI 和诱导机制下酶调节剂在体内对底物暴露量的总体影响	静态机制模型包含更为详细的底物的处置过程，同时通过考虑在不同机制下酶调节剂对底物的影响，可定量评估酶调节剂在体内对底物暴露量的总体影响
动态机制模型（dynamic mechanistic model，如 PBPK 模型）	可预测不同情况下，不同机制引起的 DDI。代谢产物对 DDI 也有贡献或者具有药理学活性，也常整合到 PBPK 模型中，以预测共同作用后 DDI 的结果。此外，PBPK 模型还可以考虑更多的因素对 DDI 的贡献，如疾病状态、年龄等	PBPK 模型是一种基于生理学的 PK 模型。PBPK 模型对数据的要求最高，但其预测能力最强。模型中包含了药物参数和个体生理参数。由于并不完全了解其他机制引起的 DDI 的机制，在对生物学知识的缺乏及对某些生理参数的未知情况下，使用 PBPK 模型进行其他机制引起的 DDI 时的预测力仍需进行确认

值得注意的是，尽管有许多成功的案例，但根据体外研究结果对体内相互作用进行准确定量预测仍比较困难，影响预测准确性的因素是多方面的，主要有：①药物与代谢酶相互作用机制的复杂性，如有些底物本身是抑制剂，会产生底物抑制作用，有些抑制剂对底物代谢作用呈双向性，低剂量诱导，高剂量抑制；②难以准确预测酶周围体内抑制剂的游离浓度，往往假设酶周围的游离分数与血中游离分数相同，实际可能存在差异；③存在肝外代谢；④有些药物尤其口服药物可能涉及代谢酶和转运体共同作用，如 CYP3A 与 P-gp 的底物和抑制剂之间有较大的重叠性。在上述情况下，采用基础模型或静态机制模型进行 DDI 预测会有一定困难。理论上说，PBPK 模型可预测不同情况下，不同机制引起的 DDI，但一般需要明确药物间可能存在的作用机制，各个机制所对应的关键模型及关键参数需要基于体内数据进行验证。总体来说，评

估在研药物是否会影响代谢酶或转运体可从基础模型开始，如果基础模型不能排除 DDI 的可能性，则进一步使用静态机制模型或者 PBPK 模型进行预测，或者开展临床研究考查。

下面将分别介绍代谢酶和转运体介导的 DDI 体外研究。

1. 代谢酶介导的 DDI　可通过体外实验来评估在研药物为代谢酶底物的可能性及其作为代谢酶抑制剂或诱导剂的可能性。图 6-1 提供了与 CYP 酶有关的 DDI 研究的决策树作为参考。

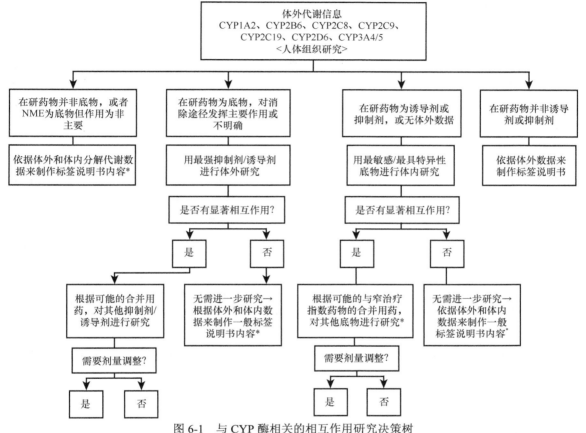

图 6-1　与 CYP 酶相关的相互作用研究决策树

* 补充的 PopPK 分析结果可以帮助进行整体评价

（1）确定在研药物是否为代谢酶的底物：采用体外代谢表型试验评估在研药物是否为主要代谢酶（CYP1A2、CYP2B6、CYP2C8、CYP2C9、CYP2C19、CYP2D6 或 CYP3A4/5）的体外底物。当在研药物不是经上述主要的代谢酶代谢时，有必要对表 6-1 中其他代谢酶进行额外研究。

结合体外和 PK 数据，当某种代谢酶对药物的消除贡献比例超过 25% 时，建议采用该酶的强抑制剂/诱导剂进行临床 DDI 研究。

（2）确定在研药物是否为代谢酶的抑制剂：评估研究药物是否会对主要代谢酶产生可逆性或 TDI 抑制。对于可逆性抑制的基础模型，应计算 R_1，见式（6-1）；对于 CYP3A 的口服制剂的可逆性抑制的基础模型，计算 $R_{1,gut}$，见式（6-2）。对于 TDI 的基础模型，应计算 R_2，见式（6-3），式（6-4）。

$$R_1=1+(I_{max,u}/k_{i,u}) \tag{6-1}$$

$$R_{1,gut}=1+(I_{gut}/k_{i,u}) \tag{6-2}$$

式中，$I_{max,u}$ 为在研药物的稳态最大游离血浆浓度；I_{gut} 为在研药物的肠腔内浓度（即给药剂量/250ml）；$k_{i,u}$ 为体外测定的游离抑制常数。

$$R_2=(k_{obs}+k_{deg})/k_{deg} \tag{6-3}$$

$$k_{obs}=(k_{inact}\times 50\times I_{max,u})/(k_{i,u}+50\times I_{max,u}) \tag{6-4}$$

式中，k_{deg} 为降解速率常数；k_{obs} 为表观失活速率常数；k_{inact} 为最大失活速率。

当 $R_1 \geq 1.02$ 或 $R_{1,gut} \geq 11$、$R_2 \geq 1.25$，建议采用 PBPK 模型或开展临床 DDI 试验进一步评估 DDI 的可能性。

（3）确定在研药物是否为代谢酶的诱导剂：推荐以底物指针的 mRNA 水平和（或）酶活性作为检测指标评估酶诱导作用。最初体外诱导评价可能仅包括 CYP1A2 和 CYP3A4、CYP2B6。因为 CYP2D6 酶未显示有可诱导性，而对 CYP3A4 和 CYP2C 的诱导作用都需要激活孕烷 X 受体（pregnane X receptor，PXR），若体外试验未见对 CYP3A4 酶的诱导，则可不必再评价对 CYP2C 酶的诱导作用。

对于酶诱导作用的数据分析和解释包括以下几种方法。

1）差异倍数分析法：通过使用已知阳性和阴性对照品自定义代谢酶 mRNA 水平的变化倍数的截断值校准系统，检查与研究药物共培养时代谢酶的 mRNA 水平的差异变化倍数。代谢酶的 mRNA 变化倍数 ≥ 2 且呈现浓度依赖性增加，则认为具有潜在的诱导作用；如果 mRNA 变化倍数 < 2，但增加比例 > 阳性对照药物增加比例的 20%，则不能排除对酶诱导的可能性，建议进一步试验确认。

2）相关性法：参照阳性对照，根据式（6-5）计算相对诱导评分（RIS），或者计算 $I_{max,u}$/EC_{50} 的值，预测在研药物临床诱导作用的程度（如在存在和不存在诱导剂时，指针底物的 AUC_R），如果 $AUC_R \leq 0.8$，则认为该药物在体内具有潜在的诱导作用。

$$RIS=(E_{max}\times I_{max,u})/(EC_{50}+I_{max,u}) \tag{6-5}$$

式中，E_{max} 为体外测定的最大诱导效应；EC_{50} 为体外半数最大诱导效应的浓度。

3）酶诱导作用基础模型，根据基础模型 R_3［式（6-6）］预测诱导前后 AUC_R，如 R_3 值 ≤ 0.8，提示可能存在临床 DDI 的风险，有必要进行进一步的临床 DDI 研究。

$$R_3=1/\{1+(d\times E_{max}\times 10\times I_{max,u})/[EC_{50}+(10\times I_{max,u})]\} \tag{6-6}$$

式中，d 为换算系数（通常设为 1）。

2. 转运体介导的 DDI 转运体在人体全身组织中均有表达，转运体与代谢酶协同作用可以影响药物的处置和药理作用。药物也可以影响转运体的表达或活性，从而导致内源性（如肌酐、葡萄糖）或外源性物质的处置发生改变。DDI 体外研究中涉及的主要转运体见表 6-1。可通过体外试验来评估在研药物是否为转运体的底物，以及在研药物是否对转运体有抑制作用。由于目前尚无完善的体外方法用于评估 P-gp 和其他转运体的诱导作用，因此不推荐对转运体诱导剂的可能性进行体外评估。

（1）确定在研药物是否为转运体的底物：外排型转运体 P-gp 和 BCRP 主要在胃肠道、脑、肝、肾等组织中表达，影响口服生物利用度和靶器官中药物分布。P-gp 和 BCRP 通常不影响高渗透性和高溶解度药物的口服生物利用度，除非其分布到某些组织中（如肾和大脑）会存在安全性风险，否则无须考查此类药物是否为 P-gp 和 BCRP 的底物。当体外细胞渗透性试验结果显示药物的净流量比（或称外排比，efflux ratio）≥ 2，并且外排作用可被至少一种已知抑制剂明显抑制时，表明其为外排转运体底物。再用特异性高表达 P-gp 或 BCRP 的细胞进行确定。若体外发现为底物，则应采用相应的转运体抑制剂进行体内试验。

肝摄取转运体 OATP1B1 和 OATP1B3 主要表达在肝细胞的窦状隙膜上，主要影响肝脏对药物的摄取。当药物存在显著的肝脏摄取或代谢时（如肝代谢或胆汁排泄占整体清除的 25% 以上），或药物的肝脏摄取具有重要临床意义时，需要评估在研药物是否为 OATP1B1 或 OATP1B3 的底物：在高表达 OATP1B1 或 OATP1B3 的细胞中，药物摄取增加至 2 倍以上；在 10 倍 K_i 或半抑制浓度（the half maximal inhibitory concentration，IC_{50}）的抑制剂（如利福平）条件下，药物摄取降低至 50% 以下。若体外发现为其底物，应该根据药物的安全窗、治疗指数及特定患者人群可能合用的药物（已知的 OATP1B1 或 OATP1B3 抑制剂）等因素来考虑是否进行体内研究。

肾脏分泌转运体 OAT1/3 和 OCT2 在肾近曲小管基底膜的外侧表达，MATE1 和 MATE2 在刷状缘膜上表达，他们主要影响药物在肾脏的主动分泌，当有数据显示药物存在显著肾脏主动分泌时（如原型药经肾脏主动分泌排泄的比例超过整体清除的 25%），需要进行该项研究。如下两种情况可判定药物为底物：①在高表达上述转运体的细胞中，药物的摄取增加至 2 倍以上；②在 10 倍 K_i 或 IC_{50} 浓度的抑制剂条件下，药物摄取降低至 50% 以下。如果体外研究提示在研药物是一个或者多个肾脏转运体的底物，则应根据在研药物的安全窗、治疗指数及特定患者人群可能合用的药物（已知的上述肾转运体抑制剂）等因素考虑是否需要开展体内研究。

（2）确定在研药物是否为转运体的抑制剂：对于 P-gp 和 BCRP，体外研究应确定药物对 P-gp 或 BCRP 底物的净流量的抑制效力并计算 I_{max} 与 IC_{50} 比值，若为口服药物，则采用 I_{gut}（I_{gut}=药物摩尔质量/250ml），通常当计算得到 $I_{gut}/IC_{50} \geq 10$ 时，认为药物可能产生抑制作用，亦可采用已知的抑制剂或非抑制校正体外试验系统，根据合适理由选择其他合理的截断值。

对于 OATP1B1 和 OATP1B3，可采用式（6-7）预测在研药物对 OATP1B1/3 的潜在抑制作用。由于口服药物可经门静脉到达肝脏，因此肝脏血浆药物浓度可能高于系统暴露量，肝入口最大抑制浓度可按式（6-8）进行计算。当 R 值 ≥ 1.1，提示研究药物可能对 OATP1B1/3 具有抑制作用。

确定在研药物对 OATP1B1/3 的潜在抑制作用 R 值的计算公式为

$$R=1+(f_{u,p} \times I_{in,max})/IC_{50} \tag{6-7}$$

$$I_{in,max}=I_{max}+(F_a \times F_g \times K_a \times Dose)/(Q_h \times R_B) \tag{6-8}$$

式中，K_a 为吸收速率常数；F_a 为吸收分数；F_g 为肠道生物利用度；$f_{u,p}$ 为血浆游离药物；Q_h 为肝脏血流分数；R_B 为全血-血浆比值。

药物对肾分泌蛋白 OAT1/3、OAT2 和 MATE 的抑制作用，采用 $I_{max,u}$ 与 IC_{50} 比值进行计算评估，当 $I_{max,u}/IC_{50} \geq 0.1$，提示研究药物对以上转运体具有体内抑制剂作用。内源性肌酐也是肾转运体 OCT2、MATE、OAT2 的底物，如果研究药物为上述肾转运体的抑制剂，则可能导致血清肌酐水平的异常升高，需在临床阶段进一步开展体内机制研究。

3. 代谢产物的 DDI 体内暴露量高或药理活性显著的代谢产物可能需要评估其发生代谢酶或转运体介导的 DDI 的风险。

当代谢物有活性且在药物总体活性中代谢物的贡献 $\geq 50\%$，需要评估代谢物是否为代谢酶或转运体的底物。

当代谢物极性比原型药小且代谢物 AUC $\geq$ 原型药 AUC 的 25%，或代谢物极性比原型药大且代谢物 AUC $\geq$ 原型药 AUC，需要评估代谢物是否为代谢酶或转运体的抑制剂。代谢物具有可能引起 TDI 的预警结构，应采用比以上判断标准更低的 AUC 比例。

（二）临床研究

如果体外试验研究显示在研药物有 DDI 潜在风险时，需进行临床研究以确认。

1. 研究类型 根据临床研究设计，分为前瞻性和回顾性 DDI 研究。依据研究方法可分为基于指针药物（index drug）的 DDI 研究、基于临床常见合并用药品种的 DDI 研究和 DDI 临床试验模拟研究。可以依据新药的具体研发数据及新药的 PK/PD 特征选择合适的方法进行研究。

（1）前瞻性或回顾性 DDI 研究：前瞻性试验是为评价 DDI 而专门设计的，可以是独立研究，也可以是临床大规模试验中的一部分或者是临床多扩展队列试验中的一个扩展试验。

回顾性研究因其研究的目的并不单纯是进行 DDI 研究，结果可能难以解释，通常不能为 DDI 提供足够的评价证据。通常需要基于为 DDI 专门设计的前瞻性研究结果进行监管决策。

（2）基于指针药物的 DDI 研究：针对特定代谢酶或转运体介导的 DDI，以代谢酶/转运体的特异性抑制剂和诱导剂或敏感性底物为指针药物，评价在研药物与指针药物合并使用时的 PK 特征改变情况，以获得代谢酶或转运体与在研药物的相互作用特征，进而指导临床合并用药时的剂量方案调整。

（3）基于临床常见合并用药品种的 DDI 研究：对于非常见代谢酶或转运体介导，但在目标适应证临床治疗时常需要联合使用的药物（如与治疗糖尿病的二甲双胍联合使用），也需要评价在研药物与该药物的 PK 及可能的 PD 甚至安全性的相互影响，从而指导临床合并用药时的给药方案调整。

（4）DDI 临床试验模拟研究：DDI 临床试验模拟研究是通过使用建模与模拟技术和软件如 PBPK 模型，整合系统特异参数和药物特异参数来前瞻性地预测可能的 DDI。由于无法通过临床试验获取所有可能的联合用药情形下的 DDI，因此通过建模与模拟的手段预测未知 DDI 的存在和程度显得尤为重要。PBPK 模型预测也越来越多地被用于支持 DDI 临床试验设计甚至取代部分体内 DDI 临床试验，如可采用强抑制剂/诱导剂的临床 DDI PK 数据来建立和充分验证 PBPK 模型，然后再用验证后的 PBPK 模型预测中等或弱抑制剂/诱导剂的影响，详见本章第四节。

2. 试验设计　下面以最常见的指针药物 DDI 研究为例，介绍 DDI 体内研究的研究步骤与设计要点。试验总体设计、受试者选择、底物和抑制剂/诱导剂的剂量/给药间隔/剂型的选择等需在充分考虑研究群体安全性的前提下，最大限度地检测 DDI 并模拟临床环境，一般以底物与促变药合用及单用时体内暴露量（如 AUC）的比值为评价指标，评估研究药物作为某些代谢酶/转运体的抑制剂/诱导剂和底物的潜在风险。

（1）试验总体设计：DDI 临床试验通常采用随机交叉试验（或固定序列）设计，并依据底物和促变药单独给药时的 PK 半衰期、合并用药时底物 PK 半衰期及代谢酶或转运体活性恢复至基线水平的时间设定洗脱期。一般为两周期交叉试验设计，特殊情况下（如评价酶抑制剂给药后酶活性水平恢复至基线水平的时长或在研药物同时为底物和促变药时），也可考虑三周期交叉试验设计。在交叉试验不可行时，可采用平行试验设计进行 DDI 临床研究，此时应平衡影响在研药物 PK 特征的内部及外部因素。

（2）研究群体：如果健康受试者的研究结果可以准确外推患者群体的 DDI 特征，则 DDI 临床研究应尽可能在健康成人中进行，某些情况下（如安全性原因或 PD 研究目的而不适于在健康群体中研究）也可在患者中进行。一般情况下，DDI 研究的受试者样本量应能准确评价 DDI 的程度和变异，同时应考虑受试者个体内变异（平行设计时也要考虑个体间变异）。

为了降低 DDI 程度的变异，应在受试者入组前一定时间内确认受试者未服用过可能会影响代谢酶或转运体表达或功能的处方或非处方药物、保健品或食物、烟草、乙醇等。若 DDI 机制是诱导或 TDI，其禁止服用上述影响物质的时间应更长。在可能的情况下，还应考查基因型对 DDI 的影响。

（3）底物和相互作用药物的选择

1）研究药物为代谢酶或转运体的抑制剂或诱导剂：应选择最灵敏的代谢酶或转运体指针底物进行 DDI 临床研究，若结果显示有 DDI，则应根据与该代谢酶或转运体其他底物共同给药的可能性和指针底物受 DDI 影响的程度，考虑是否开展其他底物的临床 DDI。

基于代谢酶的体内 DDI 研究中常用的底物、抑制剂、诱导剂见表 6-3，一些学术机构（如 https://drug-interactions.medicine.iu.edu/MainTable.aspx）及药品监管部门（如 https://www.fda.gov/drugs/drug-interactions-labeling/drug-development-and-drug-interactions-table-substrates-inhibitors-and-inducers）提供了药物 DDI 研究中常用的底物、抑制剂、诱导剂的在线查询信息。

表 6-3 体内 DDI 研究中常用的底物、抑制剂、诱导剂

代谢酶	底物	抑制剂	诱导剂
CYP1A2	替扎尼定、咖啡因	氟伏沙明、依诺沙星、噻氯匹定	利福平（强）、苯妥因（中等）
CYP2B6	—		利福平（中等）、卡马西平
CYP2C8	瑞格列奈	吉非贝齐（强）、氯吡格雷（中等）	利福平（中等）
CYP2C9	甲苯磺丁脲、S-华法林	氟康唑（中等）	利福平（中等）
CYP2C19	兰索拉唑、奥美拉唑	氟伏沙明、氟康唑、氟西汀、噻氯匹定	利福平（强）、苯妥因（中等）
CYP2D6	地昔帕明、右美沙芬、奈必洛尔、美托洛尔	帕罗西汀、氟西汀、奎尼丁	—
CYP3A	咪达唑仑、三唑仑	克拉霉素、伊曲康唑、酮康唑、利托那韦	利福平（强）、苯妥英（强）、卡马西平

如果在研药物是多个代谢酶或转运体的促变药，可根据体外研究提示的风险程度对体内研究进行优先排序。例如，当评估在研药物是否为多种 CYP 酶的抑制剂时，可根据体外研究中基础模型 R_1、R_2 的排序或预测的 AUC_R 值，对相应途径的敏感指针底物的 CYP 酶的体内 DDI 研究进行优先排序，即可首先使用具有最大 R 或 AUC_R 值的 CYP 酶敏感指针底物进行体内研究。亦可以选择鸡尾酒底物研究法（cocktail substrate studies）进行临床研究，鸡尾酒底物研究法是使用多种代谢酶和（或）转运体底物同时给药的研究方式对在研药物作为多种酶和（或）转运体的潜在诱导剂或抑制剂同时进行评价的一种研究。指针药物的选择应具备以下要素：①底物对各 CYP 酶具有特异性；②这些底物之间无 DDI；③对足量受试者进行了研究。通过研究药物对特定指针药物体内 PK 参数的影响来评估研究药物对相应酶和（或）转运体活性是否具有抑制或诱导作用。研究药物的剂量和持续时间应足以估计在临床相关剂量下达到的最大诱导和（或）抑制。

近来，也有学者提出转运体介导的相互作用鸡尾酒方案，采用如地高辛（P-gp）、呋塞米（OAT1，OAT3）、二甲双胍（OCT2，MATE1，MATE2-K）、瑞舒伐他汀（OATP1B1，OATP1B3，BCRP）四药指针组合，或地高辛（P-gp）、阿德福韦（OAT1）、西他列汀（OAT3）、二甲双胍（OCT2，MATE1，MATE2-K）、匹伐他汀（OATP1B1）五药指针组合作为鸡尾酒方案评估研究药物对转运体的作用。

随着高灵敏度的体内检测方法的出现（如质谱检测技术），鸡尾酒方案中指针药物趋向于微量给药（microdosing），以减小指针药物的药理活性对临床试验中受试者的影响。

【案例 6-1】

鸡尾酒底物研究法评价莫达非尼对其他药物 PK 的影响

研究背景：莫达非尼是一种觉醒促进剂，适用于发作性嗜睡病、轮班工作睡眠紊乱及与阻塞性睡眠呼吸暂停相关的白天过度嗜睡等紊乱症的治疗。体外研究表明莫达非尼能诱导 CYP3A4、CYP1A2 的表达；能以竞争、可逆的方式抑制 CYP2C9 与 CYP2C19 的活性。

研究目的：在体外研究的基础进一步开展临床研究，评价莫达非尼作为促变药对常见药酶底物的临床相互作用风险。

　　研究设计：采用单中心、开放、单序列鸡尾酒底物研究法。考查单次给药及连续给药达稳态的莫达非尼对常见 P450 酶底物药物（咖啡因 CYP1A2、右美沙芬 CYP2D6、氯沙坦 CYP2C9、咪达唑仑 CYP3A4、奥美拉唑 CYP2C19）PK 的影响，研究过程如图 6-2 所示：

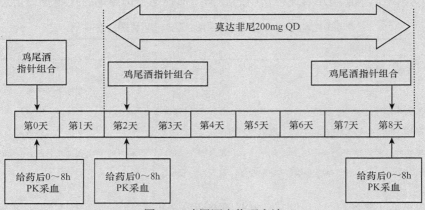

图 6-2　鸡尾酒底物研究法

　　入选 6 名健康志愿者，在第 0 天、第 2 天和第 8 天志愿者被给予由 100mg 咖啡因、30mg 右美沙芬、25mg 氯沙坦、1mg 咪达唑仑和 20mg 肠溶奥美拉唑组成的鸡尾酒指针组合。在第 2 天到第 8 天期间，志愿者每天口服 200mg 莫达非尼（第 2 天与第 8 天莫达非尼的服药时间在服用指针组合前 1h）。

　　数据分析与统计：采集志愿者第 0 天、第 2 天和第 8 天服用鸡尾酒指针组合给药前及给药后 0.25h、0.75h、1h、1.5h、2h、3h、4h、6h、8h 的血样。测定血药中五种指针药物的血药浓度，采用非房室模型计算每种指针药物在未合用莫达非尼（第 0 天，作为基线）、合并单次给药莫达非尼（第 2 天）和合并连续给药莫达非尼达稳态（第 8 天）的 AUC、C_{max} 和消除半衰期（$t_{1/2}$）。计算有无莫达非尼（单次和稳态）时的 AUC 比值，利用对数变换数据的混合效应模型估计了 AUC 比值的几何平均值和 95%CI。本案例中作者根据 PBPK 模拟结果，设定合用莫达非尼前后指针药物 AUC 的 GMR 95% CI 0.85 ～ 1.20 为无效区间，若试验结果完全在无效区间以外，认为莫达非尼对该药物的 PK 影响有临床意义。

　　试验结果：单次给药 200mg 莫达非尼后及连续给药 200mg 莫达非尼达稳态（200mg 连续 7 天）后，咖啡因、右美沙芬、氯沙坦、咪达唑仑和奥美拉唑的 AUC 与基线相比的比值（95% CI）结果如表 6-4 所示。

表 6-4　试验结果

指针	酶	AUC 比值		C_{max} 比值		$t_{1/2}$ 比值	
		第 2 天/第 0 天	第 8 天/第 0 天	第 2 天/第 0 天	第 8 天/第 0 天	第 2 天/第 0 天	第 8 天/第 0 天
咖啡因	CYP1A2	0.95 (0.87 ～ 1.03)	0.88 (0.73 ～ 1.07)	0.96 (0.79 ～ 1.14)	0.86 (0.68 ～ 1.05)	1.05 (0.98 ～ 1.13)	1.03 (0.97 ～ 1.10)
右美沙芬	CYP2D6	0.97 (0.71 ～ 1.33)	0.78 (0.69 ～ 0.88)	1.10 (0.70 ～ 1.50)	0.78 (0.67 ～ 0.89)	0.95 (0.87 ～ 1.04)	0.98 (0.92 ～ 1.04)
氯沙坦	CYP2C9	0.96 (0.86 ～ 1.07)	0.97 (0.88 ～ 1.08)	0.94 (0.86 ～ 1.02)	0.93 (0.89 ～ 0.98)	0.99 (0.92 ～ 1.04)	1.04 (0.92 ～ 1.16)
咪达唑仑	CYP3A4	0.97 (0.88 ～ 1.08)	0.65* (0.52 ～ 0.80)	0.90 (0.79 ～ 1.00)	0.73* (0.64 ～ 0.82)	0.89 (0.80 ～ 0.98)	0.81 (0.72 ～ 0.91)
奥美拉唑	CYP2C19	1.36* (1.30 ～ 1.42)	1.85* (1.42 ～ 2.40)	1.22 (1.04 ～ 1.39)	1.54* (1.30 ～ 1.79)	1.77* (1.56 ～ 1.98)	2.04* (1.79 ～ 2.28)

* 完全落在无效区间外，提示 DDI 有临床意义

　　研究结果显示：单次给药 200mg 莫达非尼及连续给药 200mg 莫达非尼达稳态后，都会显著增加合用的奥美拉唑的暴露量。连续给药 200mg 莫达非尼达稳态后，会减小合用的咪达唑仑暴露量。

　　研究结论：莫达非尼与主要通过 CYP2C19（单次给药莫达非尼或连续给药莫达非尼达稳态）或 CYP3A4（仅连续给药莫达非尼达稳态）代谢的药物共同给药时，需考虑临床相互作用的风险。

　　临床意义：根据本研究结果，莫达非尼 CYP3A4 的诱导需要连续用药，因此对年轻女性偶尔服用单剂量的莫达非尼不太可能减少避孕药片的暴露，也不太可能增加意外怀孕的风险。莫达非尼在单次给药后就会明显抑制 CYP2C19 的活性，考虑莫达非尼有作为辅助治疗抑郁症的作用，在与通过 CYP2C19 消除的抗抑郁药物（如西酞普兰和舍曲林）合用时需非常谨慎。

　　2）在研药物为代谢酶或转运体底物：评价在研药物为代谢酶底物的 DDI 时，应先研究其与强效抑制剂和诱导剂的临床 DDI，如果未发现明显的 DDI 则无须对该代谢酶介导的 DDI 进行进一步研究。若发现有临床意义的 DDI，则应对中等或弱抑制剂/诱导剂的 DDI 继续进行评价。此时，应使用真实的临床试验或人体数据（包括强效指针药物）验证过的 PBPK 模型对 DDI 进行评价。

　　多酶代谢的底物药物，可以按照预估的影响程度依次进行评价。但在某些情况下，同时评价多种 CYP 酶抑制剂对药物代谢的影响非常有意义。例如，当同时符合以下条件时，可进行一种以上 CYP 酶抑制剂的 DDI 研究：①该药物显示血药浓度相关的安全性问题；②该药物经多个 CYP 酶代谢清除；③剩余的或不被抑制的药物清除率的比例较低。在这种情况下，多种 CYP 酶选择性抑制剂对药物血浆 AUC 倍增变化的影响可能远远大于单个抑制剂给药的影响。不确定程度取决于剩余清除率分数（分数越小，抑制剂的影响越大）及抑制途径的相对清除率分数。其他考虑可能包括药物与多种抑制剂合用的可能性。基于安全考虑，与多种抑制剂联合使用以评价系统暴露量倍增的研究，应当使用较低剂量的在研药物。

　　如果体外研究结果显示在研药物为转运体底物，应基于药物的理论作用部位、消除途径、可能的合并用药及安全性考虑来综合评价是否需要进行 DDI 临床研究。

　　（4）给药方案：在设计给药方案时，需综合考虑在研药物是代谢酶或转运体的促变药还是底物，以及相互作用的特征（包括相互作用的机制、程度、达到最大相互作用的连续给药时长、相互作用的持续时间等）、底物和促变药的 PK、PD、安全性特征。

　　1）给药剂量：DDI 临床试验中促变药应在安全的前提下选择可观察到最大相互作用的剂量进行研究，如使用临床治疗推荐给药方案中的最大剂量和最短的给药间隔。

　　如果底物药物在临床使用剂量范围内呈现线性 PK 特征，则可选择线性范围内的任一剂量进行研究，否则应选择最能观察到 DDI 的治疗剂量进行研究。如果存在安全性隐患，需降低底物药物的剂量。也可用经验证底物存在剂量依赖性 PK 特征的 PBPK 模型支持剂量选择。

　　2）单/多次给药：一般情况下促变药（特别对于诱导剂或 TDI 抑制剂）应多次给药直至其达到稳态后，再评价其对底物药物的影响。对于可逆性抑制剂在证明单次与多次给药对酶/转运体的影响相似时，可采用单次给药进行 DDI 研究。促变药给药时长应达到底物药物在受到相互作用情况下的 3 ~ 5 半衰期，因此长半衰期底物药物的 DDI 研究可能会要求促变药多次给药。

　　可以通过单次给底物药物来进行 DDI 研究，其暴露量的增加可外推至稳态情况下的 DDI 程度。但若其具备时间依赖性 PK 特征，则底物药物和促变药均应以多次给药的方式进行 DDI 研究。

　　3）服药时机：DDI 临床试验设计中应该明确在研药物的给药时间。通常促变药可与底物药物同时或在底物药物前用药。如果促变药既是抑制剂又是诱导剂时，如利福平是 CYP 酶的诱导剂也是 OATP1B 抑制剂，在考查利福平作为诱导剂对底物药物影响的 DDI 时，若与底物药物同时用药，酶的诱导作用可能会低估，此时应推迟在研药物的给药时间。

（5）评价指标：DDI 研究通常选择 $AUC_{0\sim\infty}$ 及 C_{max} 等药物暴露参数作为 PK 终点，计算在合并及不合并使用促变药时，底物指针 PK 观测值的比值及其 90%CI。除了 PK 参数以外，某些药效指标如国际标准化比值（INR，如研究华法林相互作用时）或 QT 间期能提供额外的有用信息。对于无法通过血液循环系统药物暴露量预测疗效或毒性变化的药物，如抑制转运体可显著改变特定组织的药物浓度，从而引起毒性，但血液循环系统药物浓度改变不大，此时，若 PD 终点可以反映组织浓度变化时，可利用 PD 终点和体外数据对因药物组织浓度改变而导致的疗效或毒性改变进行解释。

（6）结果的解释与报告：DDI 研究的目的是测定在相互作用药物存在的情况下，底物暴露量是否会出现增加或降低，根据在含有相互作用药物、不含相互作用药物情况下观察到的 PK 指标的 GMR 的 90%CI 进行报告。以受变药 DDI 无效应边界为依据对研究结果进行解释。

无效应边界表示系统暴露量改变的临床意义不足以采取临床措施（如禁用、慎用、用药剂量或方案调整或者其他治疗监测）的边界范围。一般通过对 PK、PD 及其他关于受变药的可用数据（如 MTD）分析得出的浓度-效应关系确定无效应边界，如果 DDI 研究所测得系统暴露量变化的 90%CI 完全落在无效应边界范围之内，则可认为不会出现临床显著性的 DDI。在暂时无法确定无效应边界的情况时，可默认以等效性标准（80% ～ 125%）作为无效应边界，但此标准可能过于保守。

DDI 的研究结果通常根据合并用药后底物在体内血浆中 AUC 的倍增变化进行分级。表 6-5 及表 6-6 列出了根据体内 PK 相互作用结果对研究药物的相互作用潜力进行的分类。分类中描述的通常是试验用药物在按最大剂量、最短给药间隔情况下所产生的效应。

表 6-5　根据体内 PK 相互作用结果对促变药进行分类

促变药的分类	作为促变药与相应酶底物合用后导致底物指针药物 AUC 的变化
强效抑制剂	↑ ≥ 5 倍
中效抑制剂	↑ ≥ 2 倍且 < 5 倍
弱效抑制剂	↑ ≥ 1.25 倍且 < 2 倍
强效诱导剂	↓ ≥ 80%
中效诱导剂	↓ ≥ 50% 且 < 80%
弱效诱导剂	↓ ≥ 20% 且 < 50%

表 6-6　根据体内 PK 相互作用结果对受变药进行分类

受变药的分类	作为受变药与相应酶强抑制剂合用后导致药物 AUC 的变化
敏感底物	↑ ≥ 5 倍
中等敏感底物	↑ ≥ 2 倍且 < 5 倍

二、PD 相互作用研究的设计与评价

虽然绝大多数有临床意义的 DDI 是由于 PK 的改变，但也有一部分 DDI 主要是 PD 相互作用，不涉及药物血浆浓度及作用靶点浓度的改变，无法用某种药物在 PK 过程和作用部位浓度的变

化对药效结果进行评价和预测。根据单药及药物联用后的量效曲线，对药物联合作用效果进行分析，可分为协同、相加、拮抗作用，见表 6-7。PD 相互作用常用研究方法包括等效曲线图解法、合并指数法、响应曲面法、映射分析法等。

表 6-7 根据量效曲线对药物联合作用效果分类

类型	联合作用效果
相加作用（addition）	两种药物合用时，引起的效应等于它们各自单独使用时效应的代数和，称为相加作用。可发生相加作用的两种药物多作用于同一部位或受体，且能表现出相同的内在活性。作用于不同部位或受体的两种药物有时也能发生相加作用。相加作用的实质并非药物使另一种药物药效能增强，而只是两种药物同一效应的叠加
协同作用（synergism）	两种药物合用时，引起的效应大于它们各自单独使用时效应的代数和，称为协同作用。这种类型的 DDI 一般只见于作用部位或受体完全不同的两类药物之间；此外，作用于同一受体不同部位的两种药物也可能发生协同作用。协同作用是最为重要的药物 DDI 之一。临床上可利用它来减少药物的毒性反应，并能用小剂量的药物实现所需的效应，同时亦需要注意对严重不良反应的预防
拮抗作用（antagonism）	两种药物合用时，其中一种药物能降低另一种药物的效应称为拮抗作用，包括竞争性拮抗、非竞争性拮抗、化学性拮抗、生理性或功能性拮抗

（一）等效曲线图解法

等效曲线图解法也称等高线法、等辐射分析法等，使用的前提条件是药物与效应呈现剂量依赖关系，且联用药物中各单味药的量效关系 Hill 方程的 Hill 系数相同。等效曲线是描绘出达到相同药效时的药物的剂量组合曲线。主要用于两药在半数作用水平的剂量（D_{50}）分析，见式（6-9），后将此扩展到多个药效水平，见式（6-10）。

$$q = \frac{d_A}{D_{50,A}} + \frac{d_B}{D_{50,B}} \quad （q=1 \ 相加性，q>1 \ 拮抗性，q<1 \ 协同性）\tag{6-9}$$

$$q = \frac{d_A}{D_A} + \frac{d_B}{D_B} \quad （q=1 \ 相加性，q>1 \ 拮抗性，q<1 \ 协同性）\tag{6-10}$$

式中，联用剂量 $d_A + d_B$ 与单用剂量 D_A 和 D_B 均为等效剂量，d_A 和 d_B 分别表示两药在联用中的剂量，q 为联用指数。上述公式可在等效曲线上直观呈现，将产生相同药效的两药物的浓度组合用曲线连接，按照曲线的弯曲方向与程度来判断 DDI 的关系。等效曲线的形态反映 DDI 的类型。如等效曲线为直线表示两药药效呈相加作用；如等效曲线凹向坐标轴，表明两药联合应用时，较小的药量即可达到相同的药效，为协同作用；如等效曲线向远离坐标轴的方向凸出，表明达到相同药效需要更多的药物，为拮抗作用。

（二）合并指数法

合并指数法由周廷潮（Chow）和 Talalay 根据质量作用定律的中效方程式推导而来，其基本公式为

$$CI = \frac{(D)_1}{(D_x)_1} + \frac{(D)_2}{(D_x)_2} + \frac{\alpha (D)_1 (D)_2}{(D_x)_1 (D_x)_2} \quad （CI=1 \ 相加，CI>1 \ 拮抗，CI<1 \ 协同）\tag{6-11}$$

在某个 X 效应水平（如 90% 有效率），两药单用的等效量为 $(D_x)_1$ 和 $(D_x)_2$，联用的等效剂量为 $(D)_1 + (D)_2$。$(D)_1$ 和 $(D)_2$ 分别表示两药在联用中的剂量。$\alpha=0$ 时，表示药物单用药和联用药的三条量效线平行，说明药物作用具有相互排斥性（即相似的联合作用）。$\alpha=1$ 时，表示三条量效线不平行，药物作用为非排斥性（独立的联合作用）。

本法基于质量作用定律机制的联合作用分析方法，为目前常用方法之一；$\alpha=0$ 时等同于等

效曲线图解法；本法在形式上适用于量反应和质反应数据，但一般只适用质反应数据；当结论为协同性 DDI 时，如果药效增强有限，则没有临床指导价值，因此不适合应用于药物治疗学领域。

（三）响应曲面法

响应曲面法是在 Loewe Additivity 模型基础上延伸出的一种分析 DDI 的方法，可以用来估计和解释不同因素对因变量的影响。应用响应曲面法可以描述观察研究范围内的相互作用的类型，寻找最佳的相互作用区域。

响应曲面模型源自三维模型。研究者在研究 DDI 关系的过程中应用三维模型（如抗生素类、抗癫痫类、抗炎类及麻醉类等），通过收集和解析临床数据定量描述了响应曲面的图形特征，并在该曲面上找出了最优化的药效响应区域，响应曲面由一个三维曲面描绘，用 A 药、B 药的浓度（或剂量）和药效水平或产生相应药效的概率作为该曲面的三个坐标轴。通过该曲面可以描述药物各种剂量或浓度组合、各个药效水平（$EC_0 \sim EC_{99}$）的 PD 相互作用。响应曲面分析方法的实验步骤如下。①试验设计：为取得模型化所需的足够数据，首先要设计各种浓度组合，并观测、记录在这一浓度组合内 PD 反应。②选择合适的 DDI 模型：描述 DDI 的 PD 模型应该能够拟合并且预测出全浓度配比范围内药物的效应。③模型参数的求算：根据原始数据提供的信息，应用计算机程序求算模型中的各项参数。④响应曲面的绘制：运用所得模型预测值绘制三维图，以表示 DDI 的响应曲面。⑤ PD 模型的评价验证：对所选择的 PD 模型进行评价，包括拟合优度、参数可信度及响应曲面形状等。⑥相互作用方式的判断：应用可行的方法对 DDI 方式进行判定，并对相互作用的程度做出定量解析。在临床实践中，研究两个药物的相互作用不仅要考虑预期的药效，还要考虑可能出现的药物不良反应。响应曲面模型可以帮助我们寻找药效最满意、不良反应最小的给药方案，即建立最佳的反应阈值范围。通过计算机模拟可以将响应曲面模型与 PK 模型相结合，可为临床提供优化的给药方案，提高医疗质量及安全性。

（四）映射分析法

映射分析法应用范围为基于固定比例、连续剂量的量反应效应数据，作 DDI 定量分析。其特点是根据联用剂量变化，观察 DDI 动态变化。研究步骤：①设 A 药和 B 药联用，并固定比例（P）作联用量效曲线；② A 药和 B 药取常用量 D_A 和 D_B，两者比例为 P，并测得效应 E_A 和 E_B；③ E_A 和 E_B 映射到联用量效曲线上，可求得 A 药和 B 药等效剂量 $D_{A'}$ 和 $D_{B'}$；④联用剂量（D_{A+B}）在量效曲线上的映射值就为实测效应 $E_{obs}=E_{A+B}$；⑤ $D_{A'}、D_{B'}$ 在量效曲线上的映射值就为期望效应 $E_{exp}=E_{A'+B'}$，如不考虑校正系数，其简化公式为 $Q=E_{obs}/E_{exp}=(E_{A+B})/(E_{A'+B'})$。其中，$Q$ 为合用指数，$Q < 1$ 两药拮抗；$Q > 1$ 两药协同；$Q=1$ 两药相加。映射分析法可以用于临床和大动物等较少剂量和个体的实验，但其缺点为单药和合用剂量需在 EC_{50} 剂量以下，原则上联用的效果分析限定在其量效范围内，不得外推（图 6-3）。

PD 相互作用研究已有许多学者提出了很多定量评价的方法，并有一些 PD 相互作用软件被开发用于简化运算过程如 CalcuSyn、CompuSyn、CoDrug、CombiDrug 等。按照研究方法中判断相互作用的指数计算的依据不同，定量方法可分为比较效应型和比较剂量型。比较剂量型是固定效应，通过比较合用的期望剂量与实际剂量计算合用指数，此类评价方法有中效法、等效曲线图解法等。比较效应型是固定剂量通过比较合用的期望效应和实际效应计算合用指数，此类评价方法有映射分析法、概率和法、倍量法、参数分析法、多指标法、Bliss 法等。中药方剂分析最佳组合、最佳剂量和最佳的配比研究的实验设计方法还有权重公式法、正交法、正交 t 值法、均匀设计法等。综合来说，PD 相互作用定量评价是以量效关系作为基础的，主要应用于体外和临床前研究。而在患者体内开展基于量效关系的相互作用研究，剂量设置往往受到伦理学的限制，因此在临床研究中的应用有一定的局限性。

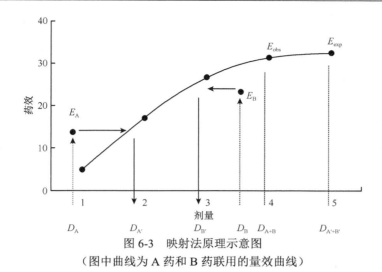

图 6-3 映射法原理示意图

（图中曲线为 A 药和 B 药联用的量效曲线）

第四节 药物相互作用研究的进展

一、PBPK 模型在药物相互作用研究的应用

（一）PBPK 模型简介

PBPK 模型是以解剖学、生理学、生物化学和物理化学为基础，由血液循环连接一系列具有明确生理意义的组织室构成的能够模拟药物在体内处置过程的数学模型，与其他数学模型相比更加全面地考虑了药物分布及特定组织的代谢和转运情况。

PBPK 模型的概念是由 Teorell 在 1937 年首次提出，Teorell 引入了多房室模型，将生物和生理组成部分纳入对 PK 数据的仿真。PBPK 模型是整合了对生理、生化和解剖等方面的认识，模拟机体循环系统血液流向，从整体的角度出发将机体各器官/组织相互连接，并遵循质量守恒原理建立的模型。模型由一系列代表各个器官/组织（如胃、肠、肝、肾、心、肺、脑、皮肤、骨骼等）的独立房室组成，这些独立的房室都具有明确的生理和解剖学意义。器官/组织通过动脉、静脉血液相连，每个器官/组织具有各自的血流速度、体积、组织分配系数和渗透性。PBPK 模型主要由三个部分组成：机制模型、系统参数和药物参数。PBPK 模型建模与模拟流程如下。

根据模型的用途构建初始结构模型，模型所包括的器官/组织由模型的用途和药物属性决定。药物进入各器官/组织的动力学和生化过程规律决定了其具体动力学机制模型的选择。①脂溶性小分子通常采用灌流限速模型，这种模型假设：输送药物的血流量是药物分布到体内不同脏器组织的限制因素，组织器官的细胞膜不是扩散的屏障，在稳态下，组织中的药物总浓度与血液循环中药物总浓度处于平衡状态，由药物特异的组织到血浆的分配系数（Kp）确定，而游离药物（即未与蛋白质结合的药物）浓度则相等。达到稳态的时间主要取决于特定组织的血流速率、组织体积和特异于该组织的 Kp 值。通常高灌注率的组织将比灌注不良的组织更快地达到稳态。②极性大的分子通常采用渗透性限速模型。药物通过细胞膜的渗透性是受限的过程。在这种情况下，生物体组织基本上分为两个房室，代表细胞内空间和细胞外空间，由作为扩散屏障的细胞膜隔开。在稳态下，两房室中的游离药物浓度通常能达到相等的平衡，达到平衡的时间高度依赖于特异于药物的渗透性，而不是血流速率；渗透性用于估计渗透率常数，该常数驱动着细胞内和细胞外浓度之间的平衡。

获得模型输入参数，模型参数分为生理参数和药物参数两大类。生理参数描述机体解剖结构和生理过程如消化道各个部位的腔液体积、血流量、转移时间、pH、肠段的长度及内径等、CYP 丰度等，药物参数如分子量、有效渗透系数、pKa、log$P$、粒径、溶解度、沉降系数、降解系数、酶和转运体动力学等由化合物本身性质决定。生理参数可通过实验数据求得。

　　输入试验设计进行模拟以获得模型预测值，将临床药物试验获得的实测值与模型模拟生成的预测值进行比较来评价模型。若模型无法通过评价则需要进行敏感性分析优化模型的参数和（或）改进假设优化模型的结果，然后对优化后的模型再次进行评价。PBPK 模型在新药开发领域主要应用于预测临床前/临床 PK 特征、确定口服吸收特性（包括食物影响和制剂因素）、预测 FIH 剂量、预测临床 DDI，以及预测儿童、老人、孕妇等特殊人群的 PK 特征。PBPK 建模与模拟的流程如图 6-4。

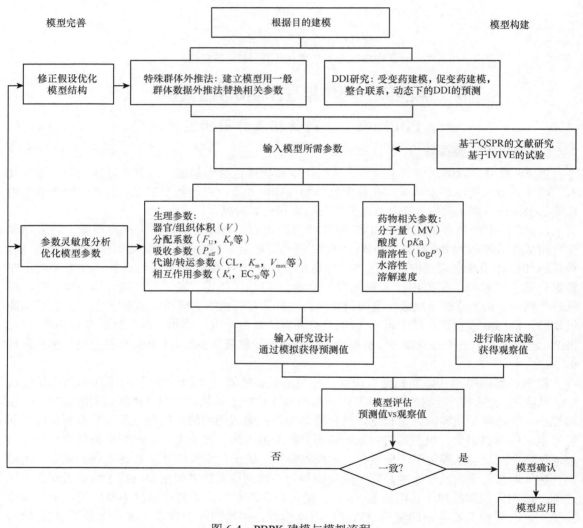

图 6-4　PBPK 建模与模拟流程

　　目前已有专业的 PBPK 软件帮助进行相关的建模工作，如 Simcyp、GastroPlus、PK-Sim、Cloe Predict、PKQuest 等。此类软件用户界面友好，无须用户具有专业的建模和编程能力，自身带有预先构建好的 PBPK 模型，可以在不同程度上进行自定义，大大简化了 PBPK 的建模过程。

（二）PBPK 模型进行 DDI 研究的策略

PBPK 作为预测 DDI 重要工具，在确定 DDI 试验策略、豁免部分 DDI 临床试验、设计 DDI 临床试验，以及指导用药实践方面都发挥着十分重要的作用。

使用 PBPK 方法预测代谢酶抑制剂和代谢酶诱导剂对创新药 PK 特征的影响，并能够支持其注册，FDA 推荐了如下策略。

（1）使用体外试验数据和人体单次给药 PK 数据建立模型，并使用其他 PK 数据验证该模型（整合可能发生 DDI 的酶动力数据）。

（2）使用体现 DDI 机制的数据建立抑制剂模型，并使用已知指针药物的 DDI 体内数据验证其模型。

（3）预测 DDI 临床试验 PK 数据验证并优化底物模型。

（4）根据关键 DDI 临床试验 PK 数据验证并优化底物模型。

（5）模拟虚拟人 PBPK 试验，支持其他 DDI 情况下的剂量调整。

PBPK 可整合临床前研究和临床 PK 数据而具有较强的预测效力，故成为 DDI 试验豁免的有力工具。目前 PBPK 应用于 DDI 豁免最常见的案例为创新药作为主要经某一代谢酶代谢消除且为该代谢酶的底物，在人体试验开展前利用非临床数据建立 PBPK 模型预测 I 期临床试验 PK 数据，并根据 I 期临床试验 PK 数据优化模型以预测 DDI 的可能，而后应合并使用该代谢酶的强抑制剂和强诱导剂（促变药）开展 DDI 试验来验证模型的可靠性，然后外推至合并使用该代谢酶的中等和弱抑制剂及诱导剂的情况，从而豁免部分 DDI，这种策略已经在 FDA 审批过程中多次被成功应用。

PBPK 还可帮助设计前瞻性 DDI 的试验方案进行，如可以使用 PBPK 模型进行剂量选择，确定安全剂量范围内最大剂量进行研究，此外，PBPK 模型还可以考虑个体间变异来源，如年龄、性别、种族和遗传多态性等变量，以最终预测相应变量的虚拟群体中 DDI 的风险和程度。

在临床治疗过程中，通过构建 PBPK 模型回顾性分析既往 DDI 临床数据为患者剂量优化提供有力的佐证。

二、PopPK 在药物相互作用中应用

（一）PopPK 模型进行 DDI 研究的方法

临床研究中（包括 I 期阶段及 II / III 期或上市后阶段）可通过稀疏或密集采集血样所获得的数据进行 PopPK 分析，这种分析对于探讨已知或新发现的相互作用的临床重要性及对于提出剂量调整的建议都极具价值。不同阶段 DDI 研究的差异见表 6-8。对于 II / III 期或上市后阶段的 DDI 研究，通常以适应证患者为研究对象，有针对性地收集影响评价 DDI 的相关信息（如给药剂量、给药时间、终止给药时间、合并用药类别及可显著影响药物暴露的其他临床因素），以达到能充分观察到潜在 DDI 的目的。

表 6-8 不同阶段 DDI 研究的差异

	I 期阶段 DDI 研究	II/III 期或上市后 DDI 研究
受试者	通常为健康志愿者	通常为适应证患者
设计类型	专门以 DDI 为目的的前瞻性研究，分析合并用药对在研药物（作为受变药）、在研药物（作为促变药）对其他药物的影响，包括 （1）基于指针药物的 DDI 研究 （2）临床常见合并用药品种的 DDI 研究	既可以是独立研究，也可以是临床大规模试验中的一部分，将合并用药（ConMed）作为协变量，分析合并用药对目标药物 PK 的影响，主要包括 （1）ConMed 是一种固定的、有计划的联合治疗 （2）ConMed 不是固定的，但可能为整个研究的背景疗法 （3）ConMed 为计划外的合并用药

	Ⅰ期阶段 DDI 研究	Ⅱ/Ⅲ期或上市后 DDI 研究
剂量	有可能与治疗剂量不一致，受变药常为单剂量，有可能低估稳态浓度的影响	通常为治疗剂量，按疗程多次用药
样本采集	密集采样	通常为稀疏采样
结果	结果比较明确，可发现和预测潜在的相互作用	结果受试验设计和数据质量影响较大，可探讨已知或新发现的相互作用的临床重要性，以及对于提出剂量调整的建议

分析合并用药对目标药物 PK 的影响，目前最常用的方法是将 ConMed 视为一个静态或时变的分类二元协变量。评估合并药物对目标药物的影响的模型有下列形式之一：

$$P=\theta_{ref}+\theta_{cm}\times ConMed \tag{6-12}$$

$$P=\theta_{ref}(1+\theta_{cm}\times ConMed) \tag{6-13}$$

$$P=\theta_{ref}\times\theta_{cm}^{ConMed} \tag{6-14}$$

θ_{ref} 是指在未合用 ConMed 时的 PK 参数（如清除率、表观分布容积）的群体典型值，P 是指在合用 ConMed 后的 PK 参数的群体典型值，θ_{cm} 是 ConMed 对 PK 参数的影响因子，ConMed 是分类二元变量，如果患者存在 ConMed，则 ConMed 赋值为 1，否则赋值为 0。式（6-12）为加法模型，式（6-13）和式（6-14）分别为乘法和指数模型。一般优先采用乘法和指数模型。

对于 ConMed 为计划外合并用药的 PopPK 研究，由于在试验中收集的 ConMed 数据在剂量、给药时间方面的不确定性，可以考虑采用两阶段方法，目的是将 ConMed 分析降级到二级评估阶段，从而减轻 ConMed 对不具有这种不确定性的协变量（如体重、年龄）的影响。在第一阶段，建立了一个不含 ConMed 的暂定协变量模型。在第二阶段，在第一阶段构建的协变量模型基础上添加 ConMed。最后，对第二阶段模型中的所有参数进行重新估计。如果第二阶段的参数估计与第一阶段相差很大，这可能表明 ConMed 与模型中的其他协变量存在相关性或线性，从而导致第二阶段模型在数值上不稳定。在这种情况下，从第一阶段确定参数并在第二阶段单独估计 ConMed 的效果可能是有用的。先验知识的大小和机制的 ConMed 也应该被用来作出适当的判断。该方法的一个改进是预先假设特定的 ConMed 显著影响目标药物的 PK，并将 ConMed 的效应直接构建到基础模型中；此后，其余的 ConMed 将像以前一样进行测试。

对于Ⅰ期数据及 ConMed 为计划内的特定药物组合或附加治疗试验，因为 ConMed 给药是经过仔细控制的，相对于受变药给药而言，剂量和用药时间的不确定性很小。研究这种 ConMed 应该包括作为协变量模型开发的第一阶段的一部分，而不应采用两阶段方法。

（二）PopPK 模型进行 DDI 研究的影响因素

根据 PopPK 的研究结果可探讨合并用药对在研药物 PK 行为的潜在影响。检测 DDI 的能力取决于很多因素，包括药物相互作用的程度和试验设计，特别是抽样方案，服用和不服用 ConMed 的患者相对于未服用 ConMed 的患者的数量，以及两种情况下有数据的患者总数量。有学者指出，在受试者之间的变异性相对较低（＜25%）的情况下在检测 DDI 效应时，使用 ConMed 具有足够功效（90%）的受试者至少为 30 人（或占总研究人数的 5%～10%）。

在研药物的剂量、用药频次与用药时间，可能会影响模型的敏感性。如果数据允许，应尽一切努力确保捕获这些关于剂量方案的重要信息，并将其作为评估的一部分纳入。促变药对受变药的 DDI 作用程度受用药时间影响，某些促变药可能产生影响的时间窗有限（如抗酸剂），而有些促变药的影响时间跨度较长（如肝药酶抑制剂），所以根据 PK 样本采集当天给药与否来对进行 ConMed 赋值不一定合适。例如，伊曲康唑抑制 CYP3A4，其消除半衰期为 16～28h。

如果伊曲康唑在 PK 样品采集前一天停止给药，伊曲康唑的抑制作用可能仍然存在，因为在 PK 样品采集当天伊曲康唑浓度持续存在，可能需要 4 天的时间窗。

采用 PopPK 分析人群中的 DDI 研究结果已越来越多地应用于新药注册及指导临床合理用药，如维多珠单抗（vedolizumab）的 FDA 新药注册临床药理审评报告中介绍了根据 III 期临床研究数据建立 PopPK 模型，对联合给予合并药物（甲氨蝶呤、6-巯基嘌呤、硫唑嘌呤、对氨基水杨酸等）对维多珠单抗的 PK 的潜在影响进行分析。将 ConMed 定义为时间依赖的二元分类协变量。对 PK 模型中的线性 CL（CLL）进行分析，估计的协变量参数值为 1，表示 ConMed 对 CLL 没有影响，偏离 1 的程度表示 ConMed 对 CLL 的影响程度。本研究 CLL 的群体模型估计及其相应的 95%CI 表明，合并药物（甲氨蝶呤、6-巯基嘌呤、硫唑嘌呤、对氨基水杨酸等）的存在并不影响维多珠单抗的 PK 行为。

复习思考题

1. 简述药物相互作用定量研究的主要目的。

2. 简述新药相互作用风险预测的方法和顺序。

（孙　华　陈舒晴　刘　亚　谢海棠）

参 考 文 献

孙瑞元，郑青山，2004. 数学药理学新论 [M]. 北京：人民卫生出版社.

Bonate P L, Ahamadi M, Budha N, et al, 2016. Methods and strategies for assessing uncontrolled drug-drug interactions in population pharmacokinetic analyses: results from the International Society of Pharmacometrics (ISOP) Working Group[J]. J Pharmacokinet Pharmacodyn, 43(2): 123-135.

Chou T C, 2006. Theoretical basis, experimental design, and computerized simulation of synergism and antagonism in drug combination studies[J]. Pharmacol Rev, 58(3): 621-681.

Rowland A, van Dyk M, Warncken D, et al, 2018. Evaluation of modafinil as a perpetrator of metabolic drug-drug interactions using a model informed cocktail reaction phenotyping trial protocol[J]. Br J Clin Pharmacol, 84(3): 501-509.

第七章 群体药动学/药效学

学习要求：掌握群体药动学/药效学的定义，群体药动学/药效学的常用研究方法，熟悉群体药动学/药效学模型在临床研究中的应用，了解群体药动学/药效学模型的建模过程。

第一节 概 述

一、背 景

PopPK 是指关于个体之间药物浓度变异来源和相关性的研究。患者的某些人口统计学特征、病理生理学特征及治疗方面的特征，如体重、排泄和代谢功能及接受其他治疗，能够有规律地改变剂量-浓度关系。例如，在给药剂量相同的情况下，主要由肾脏排除的药物在肾衰竭患者的稳态浓度通常高于在肾功能正常患者中的稳态浓度。PopPK 的目的就是找出那些使剂量-浓度关系发生变化的、可测定的病理生理学因素，确定剂量-浓度关系变化的程度，从而在这些变化与临床上有意义的治疗指数改变相关的情况下，能够恰当地调整剂量。

群体方法与 PK/PD 理论的结合形成了群体药动学/药效学（PopPK/PD）研究方法。群体方法的引入使药物的 PK 和 PD 特征在人群中的变异及引起这些变异的因素得以鉴别和量化，进而实现了在亚群体中对药物的安全性和有效性进行更高效及真实的评估。PopPK/PD 研究可充分利用药物研发中各个阶段的试验信息，将多个不同试验设计的临床研究数据进行汇总分析，更为准确地描述 PK/PD 特征，并据此进行剂量选择和临床试验模拟，比较和优化给药方案。

PopPK/PD 理论的起源可追溯至 20 世纪 60 年代末。1972 年 Lewis Sheiner 首次系统阐述了非线性混合效应模型的理论，并举例叙述了应用该理论分析临床稀疏数据、获取 PopPK 特征的过程，开启了应用 PK/PD 理论开展个体化用药的先河。1980 年，Lewis Sheiner 和 Stuart Beal 成功开发了首个 PopPK/PD 计算软件 NONMEM，该软件的诞生代表了该技术从理论真正走向了实践应用。近年来 NONMEM 获得迅速发展，已被认为是 PopPK 分析的金标准，也是应用最为广泛的定量药理建模与模拟软件。

1999 年 2 月，FDA 首次发布针对 PopPK 的技术指导原则，为 PopPK 在新药研发中的应用及研究报告的整理等提供技术指导。随着研究技术的不断发展，时隔 20 余年，FDA 于 2022 年 2 月对该指导原则进行了更新，该指导原则不仅对于业界，而且对于世界，都具有更大的指导意义。2007 年 6 月，EMA 发布了 PopPK 研究报告的指导原则，为 PopPK 研究结果的整理和呈现提供指导，并在该指南中明确，研究报告的整理原则同样适用于 PopPD 研究和 PK/PD 研究。日本药品与医疗器械管理局（Pharmaceuticals and Medical Devices Agency，PMDA）于 2019 年发表了 PopPK/PD 分析指南。我国 NMPA 已经发布 PK 相关指导原则，如《抗菌药物药代动力学/药效学研究技术指导原则》及《儿科人群药代动力学研究技术指导原则》中重点提到 PopPK/PD 研究的应用，同时国内学者于 2019 年发表《新药研发中群体药动学/药效学研究的一般考虑》，已达成了专家共识。国家药品监督管理局药品审评中心（Center for Drug Evaluation，CDE）2020 年底发布《群体药代动力学研究技术指导原则》。随着我国新药研发的发展，PopPK/PD研究将发挥越来越重要的作用。

PopPK 考查药物在体内的吸收、分布、代谢和排泄等过程，而 PopPD 分析体内的药物浓度与疗效，PopPK/PD 研究是定量药理学的基石，定量描述了药物、机体和疾病之间的关系，可作为新药研发、临床制订和优化给药方案的强有力工具。应用的主要方面包括筛选临床试验剂量方案、推导用于协变量效应分析的临床试验样本量和采样方案、推导暴露量数据用于量效关系分析、儿科试验设计、特殊群体用法用量、药物相互作用研究等。

二、PopPK/PD 相关基本概念与研究方法

（一）相关基本概念

（1）群体典型值：表征药物在典型患者中的处置情况，常以参数的平均值（也称群体值）表示。所谓典型值，是指有代表性的、能表征群体特性的（或某一亚群特点的）参数。

（2）协变量：通常包括治疗方案因素（如药物剂量、给药间隔、给药路径、合并治疗等），以及患者群体的人口学分布情况（如种族、生活地域等）、病理状态（如疾病进程、合并症等）、生理学状态（如体重、性别、排泄和代谢功能等）等。

（3）确定性变异：指年龄、体重、身高、体表面积、性别、种族、肝肾等主要脏器功能、疾病状况，以及用药史、合并用药、抽烟、喝酒、饮食习惯、环境、遗传特性等对药物处置的影响，这些因素是相对明确和固定的，又称为固定效应。

（4）随机性变异：包括个体间和个体内变异（又称残差变异）。个体间变异是指除确定性变异以外，不同患者之间的随机误差。个体内变异是指因不同实验研究人员、不同实验方法和患者自身随时间的变异，以及模型设定误差等形成的变异。这些变异又称随机效应。

（二）PopPK/PD 参数的类型

（1）固定效应参数（fixed-effect parameter）：是具有特定值或标量值的模型元素，代表模型中的结构元素，如 PK 模型中的清除率（CL）或表观分布容积（V）。在群体模型中，结构模型的固定效应参数定义了该模型结构参数的群体典型值或中心趋势。固定效应参数可作为参数变异模型的组成部分，表示个体间可量化的系统性变异。固定效应参数也可作为个体内变异模型中的元素或用于其他建模技术。但无论在模型中如何使用，固定效应参数都只能是一个单一的"固定"值，这个值在计算过程中不断更新，直至收敛。模型最终的固定效应参数值是能够使目标函数值（objective function value，OFV）最小化或到达其他估算终止条件的参数值。

（2）随机效应参数（random-effect parameter）：随机效应是一类未知的、难以测量或不可观测的因素，用来量化固定效应参数无法解释的变异或模型预测误差。主要分为个体间变异（between-subject variability，BSV）和个体内变异（within-subject variability，WSV），后者也称为残差变异（residual variability，RUV）。个体间变异是指个体参数值相对于群体典型值的偏离；个体内变异是指个体预测值（individual prediction，IPRED）相对于实际观测值的偏离。个体间变异和个体内变异分别用 η（ETA）和 ε（EPS）表示，一般假设个体间变异和个体内变异均符合均值为 0 的正态分布。

（三）PopPK/PD 常用的研究方法

群体方法在药物研发中最常用的方法包括两阶段法和非线性混合效应模型法。

（1）两阶段法（two stage approach）：先采用非房室分析或房室模型等方法计算每例受试者的 PK 或 PD 参数，然后通过统计方法（图示法、方差分析或相关性分析等）探索并估算 PK/PD 参数与各个潜在因素的相关性。

（2）非线性混合效应模型法（nonlinear mixed effects model approach）：非线性混合效应模型又可称为分层非线性模型（hierarchical nonlinear model）。混合效应泛指固定效应与随机效应，非线性是指这两部分都可以以非线性模型方程式描述。非线性混合效应模型法是 PopPK/PD 研究的核心方法。相对于两阶段法，基于非线性混合效应模型法的 PopPK/PD 研究不仅可以建立 PK、PD 参数的定量关系，同时估计群体典型值、个体间变异与个体内变异，处理和采用稀疏数据，还可以在此基础之上同时鉴别并量化影响 PK/PD 参数的协变量因素。

采用非线性混合效应模型的 PopPK/PD 模型分析能够定量描述个体的剂量/暴露-反应关系及协变量对此关系的影响。相对于传统的 PK/PD，PopPK/PD 的研究不仅仅是一种简单的扩充，更是对传统临床研究方法和理念的一种变革，其优点如下。①分析稀疏数据（sparse data）的能力，在临床研究中，可得到许多零散的数据，这些数据来自很多个体，由于实际操作的困难或由于伦理原因，从每一个患者中获取数据并不多，这些数据被称为稀疏数据，用传统研究方法难以分析，群体分析可用稀疏数据来估算 PopPK/PD 参数。非线性混合效应模型法使得研究临床Ⅱ期和Ⅲ期更大群体中的药物暴露、有效性、安全性、量效关系成为可能。②分析变异（variability）的能力，同其他生理参数一样，PK 参数存在明显的个体差异，只有对引起个体变异的原因有深刻的了解，才能灵活地调整用药方案。PopPK 用 PK 参数来定量描述这种群体内的变异，并分析性别、基因型、肝功能、肾功能及合并用药等因素对 PK 参数的影响，从而更好地预测用药剂量或治疗效果，这也是 PopPK 的主要任务。③对协变量整合和分层的能力，非线性混合效应模型法可以整合临床前、临床各个阶段的试验信息、药物机制、内部数据或外部文献等信息；利用协变量对群体进行分层，解析变异来源。④模拟的能力：非线性混合效应模型法融合药物、机制、疾病、变异、试验设计等多种因素建立的模型可以进行相对完整的临床试验模拟，进而成为新药研发与评审决策的重要工具。

三、PopPK/PD 研究的应用

PopPK/PD 研究定量描述了药物、机体和疾病之间的关系，可作为新药研发、临床制订和优化给药方案的强有力工具，贯穿于新药的发现、研发、上市后评价的整个生命周期中。PopPK/PD 研究在当前临床新药研发和监管中常见的基本应用可举例为以下五个方面。

（一）剂量选择

PopPK/PD 研究及量效关系研究为剂量选择提供关键依据。例如，PopPK/PD 研究可以将肾功能不全患者和肾功能正常患者进行分层研究，得到肾功能和药物暴露之间的相关性，从而按患者肾功能情况给予不同剂量。PopPK/PD 研究还可以模拟未经试验过的给药方案下的药物暴露水平，如 PopPK/PD 分析可预测增加负荷剂量、改变给药剂量或给药频率引起的暴露变化，为药物研发后期临床试验的剂量选择和调整提供依据。

（二）儿童给药剂量与试验设计

对于早产儿、新生儿和儿童，药物的有效性和安全性得不到保障，一般临床上药物剂量以经验给药为主，经常出现药物用量不足或者是过量，导致此类事件的发生主要是因为该类群体的样本收集和获得非常困难。PopPK/PD 模型分析实现了从早产儿、新生儿和儿童群体中获得的稀疏数据从而推算不同年龄组适合的给药方案，所以 PopPK/PD 模型分析在儿科药物研发的过程中对药品剂量的确定和方案的选择起到了重要作用。在儿童给药的参数的推导时应考虑以下几点：①生长发育对数据外推的影响（如异速增长模型）；②年龄对药物在儿童各年龄段体内吸收、分布、代谢、排泄的影响；③儿童剂型的生物利用度。还应关注的方面包括儿科剂量选择需充分评估成人和儿科患者在疾病进程及治疗方面是否有差异、剂量/暴露-反应关系方面是否有差异，以及模型的不确定性等多方面因素。

（三）特殊人群

经典的 PK/PD 研究均着眼于个体对象，试验设计是为了得到个体中药物的代谢变化和效应的详细数据，欠缺从实际角度去考虑临床的治疗环境。从实际的临床治疗环境下和医学理论出发，药物治疗中特别是老年人及重病患者不可能按照传统的设计去观察 PK/PD。与经典的 PK/PD 不同的是，PopPK/PD 模型则是宏观地从生物学的角度理解和从临床实际操作去考虑问题，它把群体作为分析单位而不是个体。这样带来的优势就是在每个个体病例上只需要几个点的参数，但是病例数较多。因此 PopPK/PD 的研究结果可以支持特殊患者使用，并将其写入药品说明书。例如，由于高毒性药物在无相关临床状况的肝/肾损害患者中进行独立的 PK 研究有可能违背伦理，可考虑在临床试验目标群体中纳入肝/肾损害的患者。通过良好的 PK 研究设计获得足够的 PK 信息，进行 PopPK 分析考查肝/肾损害对 PK 特征的影响，以帮助判断此类患者是否需要进行剂量调整，并支持说明书中的用药方案。

（四）DDI

DDI 的重要研究手段就是 PopPK/PD。药物的 PK 相互作用发生在药物的吸收、分布、代谢、排泄环节，而 PD 相互作用主要取决于药理机制，将对药物的生理生化过程产生影响。通常仅考虑 PK 或者 PD 并不能全面说明 DDI，可以建立药物的 PopPK/PD 模型，根据药物合用后的 PPK、PPD 参数是否发生变化，判断是否发生 DDI。在应用 PopPK/PD 研究时建议考虑以下几点：① DDI 的研究对象是一种药物，而不是一类药物；②当几种药物合并使用时，在作用机制和代谢途径相似的情况下，可以考虑将几种药物合并为一个协变量；③ PopPK/PD 模拟可以推荐合并用药所需的最小例数和采样方案；④对在生理上可能相关的协变量需要全面考虑。

（五）种族差异

种族差异是指不同人种之间体质、形态等方面的差异。在药物的治疗指数比较宽的情况下，种族差异则几乎没有什么影响。某些药物即使存在明显的种族差异，在人体中的血药浓度差异很大，但由于其治疗指数宽，这种差异对药物的疗效和安全性并不产生影响。但对窄治疗指数药物，种族差异就可能对药物的有效性和安全性产生影响。如果不同种族人群之间的药物血浆浓度有 10% ～ 20% 的差异，则可能导致治疗学的不同。PopPK/PD 研究可整合多个密集或者稀疏采样临床试验的数据，并经过量化后得到特定种族人群相关的 PK/PD 参数。与传统的小样本 PK/PD 参数相比，PopPK/PD 模型对种族差异的评估则更加科学和合理。当不同种族的受试者人群在某些协变量的分布上有明显差异，并且这些差异显著影响 PK/PD 参数时，使用 PopPK/PD 研究可以定量种族和协变量相关性及影响的大小，为阐述种族差异提供证据。

在新药的研发中，PopPK/PD 研究除了以上应用外还有更广泛深入的用途。例如，PopPK/PD 研究结合疾病病理、转化医学等信息为生物标记物与疾病在临床的相关性提供解释，促进人类对疾病的认知。它还可以结合临床试验运营等信息的模拟实现临床试验模拟，为研发和试验设计提供证据。

第二节　群体药动学/药效学研究设计中的相关考虑

群体方法可用来探讨生理情况和病理生理情况对最终模型参数的影响。在着手进行群体研究以前，应当提前了解药物的初步的 PK 资料及在人体内的主要排除途径，对模型有充分的认识。PopPK/PD 研究相关的临床试验设计根据药物所处的不同临床阶段会有不同考虑。

Ⅰ期临床试验为了精确定量药物的 PK 属性采用密集采样获取血药浓度数据，对某些 PD 数据（如血糖）也尽可能进行密集采样。这个阶段对于理解药物的 PK/PD 行为至关重要，也是后续 PopPK/PD 研究的出发点。Ⅱ期和Ⅲ期临床试验，在大规模患者群中密集采样会变得不切实际。PopPK/PD 研究能够有效利用稀疏数据。设计 PopPK/PD 研究相关的 PK、PD 指标采样时，需要考虑现实试验情况的局限性，如采样次数、采样时间、每个受试者的标本数量、受试者例数等。如果能够根据Ⅰ期临床试验的密集采样数据，通过建立的 PopPK/PD 模型模拟试验设计会使试验设计更为有效。当受试者例数、每个受试者的标本数量方面存在很大的局限性时（如儿童或老年人群等），优化采样设计就变得格外重要。优化采样设计能够使临床试验为 PopPK/PD 研究提供更丰富的信息。以下主要介绍 PopPK 相关的试验设计方面考虑，PD 研究可以此作为参考。

一、研究人群

根据临床试验的主要研究目的合理选择研究人群。受试人群的协变量分布需足以支持拟开展的协变量分析。纳入群体分析的人群可以是涵盖主要研究目的的全部人群或部分人群。两种情形下均需在分析计划中明确纳入分析的人群范围和剔除标准，表征其代表性。

对于包含亚群体或特定群体的研究，如儿科患者、老年患者等，可考虑根据研究需要，按照群体的特征变量如年龄等分层入组受试者。肝/肾功能损害患者，也可考虑根据研究需要按照疾病严重程度分层入组，以准确全面地评价各个疾病状态的 PK/PD 特征。

二、样本量

样本量对于 PopPK 参数的估算具有重要影响。通常在临床试验前可能无法获得全部重要影响因素信息，因此，在满足临床试验自身主要研究目的的基础上，尽可能多地将受试者纳入研究，以便考查不同受试者特征对药物体内 PK 行为的影响，优化给药方案。对于重要的待评价影响因素，应在不同水平有充分的样本量且具有代表性。考虑到分析效能，应尽可能合并多个临床研究进行分析。

三、协变量

协变量的选择、分布特征及其样本量是开展 PopPK/PD 分析的重要基础。PopPK 分析考查的协变量一般需包括受试群体的人口统计学信息（如种族、性别、年龄、体重、体表面积等），同时，根据研究目的收集相关协变量信息，如实验室检测指标（如肝、肾功能指标，血常规等）、合并用药、遗传信息（如基因型等）、病理学信息（如疾病分型、严重程度、发病历史、并发症等）等。应避免盲目筛选协变量，建议基于研究目的、临床实际情况、药物作用机制、生理学和临床药理学考虑等进行分析。

当 PopPK 分析中某个连续型协变量分布较窄、某个分类协变量的类别中受试者样本量不足（对于分类协变量）或当协变量数据代表性不足时，PopPK 分析结果可能无法充分支持该协变量对药物暴露的影响情况。目前已有多个连续型协变量定义了不同分级的临界值（如年龄、体重、肌酐清除率等），若考虑基于这些连续型协变量的不同分级进行剂量调整，其协变量信息需覆盖目标分级的整个范围，而不仅仅是分布在目标分级的上端和（或）下端。协变量分布范围和频率的增加，可提高发现具有临床意义协变量的概率，并降低协变量假阳性的概率。

四、采样设计

PopPK/PD 分析中 PK、PD 参数的精密度和准确度取决于多种因素，包括受试者总样本量、个体采样样本量、采样设计等。用于 PopPK/PD 分析的采样时间窗可根据执行的可操作性进行设计，临床试验过程中需准确记录实际的给药时间和采样时间。若需评估合并用药的影响，需同时收集合并用药的给药信息。

当个体受试者的采样样本量有限时，采样时间的设计尤为重要。可根据研究目的和药物特点，前瞻性地设计采样时间表，以提高分析结果的可靠性。常用的两种采样设计如下所示。

1. 谷浓度采样设计（trough sampling design）　谷浓度采样设计是指采集每个受试者药物谷浓度时或接近药物谷浓度时（即下次给药前）的血样。谷浓度尽管包含了一定的吸收和分布信息，但信息主体主要集中在消除相。由于单个谷浓度采样设计无法评估个体内变异，所以在条件允许的情况下应当使用多个谷浓度（推荐至少 3 个谷浓度）采样以保证个体内变异和个体间变异能够得到评估。

2. 全 PopPK 采样设计（full population PK sampling design） 全 PopPK 采样设计有时也被称为实验性 PopPK 设计（experimental pharmacokinetic design）。全 PopPK 采样设计在给药后对每一个受试者多个不同时间点（如最佳采样点，optimal sampling time）进行采样，通过全部受试者的血药浓度信息来描述 PopPK 特征。场景间变异（inter-occasion variability，IOV）会影响到协变量、个体内变异、个体间变异的准确估算。试验设计方面可以通过每一个受试者在多个场景采样来保证至少有一个适度规模的受试者子集提供不止一次的数据以估算场景间变异。

五、检 测 物 质

PopPK 分析的对象通常为原型药。在代谢物有活性、代谢物水平较高或其影响药物暴露-效应关系等情形下，根据研究目的可考虑对代谢产物进行分析。PopPK 分析的指标包括但不限于体循环中的药物暴露、其他生物样品（如尿液、唾液、脑脊液，药物作用靶点器官或组织等）中的药物暴露及通过影像学方法量化组织中药物浓度所得到的暴露等。

六、生 物 样 品 分 析

评估生物样品分析的误差对于 PopPK 研究的影响，需采用符合相关指导原则要求、经过验证的分析方法进行待测物生物样品分析。采用中心实验室进行检测，若在不同检测机构进行生物样品分析，需对各机构间检测结果的一致性进行评价。生物样品的采集、处置、保存、转运及生物样品分析建议参考符合监管要求的相关指导原则。

七、其 他

用药依从性差也可能导致 PopPK 参数解读偏差，故在临床试验过程中应采取适当措施提高依从性，并在受试者日志或病例报告表中做好与用药依从性相关的客观记录。

第三节 群体药动学/药效学模型的建立

PopPK/PD 模型分析过程可以分为分析前期、分析期、报告期。如表 7-1 所示，分析前期包含分析计划、数据处理、探索分析。检视试验数据，将试验数据处理成适合模型运算的模式，对试验数据进行探索性分析，熟悉数据的特点。分析期包含基础模型、协变量建模、最终模型、模型评价、推断与模拟。本期确定 PK 基本结构模型；随机效应和固定效应的加入，筛选协变量，构建协变量模型，最后通过模型的校验得到最终模型。报告期的 PopPK/PD 模型分析报告为最终交付文档。本文以 NONMEM 为例进行讨论。下文就 PopPK/PD 模型分析各个环节予以介绍。

表 7-1 PopPK/PD 模型分析流程

分析前期	分析计划 目的、假设、数据、基础模型、协变量筛选、模型评价等细节需要详细定义	数据处理 数据经过清洗，整合得到分析数据集	探索分析 揭示数据中潜在的规律，也可纠正和验证模型假设等
分析期	基础模型 基础模型的建立与优化主要分为结构模型与随机效应模型的建立与优化	协变量建模 对于构建 PopPK/PD 模型至关重要，需要各专业人员共同参与讨论	最终模型 通常指经过筛选所有潜在协变量之后保留具有重要科学或临床意义统计检验显著的协变量的最精简模型
		推断与模拟 推断需要考虑参数精度和临床实际意义，模拟则根据需要确定信息的层级	模型评价 方法和内容取决于建模的目标，可分为内部评价和外部评价或基于预测和基于模拟的评价
报告期	分析报告 通常包括 9 个部分：摘要、研究背景、目的、数据、分析方法与假设、结果、讨论、结论、附录		

一、分析计划

分析计划是所有数据分析和建模工作中最重要的一步，特别是在定量药理学模型的开发和分析中。分析计划可明确建模分析的目的、假设和基本流程，保证分析的一致性和可重复性，是数据分析和模型建立过程中的必要步骤。FDA 和 EMA 发布的关于 PopPK 分析的技术指南文件均指出了分析计划的重要性，建模分析前须制订分析计划，强调需要确定分析假设和决策规则，以及偏离计划分析时的处置，最大限度地减少建模过程中人为因素带来的影响，增加可信度。

分析计划中通常至少包含以下内容：研究目的、数据来源说明、拟分析数据的性质（如密集和稀疏数据）、整体建模策略/程序、常见分析问题的处理（如缺失值、低于定量下限的浓度及离群值的处理）、建模软件、拟考查的结构模型和误差模型、拟考查的协变量和协变量模型、模型选择标准及模型评价方法等。若群体研究包含多个研究目的，列明主要研究目的和次要研究目的。若基于已有模型开展新的群体研究，如将研究药物在其他适应证或已知患者人群中建立的模型应用于新适应证的目标人群，或将基于成人患者建立的 PopPK 模型应用于儿童患者，需详细说明已有模型的应用情况。

制订分析计划可提高研究周期和资源管理的透明度，在开发计划时间表中纳入建模工作的结果和关键节点的能力，以及在信息传递时间有限的情况下，在得到最终结果之前能够投入时间和资源来考虑对可能结果的解释。面向团队的分析计划的制订过程可以直接减少完成建模和仿真工作的时间，并且如果分析计划工作可以直接转化为代码甚至报告文本，则准备后续的汇总报告的时间也可减少。当团队对于结果的审查可能有助于进一步的规划时，关键停止点和决策点也可以根据该计划来阐明。PopPK/PD 研究需要多专业进行协作研究以解决临床研发具体问题，因此需要定量药理学工作者和临床研发团队进行沟通，以确定最佳研究方案。

二、数据处理

数据质量是 PopPK/PD 模型分析的根本前提。因此任何数据相关问题和操作都必须严格记录。

（一）数据组成

一般情况下开展 PopPK/PD 模型分析时，数据集由给药方案、体内暴露量、时间数据、协变量等数据组成。给药方案通常包括给药剂量、时间、途径等。体内暴露量通常包括给药后某时间点的血或组织中药物浓度，即 PK 数据。时间数据包括给药、PK/PD 采样等所有事件发生的时间信息，包括第一次给药开始计时的绝对时间及再次给药后的相对时间。协变量数据通常包括如下内容。①人口统计学：性别、年龄、身高、体重、BMI、民族等。②实验室检查数据如血常规、血生化（肝功能指标、肾功能指标、血糖）、电解质等。③合并用药情况。④既往病史。⑤生命体征：如血压（DBP、SBP）、呼吸频率、心电图等。⑥其他：如药物基因组学数据、家族病史、基础疾病等。PD 数据通常是分析相应的临床终点指标、可反映研究药物作用机制或与临床终点相关联的生物标记物等。如果研究目的是分析暴露与不良反应的关系，PD 指标应是分析所关注的不良反应指标。

（二）分析数据集的创建

NONMEM 需要特定结构和格式的数据集，以便正确理解和解读。随着试验设计的复杂性和数据集的混合性不断增加，分析数据集（analysis dataset）创建任务的复杂性也随之增加。创建一个可用于分析的数据集包括基于分析计划要求的源数据的处置和清理。给药历史或采样频率的异常需要编码，以便被程序准确理解；变量的单位或编码的不一致性必须标准化；还可能需要根据试验期间收集的数据字段，生成 NONMEM 要求或分析目的要求的新变量。为每个个体生成准确的给药和采样记录（若需要）的过程，也伴随着在数据集中引入诸多误差的可能。

因此，对每个主要的数据集版本及其改动，均应执行详细的数据集审查和检查计划。

（三）缺失数据

缺失值的出现可能是由于某些药物浓度或协变量数据的缺失，也可能是缺乏临床效应导致，需结合具体案例进行分析。重点关注缺失值的出现是否随机，当其在特定人群或者特殊场景下的出现频率明显升高时需特别注意。对缺失值不当的处理可能会导致估计偏差，进而可能导致结论错误。在临床试验过程中，建议采取适当措施尽量减少缺失值。另外，缺失值可能会使分析结果的解释复杂化，在分析计划中应预先考虑缺失值的处理方法，并根据需要开展敏感性分析等研究以考查缺失值造成的影响。

（四）低于定量下限数据

从分析数据中直接剔除低于定量下限（below limit of quantification，BLQ）的浓度值可能会导致参数估计偏差。根据分析数据的特征及研究目的，选择适当的方法处理低于定量下限的浓度值。

（五）异常值

异常值的定义及理由需在分析方案中明确阐述。通常情况下以基础模型或最终模型的加权残差（weighted residuals，WRES）、条件加权残差（conditional weighted residuals，CWRES）等大于预设值为判断标准。如果异常值干扰基础模型的建立和协变量的筛选，则早期分析中可不纳入异常值。建议利用最终模型对异常值进行敏感性分析。分析报告中需要总结包含与不包含异常值的结果。如果异常值对模型参数影响不显著，建议以包含异常值的参数值为最终报告值。

（六）临床试验数据整合

PopPK/PD 模型分析经常需要整合多个临床试验数据。PK、PD、协变量都可能由于所处研发阶段、试验设计、执行时间、检测方法、涉及人群、所在地域等情况而变化。整合多个临床试验数据时，需要统一变量单位并且引入一个或多个协变量标注区分不同的数据源以便探索分析和建模分析时予以适当考查或处理。

三、探 索 分 析

在开展 PopPK/PD 模型分析之前，首先应对数据集进行探索分析（exploratory data analysis，EDA）。数据探索分析是一种采用图表化和统计学分析技术探索与揭示数据所蕴含内在特征的分析方法，发现具有明显趋势的变量，辨识离群值、异常值和缺失值等。同时，探索分析可以验证模型假设正确与否，以及当假设有误时可指导纠正模型假设，如所观测的相关因素是否有足够的代表性。当某一因素的覆盖面过窄时，由于其对模型的影响将较难观察，所以在其后的模型化中就可以忽略该项因子。同时在数据的检视过程还可以校正或剔除一些明显的因测定、录入或未知因素导致的异常数据，以避免其对整体模型的影响。探索分析的目标至少有 3 个方面：①了解研究设计或执行中存在的变异的实际情况（即探索数据集中研究的执行和依从性问题，了解分析人群，并探索任何缺失数据的特点）；②寻找数据中的明显趋势，这将有利于建模工作；③识别潜在离群值或影响大的数据点，这对建模的理解十分重要。

数据探索分析是模型构建中的关键一步。若在尝试模型拟合前遵循彻底探索和了解数据集的细微差别的原则，将会在后续步骤中提高效率。若在未经充分的数据探索分析下开展模型拟合工作，模型构建可能会陷入重复分析及重新开始的过程，花费不必要的时间和精力。

四、基 础 模 型

通过对分析数据集与待评估模型相关的信息内容充分的理解，可尝试初步的模型拟合。最初尝试的基础模型（base model）可以定义为描述药物的一般的 PK 特征的模型（即一级吸收、线性消除的一室模型）。PopPK/PD 模型分析中的基础模型是指包含结构模型和随机效应模型，且未经协变量筛选的模型。基础模型的建立与优化主要分为两步：结构模型的建立与优化、随机效应模型的建立与优化。

（一）结构模型的建立与优化

PopPK 研究中的结构模型，即经典 PK 中的房室模型。以房室模型为基础，将整个机体按动力学特性划分为若干个独立的房室。可以比较简单并合理地描述药物的体内过程。一般可使用前期获得或文献报道的 PK/PD 信息来进行模型的构建。如果早前的研究已确定了结构模型，通常会以该模型作为初始模型进行模型的建立。在没有已知基础模型的情况下，可以尝试使用具有不同吸收过程（仅适用于血管外途径给药的药物）的多种结构模型，如一室、二室和三室模型。一般可以通过药物的半对数药-时曲线进行基础结构模型的初步判断，当半对数药-时曲线的下降段呈直线关系时，可以选择房室结构模型进行描述；当呈双指数函数特征时，可采用二室结构模型进行描述。对于吸收模型，可选择一级吸收模型、零级吸收模型、滞后吸收模型等，同时也可采用更为复杂的吸收模型如零级/一级混合吸收模型、非线性吸收模型、双一级吸收模型等；对于消除模型，常见的包括一级线性消除和非线性消除模型。综合目标函数值、诊断图和参数稳定性等选定合适的基础模型。

基础模型的构建和选择，需要考虑建模目的和模型用途及数据是否能够支持模型。一般基础模型不包括协变量对模型参数的影响，但若存在已知的、对固定效应参数有特定影响的协变量，可将其纳入基础模型。例如，已知对药物代谢有影响的基因型，可考虑作为结构模型协变量；主要通过肾脏清除的药物，可将肌酐清除率加入基础模型的清除率公式中；对药物吸收存在较大影响的因素，如食物或制剂形式，在模型中若不加以考虑，可能会导致模型不稳定。

（二）随机效应模型的建立与优化

PopK/PD 模型中，随机效应可划分为个体内变异、个体间变异、场景间变异。

1. 个体内变异　又称为残差变异，其大小反映了预测值相对于观测值的随机变化程度。残差模型会严重影响模型结构、个体间变异等评估。通常情况下，应当在建模初始阶段根据 PK/PD 数据特征决定残差模型结构，如 PK 残差模型采用加和型、比例型、加和比例结合型或是对数型等。

加和型：
$$Y = F + \varepsilon_1 \tag{7-1}$$

比例型：
$$Y = F \times (1 + \varepsilon_1) \tag{7-2}$$

加和比例结合型：
$$Y = F \times (1 + \varepsilon_1) + \varepsilon_2 \tag{7-3}$$

对数型：
$$Y = \log(F) + \varepsilon_1 \tag{7-4}$$

式中，Y 为观测值，F 为模型预测值，ε 为个体内变异。个体内变异符合均值为 0，方差为 σ^2 的正态分布。其中对数型模型假设个体内变异为对数正态分布，且 F 须为正值。

2. 个体间变异　即个体参数值相对于群体典型值的偏离。当个体间变异较小时，受试者间的 PK 行为相似，各受试者间达到目标浓度所需的剂量接近，可使用固定剂量。当个体间变异较大时，统一的固定剂量则不能满足所有用药群体的需求。此时，若已知变异的来源则可据此调整剂量。若个体间变异大且无法找到变异来源，难以解释患者剂量差异的原因，则需要寻找更合适的个体间变异模型并估算其大小。常用函数表达式如下。

加和型：
$$P_i = \hat{P} + \eta_i \tag{7-5}$$

比例性：
$$P_i = \hat{P} \times (1 + \eta_i) \tag{7-6}$$

指数型： $$P_i=\hat{P}+e^{\eta_i} \tag{7-7}$$

式中，P_i 为个体参数，$\hat{P}$ 为群体参数，η_i 为第 i 个个体的随机效应，η_i 符合均值为 0，方差为 ω^2 的正态分布。

3. 场景间变异 场景间变异表示个体的 PK 或 PD 参数在不同的研究阶段中的变异。可能由试验设计如交叉试验设计、试验周期等因素产生。例如，在 Ⅰ 期交叉、剂量递增试验中，场景通常由周期定义。在 Ⅱ、Ⅲ 期试验中随访时间较长，场景可以定义为 PK 参数可能改变的时间范围如周、月、年等。场景间变异与个体 PK 或 PD 参数的关系可表示为

$$k_{e,in}=(k_{e,pop}+\kappa_n)+\eta_i \tag{7-8}$$

式中，$k_{e,in}$ 表示第 i 个个体在第 n 个场景中的一级消除速率常数；$k_{e,pop}$ 是群体一级消除速率常数；κ 表示场景间变异，符合均值为 0、方差为 π^2 的正态分布；η 表示个体间变异，符合均值为 0，方差为 ω^2 的正态分布。

PopPK/PD 基础模型应足以描述研究药物的典型药-时曲线；其统计模型可描述典型药-时曲线的变异特征（个体内变异、个体间变异和场景间变异）；同时建议纳入已知的协变量，如采用异速生长模型将体重固定于 CL 和 V 在基础模型构建的过程中，需要始终以研究目的和用途为导向。

五、协变量建模

协变量模型的建立旨在描述和解释 PK 或 PD 参数的变异来源。协变量模型可区分群体中可能无法达到药效或产生不良反应的亚群体；明确 PK 和 PD 行为的影响因素；提高对药物作用机制的认识和模型的预测能力；也可进一步提出合理假说。在基础结构模型和随机效应模型确定后，考查协变量对药物 PK 和 PD 行为的影响。协变量包括人口统计学特征（如性别、年龄、体重、体表面积、种族及基因型等）、实验室检查（如肌酐、白蛋白等）、疾病状态（如基线值、病原学、疾病周期、疾病总体特征等）、与治疗相关的因素（如合并用药、预防治疗、透析等）、生活习惯或者环境因素（如吸烟、喝酒、饮食等）、研究相关因素（如不同中心、研究者、受试者随访等）等。

协变量建模需要谨慎面对过参数化、协变量间的相关性/共线性及不均衡的协变量等问题。如果能够在引入协变量之前，从以下几个角度审查协变量会对协变量分析起到重要作用。①科学性：利用生物学、药理学、病理学、医学等专业知识审核协变量和模型参数的潜在关系。②先验知识：临床前信息、文献信息、早期临床证据等。③图形探索分析：如血药浓度、非房室分析参数（如 AUC 或 C_{max} 等）与协变量的关系。

（一）协变量选择的统计基础

当考查协变量效应时，应理解嵌套（分层）模型（nest model）。在复杂模型（具有较多参数）中将一个或多个参数设置为 0 时，复杂模型可简化为简单模型，即为分层或嵌套。例如，考虑性别对药物清除率的影响的模型：

$$CL_i=\theta_1+\theta_2\times SEXF_i \tag{7-9}$$

$$CL_i=\theta_1 \tag{7-10}$$

与式（7-10）相比，式（7-9）可认为是其嵌套模型，当式（7-9）中参数 $\theta_2=0$ 时，即性别对清除率没有影响时，可简化为式（7-10）。

如式（7-11）、式（7-12）：两个模型之间没有固定的 θ_1，无法相互转换，故不是嵌套模型。

$$CL_i=\theta_1\times WT_i \tag{7-11}$$

$$CL_i=\theta_1 \tag{7-12}$$

但以下两个模型是嵌套模型，当 θ_2 被固定为 0 时，两个模型相同，见式（7-13）、式（7-14）。

$$CL_i=\theta_1 \times WT_i \qquad\qquad\qquad (7\text{-}13)$$

$$CL_i=\theta_2+\theta_1 \times WT_i \qquad\qquad\qquad (7\text{-}14)$$

NONMEM 将-2 倍的对数似然值（log likelihood，$-2LL$）作为目标函数值，作为拟合程度的整体衡量指标。与未纳入协变量的模型相比，纳入协变量后目标函数值应减小。当模型间有嵌套关系时，模型目标函数值的差值（记作$-2\Delta LL$）符合近似自由度为 df（the degree of freedom）的卡方分布。df 为所比较模型的参数数量的差值。应用卡方检验，可判别含协变量模型的目标函数值变化是否具有统计学意义，即是否可加入协变量。

例如，假设没有协变量影响的基础模型的目标函数值为 1000，当检验水平 $\alpha=0.05$，自由度为 1 时（df=1），纳入协变量的模型的目标函数值下降大于 3.84 才具统计学意义（$\chi^2_{\alpha=0.05,\ df=1}=3.84$）。假设每次在基础模型中各加入 1 个协变量来分别考虑两个协变量的效应（性别和体重），如果加入性别协变量后模型的最小目标函数值为 997.50，加入体重协变量后模型的最小目标函数值为 981.32，计算这两个分层模型之间的差异：

$$\Delta OFV_{性别}=OFV_{基础模型}-OFV_{基础模型+性别效应}=1000-997.5=2.5$$

$$\Delta OFV_{体重}=OFV_{基础模型}-OFV_{基础模型+体重效应}=1000-981.32=18.68$$

上述结果表明：性别的影响没有统计学意义（< 3.84）。但是体重可致目标函数值降低 18.7（> 3.84），具有统计学意义，可纳入模型。

（二）表示参数-协变量关系的诊断图

当有多个协变量及其对于参数的潜在影响有待评估时，协变量评价的第一步为绘制数据图，以评估数据中明显的关系及其程度和性质。用基础模型的输出表格文件可以生成 PK 或 PD 参数的经验贝叶斯估计（empirical Bayesian estimate，EBE）对目标协变量的散点图。

图解法是协变量评估中的重要工具，有助于选择有意义的协变量、构建合适的函数关系式描述参数与协变量之间的关系；也可识别某些具有显著影响的协变量。此外，绘制协变量诊断图，可合理、有效地对协变量进行初步筛选，避免不必要的分析计算和统计学检验。但是，当模型贝叶斯收缩值（shrinkage）比较大时，不应依赖于相关的诊断图。收缩值客观反映了诊断图的可信度。收缩值越大，诊断图则越不可信。如果收缩值大于30%，应慎重解读诊断图的结果。图 7-1 中给出了关于清除率和分布容积对体重、年龄和肌酐清除率的实例图。

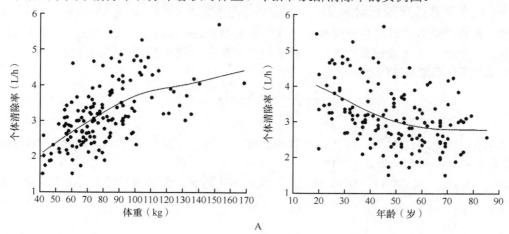

A

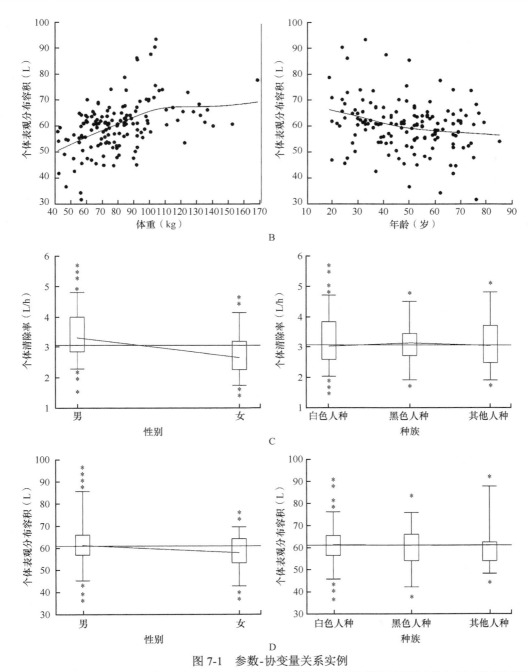

图 7-1　参数-协变量关系实例

A.经验贝叶斯法估计的个体清除率与连续型变量（体重、年龄）的散点图；B.经验贝叶斯法估计的个体表观分布容积与连续型变量（体重、年龄）的散点图；C.经验贝叶斯法估计的个体清除率与分类变量（性别、种族）的箱线图；D.经验贝叶斯法估计的个体表观分布容积与分类变量（性别、种族）的箱线图

（三）参数-协变量关系的函数表达式

可根据协变量与 PK 参数的相关诊断图，尝试采用不同的数学函数式，描述协变量与 PK 或 PD 参数的关系，常用的函数表达式包括加和型、比例型、幂、指数等形式。因为其具有不同的属性，且对参数的假设也不尽相同，下面进行简要介绍。

1. 二分类预测变量（dichotomous predictors）　　常用的二分类预测变量的数学表达式包括加和型和比例型，以性别为例：

加和型模型：
$$CL_i = \theta_1 + \theta_2 \times SEXF_i \tag{7-15}$$

比例型模型：
$$CL_i = \theta_1 \times (1 + \theta_2 \times SEXF_i) \tag{7-16}$$

式中，指示变量 $SEXF_i$ 取值为 0（男性）或 1（女性）。θ_1 为男性药物清除率，θ_2 为男、女清除率之间的差值或比例系数。

2. 分级型预测变量（categorical predictors）　　当协变量是离散型变量，但存在两个以上（即 n 个）的水平时，通常生成 $n-1$ 个指示变量用于协变量建模。例如，种族指示变量：1=白色人种、2=黑色人种、3=黄色人种、4=其他。基于此变量，也可以创建 3 个指示变量：黑色人种（RACB）、黄色人种（RACA）和其他种族（RACO）。在各种情况下，指标变量的值为 0 表示该对象不属于该组，为 1 时表示属于该组。如果所有的值都是 0，那么该个体属于参照组，在本例中指白色人种，采用加法模型表示该类代码，表达式如下：

$$CL_i = \theta_1 + \theta_2 \times RACB_i + \theta_3 \times RACA_i + \theta_4 \times RACO_i \tag{7-17}$$

需要注意的是，参照组（本例中为白色人种）不需要设置指示变量。θ_1 的估计值是白色人种药物清除率的群体典型值，θ_2、θ_3 和 θ_4 分别是黑色人种、黄色人种和其他种族清除率的典型值。它们均是在 θ_1 的基础上进行扩展变化。与先前的加法模型一样，对于 θ_2、θ_3 和 θ_4 均无须设置下上限。一般可选择最具代表性的群体为参照。但是，有时为了避免出现清除率等参数为负数的情况，可能会选择平均清除率最低的群体为参考群体，并定义所有的 θ 均大于 0。

3. 连续型预测变量（continuous predictors）　　对于具有连续预测变量的参数-协变量的子模型，其可能的函数形式种类要比离散协变量的多很多。一些通常见的用于描述连续型协变量和 PK 或 PD 参数之间的关系的形式包括线性模型、幂函数模型、指数模型及分段线性模型。以下以体重为例进行介绍。

（1）线性模型（linear models）：参数-协变量的子模型的线性形式表示在协变量的取值范围内，PK 或 PD 参数随着协变量的增大（或减小）而增大（或减小）。以体重为例，线性模型通常采用以下形式：

$$CL_i = \theta_1 + \theta_2 \times WTKG_i \tag{7-18}$$

式中，θ_1 是体重为 0 时的清除率（截距）；θ_2 是估算的斜率，反映单位体重变化下的清除率变化；$WTKG_i$ 是第 i 个个体的体重。

（2）幂函数模型（power models）：幂函数模型可使参数与协变量之间关系的灵活性更强，通常采用以下形式：

$$CL_i = \theta_1 \times WTKG_i^{\theta_2} \tag{7-19}$$

式中，θ_1 是单位体重时的清除率（系数）；θ_2 是反映清除率的自然对数随单位体重自然对数变化的指数估算值；$WTKG_i$ 是第 i 个个体的体重。对式（7-19）两侧分别取对数，即得线性模型：$\ln(CL_i) = \ln(\theta_1) + \theta_2 \times \ln(WTKG_i)$，该式仅使用两个参数，即可描述多种关系，灵活性强，计算量小，常被推荐使用。

（3）指数模型（exponential models）：指数模型通常采用以下形式：

$$CL_i = \theta_1 \times e^{\theta_2 \times WTKG_i} \tag{7-20}$$

式中，θ_1 是体重为 0 时的清除率（系数）；θ_2 是自然对数转换的单位体重变化引起的清除率改变的指数估算值；$WTKG_i$ 是第 i 个个体的体重。对式（7-20）两侧分别取对数，即得线性模型：$\ln(CL_i) = \ln(\theta_i) + \theta_2 \times WTKG_i$。

（4）分段线性模型（piece-wise linear models）：若参数和协变量之间的关系呈折线状态，即在一定的协变量范围内参数值固定，而在另一范围内参数值呈线性增加或减少。这类型的关系通常可以用分段线性模型形式很好地拟合。例如，假设体重 ≤ 70kg 时，清除率为常数，体重 ≥ 70kg 时，清除率与体重呈线性关系。上述例子可采用以下形式：

$$CL_i=\theta_1+\theta_2 \times 70 \times (1-WTindic_i)+\theta_2 \times WTKG_i \times WTindic_i \qquad (7-21)$$

式中，θ_1 为体重 ≤ 70kg 时的清除率；θ_2 为反映清除率随单位体重变化而变化的斜率估算值（体重 > 70kg）；$WTindic_i$ 为第 i 个个体的指示变量，体重 ≥ 70kg 时定义为 1，体重 < 70kg 时定义为 0；$WTKG_i$ 是第 i 个个体的体重。

（四）向前纳入过程

系统评价及选择协变量的方法之一为逐步向前纳入（forward selection）及随后的反向剔除（backward elimination）过程。

在向前纳入过程中，将协变量逐个添加至模型中。每次只添加一个协变量，检测在单个模型中每个协变量加在单个参数上的效果。

比较每个模型与基础模型之间的目标函数值，基于预先指定的将协变量纳入模型中的临界 α 值（$\alpha=0.05$），目标函数值差值大于 3.84（基于 $\chi^2_{\alpha=0.05, \nu=1}$），则认为将协变量加入模型中具有显著的统计学意义，反之予以剔除。

（五）逆向剔除过程

完成向前纳入后，初步建立全量回归模型（full multivariable model），用逆向剔除法考查各影响因素。与向前纳入过程相比，逆向剔除过程通常更快且更容易执行。逆向剔除也是通过一系列步骤来完成的，每次从模型中剔除 1 个协变量并测试其效果。一般而言，逆向剔除过程中的检验水平较向前纳入过程更为严苛。基于预先指定的在模型中保留协变量的临界 α 值（如 $\alpha=0.01$），若差值大于 6.63（基于 $\chi^2_{\alpha=0.01, \nu=1}$）则认为将该协变量从模型中剔除具有统计学显著性。经过逆向剔除过程，排除无显著意义的协变量后得到最终模型。

六、最 终 模 型

最终模型通常是指经过筛选所有潜在协变量之后，保留具有重要科学或临床意义且统计检验显著的协变量的最精简模型。理论上讲，最终 PopPK/PD 模型必须能够充分描述化合物的 PK/PD 属性及变异性的来源，并且具有一定的预测能力。

七、模 型 评 价

模型评价的方法和内容取决于建模的目标。如果建模目标只是描述数据特征，则使用的模型评价方法可相对宽松；若目标为预测，则通常需要更为全面和严格的模型评价。根据用于评价的数据来源，模型评价可分为内部评价（internal evaluation）和外部评价（external evaluation）。按照具体实施手段，模型评价又可分为基于预测（prediction-based）的评价和基于模拟（simulation-based）的评价。

（一）内部评价和外部评价

内部评价指评价的数据集与建模的数据集来自于同一研究，常用方法包括数据分割法（data splitting）和重抽样法（resampling techniques）。后者在群体中应用更为广泛。数据分割法在模型建立之前，首先随机选择分析数据集的一部分（称为测试或验证数据集），然后用剩下的数据集建立模型（通常为源数据集的 70% ～ 80%）。如果该模型能适当地表征数据，那么模型对随机选择的验证数据集的预测结果应该是相对无偏且精确的。

数据分割法中，建模数据样本量的减少会降低构建模型的预测精度。交叉评价法（cross-validation）和自举法（bootstrap）等重抽样技术能够充分利用数据。交叉评价法可视为重复多次的数据分割,与数据分割法相比,其优势在于充分利用了所有数据;其缺点在于估算准确性存在较大变异,且重复多次的评价过程往往较为低效。

自举法是一种有放回的重抽样方法,是目前应用最为广泛的 PopPK/PD 模型分析的评价方法之一。自举法能较好地评价模型参数估算值的可信度和模型稳定性,但不能反映模型对研究数据集的拟合优劣程度,以及模型的预测性能。

外部评价指应用独立于建模数据之外的数据集对模型进行评价。如果建模数据来源于多中心的大样本数据,可仅采用内部评价。当建模数据来源于单中心研究时,除内部评价外,还应进行更为严格的外部评价。内部评价和外部评价的本质区别在于评价数据集的来源。

(二)基于预测的评价和基于模拟的评价

基于预测的评价是指将绘制模型诊断图、计算预测误差(prediction error,PE)相结合,比较模型预测值与观测值,从而综合评价模型预测性能的方法。模型参数的估算过程中,可采用不同的算法,如一阶估算法(first-order estimation,FO)、一阶条件估算法(first-order conditional estimation,FOCE)等。此外,预测值包括个体预测值和群体预测值(population prediction,PRED)。因此,在进行比较和评价时,应对采用的算法和预测值的类型加以说明,解读结果时,也应作相应的具体分析。

基于模拟的评价是指通过建立的模型及参数,进行蒙特卡洛模拟,生成若干套模拟数据集。通过诊断图结合统计学检验的方法,综合评估模拟数据与观测数据分布特征的相符程度。如果模型对原始数据的拟合程度较高,较为准确地描述了原始数据的分布特征,则基于模型的模拟数据应能较好地再现原始数据的分布;反之,如果基于模型的模拟数据分布与原始数据存在较大偏差,则提示模型需要进一步优化和改进。

(三)常用评价方法

模型评价方法的选择取决于建模目的,评价结果的呈现往往采用诊断图和统计学检验相结合的方法,常用模型诊断图、自举法、可视化预测检验(visual predictive check,VPC)、数值预测检验(numerical predictive check,NPC)、敏感性分析等。不同的评价方法通常仅能展现模型在某一方面的特征,因此在实际应用中,常采用多种评价方法相结合来对目标模型进行综合评估。

1. 模型诊断图(model diagnostic plot) 模型诊断图是最为常见的一种模型评价方法,如对基础模型和最终模型的比较与评价。模型诊断图包括基于预测的模型诊断图、基于残差的模型诊断图、基于经验贝叶斯估计的模型诊断图。不同的诊断图从不同的视角评估模型的准确性与适用性,反映了模型化过程中的模型设定错误、违背随机变量分布假设及离群值等问题。这些模型诊断图可并行比较,描述纳入协变量前后模型的改善情况,以指导模型的开发与优化过程。

NONMEM 输出的表格文件包含若干统计量,可用于解读给定模型的拟合结果。除了要求输出的值(即在 $TABLE 语句中指定的值)之外,NONMEM 在表格的每行最后还会追加以下值:DV、PRED、IPRED、RES 和 WRES。其中,DV 是数据集因变量的值,RES 和 WRES 是对应于给定测量值及其预测值的残差和加权残差。

(1)PRED/IPRED 对 DV:目前最常用的模型诊断图是观测值对相应预测值的散点图,该图以易于理解的形式描绘了模型的总体拟合优度(goodness of fit,GOF)。PRED-DV 散点图可直观地评估 PRED 能否很好地描述数据的集中趋势和离散程度;IPRED-DV 散点图可直观地评估 IPRED 能否很好地描述个体数据的集中趋势和离散程度。若模型拟合完美,预测值与观测值完全相同,所有的点将落在一条直线上($y=x$,斜率为 1)。对于多数情况下的非完美模型,在审视该散点图时，关注的是在整个测量值范围内数据点在单位线两侧分布密度的对称性，以及在整个测量值范围内数据点在单位线附近聚集的密度。x 轴为基于模型的 PRED 或者 IPRED，y 轴为 DV/观测值，如图 7-2。

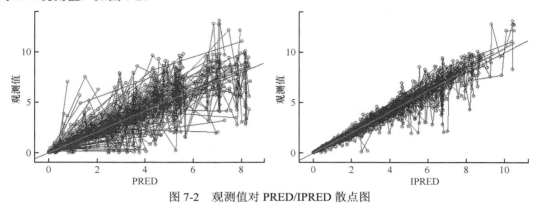

图 7-2　观测值对 PRED/IPRED 散点图

（2）个体药-时曲线：个体药-时曲线直观地评估模型对于每个个体的拟合程度。如图 7-3 所示，x 轴（自变量）为末次给药后时间，空心圆点代表每个个体的实际观测值，虚线代表基于模型的 PRED，实线代表基于模型的 IPRED。IPRED 的拟合程度明显优于 PRED，对多数个体而言，模型对 C_{max} 的拟合情况不佳，提示可能需要进一步优化改进吸收模型。

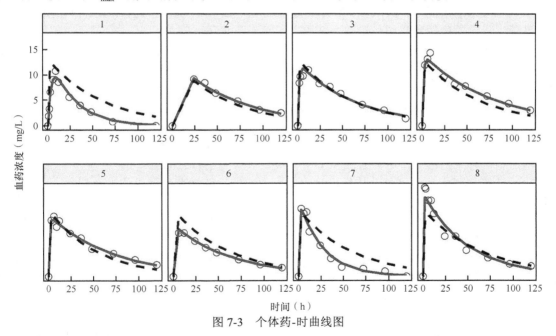

图 7-3　个体药-时曲线图

（3）WRES/CWRES-PRED：基于残差的模型诊断图可以更为直观地评估这些预测偏差。基于残差的模型诊断图主要包括：① WRES-PRED 图，对自变量诊断图可用来评估结构模型的准确性。②条件加权残差-预测值（CWRES-PRED）图，一定程度上要优于 WRES-PRED 图。如图 7-4 所示，x 轴为基于模型的 PRED，空心圆点代表 CWRES，两侧虚线代表参考线，中间虚线代表趋势线。绝大多数的 CWRES 均分布在 ±2 之间，随 PRED 增加，CWRES 呈现明显趋势性变化，提示模型对高浓度数据拟合欠佳。③ CWRES 直方图和 Q-Q 图（quantile-quantile plot），可识别残差是否服从以零为中心的单峰对称分布。此外，亦可用 Q-Q 图来描述残差的分布特征。如图 7-5 Q-Q 图中实线为 y=x 参考线。若 CWRES 服从正态分布，则空心圆点应近似分布在参考线附近。

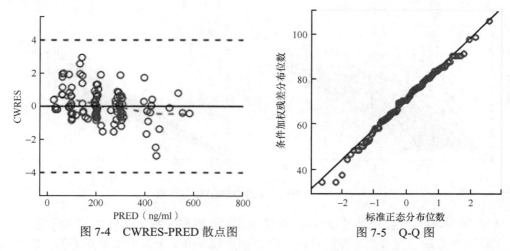

图 7-4　　CWRES-PRED 散点图　　　　　　　图 7-5　　Q-Q 图

2. 自举法（bootstrap）　自举法主要包括重抽样生成自举数据集、用 NONMEM 将待评价模型和自举数据集进行参数拟合，上述过程重复多次后对参数估算值进行汇总分析。成功应用自举法应满足以下两个条件：①每个自举参数的 2.5% ～ 97.5% 区间包含原始模型估算参数；②满足预先设定的稳健率，如稳健率 > 80%。具体过程如下。

（1）通过对原数据集的有放回的重抽样产生一个与原数据集样本相同的自举数据集。在此过程中重抽样是随机的，因此在一次自举法抽样中，部分个体可能不会被抽中，而部分个体可能会被多次抽中。

（2）重复这个过程数百到数千次，以产生一个庞大的有放回的重抽样的自举数据集（通常至少 500 个）。

（3）使用 NONMEM 对待评价的模型和每个自举数据集进行处理，估算模型参数。若在此过程不需要协方差的估算，可不必加 $COV 模块，以节省运行时间。

（4）计算模型成功估算参数（最小化成功）的比例，即模型稳健率信息。例如，1000 个自举数据集中成功 953 次，代表稳健率为 95.3%。稳健率越高，表示模型稳定性越好。

（5）汇总成功估算的计算结果，计算参数的中位数值和 95%CI（2.5% ～ 97.5%），并与原始模型的参数估算值进行比较。

3. VPC　如果模型能准确描述原始数据特征，则基于模型产生的模拟数据应能再现原始数据的分布，包括数据的集中程度和离散趋势。VPC 依赖于图形化手段呈现模型预测值和观测值的相符程度，而 NPC 则将结果转化为模拟数据与观测数据的统计比较。

VPC 包括模拟数据集的生成、统计量的计算及图形结果的呈现。采用 VPC 的过程中需要注意以下几点。① VPC 模拟次数的多少取决于评价目的与研究的问题，如要评估中心趋势还是分布的拖尾现象。②通常选择 95% 或者 90% 分位数来呈现模拟数据与观测数据，但这在很大程度上取决于每个时间/时间段内的观测点数量。③划分时间段的主要依据是将浓度值相近的点放到一个组内。分组过少，如将早期的观测点与后期的观测点放到一个组内，可能会导致组的跨度过大，掩盖了模型拟合程度方面的信息。相反，分组过多会减少每个组内的观测点数量，可能会使模型表现变差。④当数据集包含不同剂量水平或其他显著影响预测行为的协变量（如给药间隔，给药途径，基因型，肾功能等）时，需要根据剂量或相关协变量因素分层绘制 VPC

图形，以避免将由数据不平衡所致的预测性不佳，解读为模型错误。⑤常规 VPC 在划分时间段时，未考虑剂量和协变量的变异，且常规 VPC 用于剂量适用性研究（如剂量调整）时敏感性会降低，可采用预测校准 VPC（prediction-corrected VPC，pVPC）进行评价。另有学者提出了标准化 VPC（standardized visual predictive check，sVPC），根据受试者特征，对预测区间的计算进行标准化，以提高其识别结构模型的错误或随机效应估计不足的能力。

　　VPC 结果中，观测数据与模拟数据的分布特征通常以图形化的方式呈现。如图 7-6 给出了一个 VPC 示例，空心圆点代表原始观测数据，实线代表观测数据的第 5、50 和 95 百分位数，虚线代表基于模型模拟数据的第 5、50 和 95 百分位数，阴影区域代表模拟数据对应分位数的 95%CI。

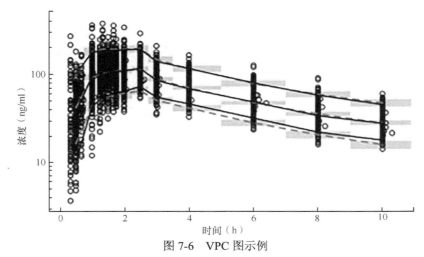

图 7-6　VPC 图示例

　　4. NPC　NPC 的原理与 VPC 相似，但其结果呈现方式侧重于数值统计量的比较。NPC 通过基于目标模型的模拟数据，构建多个预测区间（如 0、20%、40%、50%、60%、80%、90%、95%），然后统计观测数据在预测区间之外的计数或比例，并与期望值进行比较。

　　NPC 可同时在多个预测区间的水平上评估模型设定，与仅能同时考查 1 个预测区间的 VPC 相比，NPC 在某种程度上可提供更多的信息。此外，由于 NPC 分别比较每一个观测值和对应模拟值的分布，故无须进行剂量归一化和确定"时间段"。然而，NPC 评价过程中未考虑时间维度的影响，因此可能无法识别随时间而变化的高估或低估趋势。

　　5. 敏感性分析（sensitivity analysis）　敏感性分析是一种定量描述模型输入变量对模型响应或输出的重要性程度的方法。PopPK/PD 研究实践中，应该对不确定性因素如异常数据、模型假设、结构或随机变异参数等进行敏感性分析。如果模型结果对不确定因素敏感，如清除率对异常数据敏感，这时需要谨慎对待数据和模型，如果不是数据质量问题，分析是否存在模型没有描述的亚群体等问题。敏感性分析的结果需要临床团队共同讨论而后通过图形、表格与数字形式呈现在报告中。

八、推断与模拟

　　最终模型确定后，分析人员需要对模型及参数进行解读。基于模型参数的置信区间，可以推断协变量对参数的影响。

　　（1）如果置信区间包括无效值如 0，并且参数能够精确估算，表明数据不支持此协变量。

　　（2）如果置信区间足够窄并且不包含无效值，表明数据支持此协变量。

　　（3）如果置信区间很宽并且不包含无效值，表明数据不足以精确估算此协变量。

分析者必须根据临床或参数本身，自己定义"足够窄"和"很宽"的含义。基于最终 Pop-PK/PD 模型进行推断，需要考虑协变量在模型中估算的精度及协变量在临床中的实际影响。即最终 PopPK/PD 模型得出的推论应当包含模型参数的精度与变异，如相对标准误（relative standard error，RSE）95%CI 以表征模型预测值或模型参数不确定性的范围等。

模型模拟需基于分析计划中的模拟方案开展。用于模拟的模型应是经过模型评价的，评价方法和内容取决于模型模拟拟回答的特定问题。即使一个模型已经过评价，但若新的研究目的与原有研究目的不同，需考虑重新评价模型。

PopPK/PD 模型的模拟可以提供固定效应、个体间变异及相关性、残差、参数不确定性等多个层级信息的预测。常用的模拟层级：①基于固定效应，如典型受试者 PK/PD 曲线模拟；②基于固定效应及参数不确定性，如需说明典型个体药物暴露达到或保持在特定临界点以上的概率，或者说明协变量影响（如协变量作用的森林图）时；③基于固定效应、个体间变异及相关性、残差的模拟，如 PK/PD 曲线及分布区间模拟。模拟引入的信息量取决于利用 PopPK/PD 模型所要回答的问题，并不是模拟引入的信息越多越好，研究者可基于研究目的在模型模拟中纳入不同程度的不确定性和变异。

第四节　常用群体药动学/药效学软件简介

一、NONMEM 软件

NONMEM 是依据非线性混合效应模型理论，用 FORTRAN 语言编制成的计算机应用软件，用于药物研究已经 30 多年，主要用于新药研发和估算临床监测药物的各类群体参数，随着研究者对 NONMEM 不断进行研究和改善，其在学术界和制药行业得到了广泛的认可，被认为是 PopPK 分析的黄金标准。

NONMEM 系统主要由三大模块组成：NONMEM 模块、PREDPP 模块、NM-TRAN 模块，NONMEM 模块是 NONMEM 的核心模块，用于拟合一般统计非线性回归型数据，能同时分析固定效应和随机效应。PREDPP 模块是 PopPK 房室模块，为 NONMEM 提供控制文件中指定的适合估算具体数据的房室模型模块，包括 Advan 1～13，分别表示线性 PK 模型、非线性 PK 模型，以及不同给药途径的 PK 模型。NM-TRAN 模块是 NONMEM 的控制文件和数据文件的翻译器、预处理器，它是独立于 NONMEM 的辅助程序，将用户编写的较自由格式的控制文件和数据文件翻译为 NONMEM 必需的固定格式。由于 NONMEM 的固定格式要求高，很难掌握，建议用户使用 NM-TRAN。另外，群体建模过程中可调用 NONMEM 的配套软件，如 Pirana、Xpose、PsN、PDxpop 等其他软件，提供更快、更高效的建模与模拟过程。

二、MONOLIX 软件

MONOLIX 主要采用马尔可夫链蒙特卡罗方法（Markov chain Monte Carlo，MCMC）过程最大似然评估的随机逼近期望最大化算法（stochastic approximation expectation maximization，SAEM）对 PK/PD 中的参数进行估算。SAEM 法能够用连续迭代阶段中的"精确"随机逼近法快速模拟随机效应和模型参数。MONOLIX 软件提供了丰富的模型库，如一室、二室、三室或非线性的 PK 模型及经典的 PD 模型，用户可根据需要自行搭配使用。该软件具有以下功能：参数及其标准误的估算；提供模型选择的相关参数；提供多种诊断图；对模型进行模拟等。

三、Pmetrics 软件

Pmetrics 使用非参数自适应（nonparametric adaptive grid，NPAG）算法，取代了较旧的、效率较差的非参数最大期望值（nonparametric expectation maximization，NPEM）算法。该程序支

持 IT2B 算法，其不属于非线性混合效应方法。使用 Pmetrics 软件需要熟悉 R 语言，它是数据输入、分析和输出的主要接口。该软件可付费购买。

四、Phoenix 软件

Phoenix 是一个专为 PK 和 PD 所设计的建模仿真工具，其中的 NLME（nonlinear mixed effects）模块是运用非线性混合效应模型化的方法进行 PopPK/PD 分析研究的工具，具有可视化 Windows 操作界面，提供 Builtin、Graphical、Textual 三种建模方式，可用于 PopPK 模型、PopPD 模型、PopPK/PD 模型等数据处理与建模分析，可设置加和型、指数型、混合型及自定义等各种残差模型，可添加连续变量和分类型变量，运用 Stepwise、Shotgun、Scenario 等多种协变量筛选方法进行协变量优化，建立协变量模型，通过图形或 PML 语言方式定义随机效应，并提供多次给药或稳态的个体或群体给药方案的数据处理，可与 Phoenix 平台其他工具无缝连接。与其他程序相比，用户界面采用可视化工作流程和图形引擎相结合使得 Phoenix NLME 相对易于学习和方便使用。

五、Kinetica

利用 Kinetica 可以方便地进行 10 多种常规 PK 模型拟合、PK-PD 分析、非房室模型分析、尿药动力学数据处理、双交叉试验设计、结合动力学、吸收动力学估算等。其运行界面简洁，操作方便，每种模型下均有丰富的可选项进行参数设定，同时支持批量计算。Kinetica 最大的特色在于其强大的 PopPK 数据分析功能，利用其内置的 30 多种 PopPK 模块，可以方便地进行包括静脉推注、静脉滴注及非静脉给药的 PopPK 数据处理。Kinetica 还包含了丰富的统计模块，包括均数比较、方差分析、正态性检验、线性回归等等。

六、ADAPT II 与 S-ADAPT 软件

ADAPT II 第 5 版软件支持个体及群体 PK、PD 建模与模拟。其群体算法为最大似然最大期望值法（maximum likelihood expectation maximization，MLEM）。S-ADAPT 是由 Robert J. Bauer 博士基于 ADAPT II 基础上开发的，属于 ADAPT 的一个版本。该程序提供了强大的模拟和优化功能，支持非线性混合效应建模算法及迭代两步法和 MCMC 贝叶斯分析。S-ADAPT 具有友好的交互式命令窗口便于初学者学习和使用（表 7-2）。

表 7-2 常用 PopPK 软件对比

软件名称（版本）	编程语言	数据库格式	数据库功能	用户界面
NONMEM（7.5）	Fortran 95	ASCII/.csv	无	基于文本的控制流文件
MONOLIX（2020）	MLXTRAN	xml/txt/mat	无	Windows
Pmetrics（0.18）	Fortran	.csv 文件	多种数据库功能	R 或 JAVA
Phoenix NLME（8.3）	Pharsight 建模语言（类似于 S+和 R）	csv/xlsx/xpt	多种数据库功能	Windows
Kinetica（5）	群体设计师专门设计的语言或 Kinetica 宏语言	ASCII，Excel，.KDB	有限的数据库功能（如排序）	Windows
ADAPT II（5）S-ADAPT（1.57）	Fortran 77	ASCII，内部 ADAPT 表格式	有限的数据库功能	基于 Windows 的用户界面或批处理脚本

复习思考题

1. PopPK/PD 的基本概念及常用研究方法是什么？

2. PopPK/PD 研究应用于哪些方面？

3. PopPK/PD 模型的建模过程是什么？

（徐毛迪　过怿赟　陈渊成　谢海棠）

参 考 文 献

焦正, 2019. 基础群体药动学和药效学分析 [M]. 北京: 科学出版社.

马广立, 许羚, 陈锐, 等, 2019. 新药研发中群体药动学/药效学研究的一般考虑 [J]. 中国临床药理学与治疗学, 24(11): 1201-1220.

FDA guidelines. 2022. Guidance for industry: population pharmacokinetics[EB/OL]. [2022-04-02]. https: //www.fda.gov/media/128793/download.

Owen J S, Fiedler-Kelly J, 2014. Introduction to Population Pharmacokinetic/Pharmacodynamic Analysis with Nonlinear Mixed Effects Models[M]. Hoboken: John Wiley & Sons, Inc.

第八章 中药及其复方的定量评价

学习要求：掌握中药及其复方的常见定量评价方法；熟悉中药及其复方研究的试验设计类型；了解目前国内外中药及其复方研究的现状、发展趋势及存在的不足。

第一节 概 述

中药是在中医基础理论指导下用于预防、诊断、治疗疾病或调节人体功能的药物，在中国具有两千多年的应用历史，其来源包括天然植物、动物、矿物等。中药复方是针对相对确定的病证，在中医理论指导下，按照"君臣佐使"及配伍原则，选用两味及两味以上中药组成，一般具有规定的加工和使用方法的方剂。我国中药方剂使用历史悠久，大量经典名方传世，在临床使用广泛且药效显著。中药及其复方在临床治疗中以其多靶点、不良反应低、不易产生耐药性、通过调节人体整体功能而发挥作用的特点已在长期的临床实践中显示出独特的优势。从 20 世纪 20 年代初开始，我国学者率先对麻黄进行了化学成分和药理作用的研究，也由此揭开了中药药理研究的序幕；20 世纪 70 年代，屠呦呦带领团队发现青蒿素并致力于研究青蒿素抗疟作用机制，挽救了全球特别是发展中国家数百万人的生命，屠呦呦也因此获得 2015 年诺贝尔生理学或医学奖；2019 年发布的《药品管理法》明确提出"国家鼓励运用现代科学技术和传统中药研究方法开展中药科学技术研究和药物开发，建立和完善符合中药特点的技术评价体系，促进中药传承创新"。中药复方研究通过整方、药对、拆方等多种方式，探明药效及作用机制、明确物质基础、进行老方改造及组方优化、开发临床适用新剂型及研发临床新药，已成为近年中医药研究的热点。经过几代人的不断努力，现今已构建起一门连接传统中医药理论和现代医药知识的新兴学科：中药药理学（pharmacology of traditional Chinese materia medica）。中药药理学是一门研究中药与机体（包括人体和病原体）间相互作用及其规律的学科，主要研究内容包括两方面，即中药药物代谢动力学（简称中药药动学）和中药药物效应动力学（简称中药药效学）。

经典的中药药动学是指借助于动力学原理和现代分析手段，研究中草药活性成分、组分、中药单方和复方体内吸收、分布、代谢和排泄的动态变化规律及其体内量效关系，并用数学函数加以定量描述的一门边缘学科，具有整体、综合、动态和定量的特点，其研究在阐明中药药效物质基础、中药的作用机制、方剂组方配伍机制、优选给药方案及改进剂型和促进新药研发等方面发挥着十分重要的作用。

中药组分复杂，正确揭示符合中药代谢特征的 PK 一直是探索的热点和难点。中药成分的复杂性、中药药效的多效性、中医临床应用的辨证论治和复方配伍等中医特色，使得对中药药动学研究有别于化学药，且研究结果要体现中医药用药原则，在研究方法上更加复杂，在技术上要求更高。如何建立符合中药多成分、多靶点特点的中药整体药动学评价体系，是目前需要解决的关键科学问题。目前国内的中药药动学研究尚处于探索阶段，对中药复杂体系的定性定量分析，尤其是中药药动学模型的建立，依然发展缓慢。国内在中药、天然药物类新药的研发中要求进行 PK 研究，其要求与化学药相似。

用现代方法对传统中药药性学说进行研究，是中药药效学研究的重要内容。现代研究发现中药"四气"，即药物具有的寒、热、温、凉四种不同的药性，可用药物对多系统的生物效应的影响具有一定的趋向性来解释，如研究发现人参等温热药可使大鼠脑内去甲肾上腺素和多巴胺含量升高，与其中枢神经系统的兴奋作用可能相关；而知母等寒凉药，则可通过抑制酪氨酸羟化酶，使大鼠脑内去甲肾上腺素和多巴胺合成减少，从而产生中枢抑制作用。药理研究过程中还发现中药酸、苦、甘、辛、咸"五味"与其所含化学成分的物质基础密切相关，如辛味药多含挥发油、苷类、生物碱等，常具解表、理气、活血等功能；酸味药多含有机酸、鞣质，常具收敛、止泻、止血、消炎等作用；甘味药多含糖类、苷类、蛋白质、氨基酸等，因而多为补益、安神药；苦味药多含生物碱、苷类等，能清热燥湿等；咸味药多含钠、钾、钙等无机盐，故具有软坚、散结等功效。"归经"理论则对应了现代药理中药物作用的选择性和有效成分体内分布原理，有研究将 429 味中药按其药理作用进行分组，统计归经频数，结果显示泻下药物与大肠经，止血药物与肝经，止咳、化痰、平喘药物与肺经，利尿药物与膀胱经关系最为密切，与"肝藏血""肺主呼吸"等中医理论相符合。而古籍中的"毒性"显然是与现代医药中的"不良反应"这一概念相关，包括药物在治疗剂量出现的与治疗作用无关的副作用，如麻黄止咳平喘时引起中枢兴奋、血压升高等；用药剂量过大或过久引起的毒性反应，如黄花夹竹桃含有强心苷，连续服用后导致洋地黄中毒；机体用药后所发生的病理性的免疫反应（变态反应），如鱼腥草注射液引起的过敏反应等。

在使用现代药理理念和方法对中药及其复方进行研究并取得大量进展的同时，我们也看到一些桎梏因素。中药是一个复杂的体系，不论是单味中药还是中药复方，均含有大量化学成分，而且有些成分含量极微。这些客观存在的问题均构成其 PD 和 PK 研究的难点，其原因：①发挥的药效是多种成分相互作用产生的综合结果，难以系统、全面地分析中药药效作用的物质基础，使 PK 研究的目标化学成分不明确，且目标化学成分在复方中的含量低，其血、尿和组织中的浓度无法检测；②多种成分同时吸收入血，其体内代谢物均可能干扰测定，增加了生物样品测定的难度；③因中药材的特殊性，中药制剂中有效成分的含量往往不确定，药典只规定了主要有效成分的含量限度范围，而 PK 研究是需要确定剂量的，剂量不同 PK 特征可能不同；④临床方案设计较为复杂，且对于多成分半衰期差别较大的中药及其复方常需多次临床试验。中药成分的复杂性、中药药效的多效性、中医临床应用的辨证论治和复方配伍等中医特色，使中药药动学研究有别于化学药，在作用模式上是以"多靶点、多组分"发挥作用，具有其特殊性和复杂性，因此，如何从整体观研究中药药动学是一个挑战。

近年来，中药药动学的研究广泛借鉴数学、化学、生物学等学科的研究方法，已经从针对单一成分发展为同时监测多成分和生物效应。随着研究方法和技术的发展，中药药动学得到了较快的发展，在研究过程中也不断出现新理论与新方法，实现了中医药的理论创新，丰富和发展了中医药的方药理论。中药药动学研究是中药新药临床前研究的重要组成部分，可以更科学更系统地阐明中药作用的物质基础及作用机制，为探索中药组方原理提供科学依据；为设计及优选中药给药方案提供基础和依据；为研究古方、筛选新方、开发新药提供科学依据和方法；推动中药的现代化和国际化。

第二节　中药及其复方药动学研究

一、中药药动学研究思路

（一）单体成分的 PK 研究

中药现在多效仿化学药研究模式，从中药里分离某一单体成分，将此单体成分作为目标药物，研究其给药后在机体内的吸收、分布、代谢、排泄规律。单体成分 PK 的研究目标大多是中药里的某一个具有药理活性、含量相对较高且容易获得的单体成分。由于将单体成分从中药里剥离出来单独进行研究，忽略了中药给药后多成分之间的相互作用及多种成分共同作用于机体后的 PK 变化。因此，其研究结果只反应单体成分本身的 PK 特点，无法全面说明单味中药的 PK 特征且不符合中药的整体观念。

（二）同时检测多个成分的 PK 特征

中药具有多成分、多靶点的特征，近年来同时检测中药中多个成分的 PK 特征是国内中药药动学研究的热点之一。但中药与化学药最大不同在于药效物质基础的不确定，所检测的成分并不能确定其为有效成分，而且中药可获得的对照品数量有限。在进行 PK 研究时，检测指标的选择一直争论不断，目前文献中多数只交待多成分的体内测定方法，而简化选择该成分的原因，多选择容易购买到对照品的成分进行测定。而且各成分的 PK 参数是孤立的，相差较大。根据药物半衰期设计临床给药方案是 PK 的基本作用，但孤立的若干成分 PK 结果尚不足以指导临床用药，仍需寻找一个更佳的整体中药药动学模型和方案。

（三）中药多成分整合 PK 研究

为了表征中药整体药动学行为，我国首次提出"中药多组分整合药代动力学研究"。利用 AUC 为计算各成分 PK 权重的参数，将各成分进行整合，获得能够最大限度表征复方整体行为的 PK 参数。该项技术思路包含如下三个重要内容。①标志性成分的确定：综合评价中药所含成分的 PK 特性与药效作用，选择具有确切药效作用和适宜 PK 特征的成分作为标志性成分。②多组分 PK 研究：在建立高灵敏度同步定量分析技术的基础上，开展多组分 PK 研究，获得各成分的药-时曲线。③模型整合：整体思路是根据各成分对整体 PK 和 PD 的权重贡献，选择合适的建模方法，对各成分药-时数据进行模型整合，获得能够最大程度表征中药整体动力学特征的参数。但这个方法所得的参数与整体药效关联度不够，只用于反映药物成分在体内的存留特征。这种方法适用于结构类似、PK 特征相似的有效部位研究，而对于结构类型差异较大、PK 特征差异较大的混合物，整合参数只具有数学意义，而且整合后 AUC 和 C_{max} 会低于各成分原始值，在安全性研究时，对 PK 研究结果要谨慎对待。

【案例 8-1】

血塞通注射液在大鼠体内多组分 PK 整合研究

基于 $AUC_{0\sim\infty}$ 自定义权重系数的三七总皂苷整合 PK 模型的建立与评价

1. 分析原理　$AUC_{0\sim\infty}$ 是评价药物在机体内吸收程度的一个重要指标，药物 $AUC_{0\sim\infty}$ 的大小反映了药物进入机体后在机体内暴露程度的大小，是药物生物利用度大小的主要决定因素。它的大小并不完全与机体内药物浓度线性相关，但是能够从整体上反映药物对机体潜在的作用。符合中药药动学研究的"整体观"思想。

2. 分析的数据源　大鼠 12 只，随机分为两组，一组口服给药（300mg/kg），另一组静脉注射给药（10mg/kg）。于口服给药前和给药后 0.08h、0.25h、0.5h、0.75h、1h、2h、3h、4h、6h、8h、12h、24h、48h、72h 和 96h 眼眶取血 0.2ml，于静脉注射给药前和给药后 0.03h、0.13h、0.25h、0.5h、0.75h、1h、2h、3h、4h、6h、8h、12h、24h、48h、72h 和 96h 眼眶取血 0.2ml，3500r/min 离心 5min，分离血浆，经高效液相色谱-质谱联用（HPLC-MS）法测定各时间点的三七皂苷 R_1、人参皂苷 Rg_1、Rd、Re 和 Rb_1 的药物浓度。

3. 数学模型的建立及数据处理过程　根据三七总皂苷给药后测得的药-时数据，以 DAS 软件计算 PK 参数，获得三七皂苷 R_1、人参皂苷 Rg_1、Rd、Re 和 Rb_1 的 $AUC_{0\sim\infty}$ 数据，根据各成分在 5 种成分总 $AUC_{0\sim\infty}$ 中所占比值自定义各成分在综合浓度中的权重系数（ω_j），将每一时间点下 5 种单体成分的血药浓度乘以各自的权重系数，求算三七总皂苷的综合浓度，进一步进行整合 PK 参数的研究。三七总皂苷各成分自定义权重系数及综合浓度（C_T）的计算公式如下：

$$\omega_j = \frac{AUC_{j,0\sim\infty}}{\sum\limits_{R_1}^{Rb_1} AUC_{0\sim\infty}} \tag{8-1}$$

$$\sum_{R_1}^{Rb_1} AUC_{0\sim\infty} = AUC_{0\sim\infty,R_1} + AUC_{0\sim\infty Rg_1} + AUC_{0\sim\infty,Rd} + AUC_{0\sim\infty,Re} + AUC_{0\sim\infty,Rb_1} \quad (8\text{-}2)$$

$$C_T = \omega_{R_1} \times C_{R_1} + \omega_{Rg_1} \times C_{Rg_1} + \omega_{Rd} \times C_{Rd} + \omega_{Re} \times C_{Re} + \omega_{Rb_1} \times C_{Rb_1} \quad (8\text{-}3)$$

$$j = R_1、Rg_1、Rd、Re 或 Rb_1$$

4. 三七总皂苷整合 PK 研究中的药-时曲线 见图 8-1。

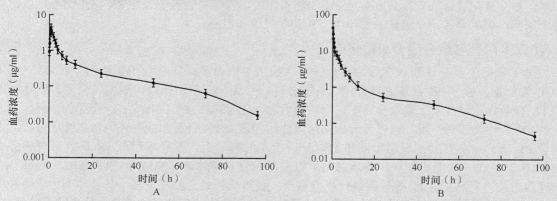

图 8-1　大鼠灌胃 300mg/kg（A）、静脉注射 10mg/kg（B）三七总皂苷后整合 PK 后的药-时曲线图

5. 三七总皂苷整合 PK 研究中的 PK 参数 见表 8-1、表 8-2。

表 8-1　灌胃给予 300mg/kg 三七总皂苷后各成分及整合 PK 参数

PK 参数	整合前					整合后
	三七皂苷 R_1	人参皂苷 Rg_1	人参皂苷 Rd	人参皂苷 Re	人参皂苷 Rb_1	
$t_{1/2\beta}$(h)	1.11	5.01	18.15	1.81	20.15	18.88
T_{max}(h)	0.71	0.75	0.88	0.79	0.83	0.79
C_{max}(μg/ml)	2.937	6.424	2.356	1.514	2.085	4.11
$AUC_{(0\sim\infty)}$[μg/(ml·h)]	6.018	14.104	22.458	3.074	37.662	25.33

表 8-2　静脉注射给予 10mg/kg 三七总皂苷后各成分及整合 PK 参数

PK 参数	整合前					整合后
	三七皂苷 R_1	人参皂苷 Rg_1	人参皂苷 Rd	人参皂苷 Re	人参皂苷 Rb_1	
$t_{1/2\beta}$(h)	1.67	4.03	19.25	0.72	22.16	22.40
CL[L/(h·kg)]	5.22	1.91	0.46	10.72	0.12	0.14
$AUC_{(0\sim\infty)}$[μg/(ml·h)]	2.161	7.764	31.726	1.449	106.436	84.83

6. 基于 $AUC_{0\sim\infty}$分析的三七总皂苷整合 PK 模型的评价 根据自定义权重系数所求得的三七总皂苷各成分的综合浓度与整合前相比数据的离散度很小，基本反映了三七总皂苷给药后在体内的 PK 过程。

（四）中药药动学标志物研究

中药药动学标志物是指 PK 属性较好，给药后体内出现并可被现有分析技术检测的中药物质（原型药或代谢物），来反映或预测与中药药效或安全性关联的中药体内物质暴露、影响暴露的因素及与暴露相关的其他因素。这里有三个要点：其一是能在血样和尿样中检测到；其二是其体内暴露显著；其三是与给药剂量的变化呈线性相关或正相关。

一项对三七的 PK 研究，大鼠灌胃三七水提液后，利用液相色谱-质谱联用（LC-MS）检测血浆中的原人参二醇类皂苷（人参皂苷 Ra_3、Rb_1、Rd）和原人参三醇类皂苷（人参皂苷 Re、Rg_1 和三七皂苷 R_1）。研究发现人参皂苷 Ra_3、Rb_1、Rd 在体内具有合适的药物浓度，相对缓慢的胆汁排泄使得它在体内驻留时间较长，与剂量具有一定依赖性，个体差异较小，使得这几种成分适宜作为三七的中药药动学标志物。而人参皂苷 Re、Rg_1 和三七皂苷 R_1 及其他主要代谢物不具有以上特征。研究结果还发现，三七总皂苷中药药动学标志物的药-时曲线与多组分整合 PK 的药-时曲线十分相似。

（五）基于黑箱系统理论的中药复方指征 PK

黑箱系统理论是将中药复方在体内发挥作用的机制作为黑箱系统，以各组分 PK 数据为该系统的输入，多指标的 PD 产生相应变化的数据为输出，在不了解系统结构和运动变化的情况下，依靠系统的输入和输出考查系统的整体功能，并推测其结构的一种方法，即通过定量描述中药复方中成分或代谢产物及药效结合适当的数学方法来分析和研究其间的关系及规律。绝大部分口服给药的中药复方均能吸收入血，且血中有效成分的含量与药效强弱密切相关；并不是所有吸收入血的成分均有效，因此需明确这些成分的有效性；中药复方中某一有效成分可能有多重药效，某一药效可能由不同成分共同作用产生，通过数据分析可以得到二者的相关性，同时固定的复方及动物模型使得药物浓度和药理效应重复可测。

例如，以中药复方双参通冠方（由人参、丹参和延胡索 3 味中药有效部位组成）为模型药物的研究，在模型动物上检测 13 个时间点 15 个成分的 PK 数据和 24 个药效指标的 PD 数据，对检测成分和药效的关系及规律进行分析，得到了 13 个基于不同药效指标的指征成分。该方法在阐明复方疗效的物质基础的同时，为复方配伍的 PK 机制研究提供了新思路。

（六）代谢组学与 PK

由于中药成分极其复杂，并且药效成分间存在 DDI，以及个体间代谢状态的差异，导致了入血药物分子的处置存在巨大的个体间差异，因此使用经典 PK 方法无法完全对它们进行吸收、分布、代谢和排泄研究，而且很难真正精确地阐明中药药效物质基础。与此同时，中药的体内 PK 过程可以引起内源性小分子代谢物组的变化，而这些变化则与生物体的生理、病理状态平衡直接相关，中药的体内 PK 过程实质上反映了药物有效成分（入血成分）对内源性标志物的平衡打破与再平衡的过程。中药代谢组学技术正是一项发掘中药物质基础和药理活性的重要研究手段，将中药代谢组学与经典中药药动学相关联，就可以摆脱传统中药药动学的固有限制，将精力转向内源性代谢物的动态平衡研究，其研究结果对于阐明中药作用物质基础、作用机制及其科学内涵，拆方组方设计合理化给药方案等具有重要的意义。

基于代谢组学-PK 的中药药效物质基础的研究策略，就是在充分考虑到中药多组分 PK 研究成分复杂，动力学过程无合适的数学模型，难以认识中药整体观等问题后，将中药药效成分的研究化繁为简，在体内 PD 考查的基础上，同时检测中药药效物质基础（入血成分），以及内源性小分子代谢物谱，将化合物组和代谢物组进行关联，结合数据库并根据分子生物学手段，追溯上游靶点，从而达到阐明中药治疗疾病的多靶点协同作用及中药体内药效物质基础的目标。这种自下而上的研究模式有利于克服当前中药药动学和中药代谢组学研究中的种种不利因素，牢牢把握疾病-人体-中药三者之间的因果关系，是一套完全符合中医药整体观的研究方法，使得对中药复杂体系的药效物质基础的研究变得有的放矢，另辟蹊径，为中药功效物质基础的研究开辟了局面。

二、常用中药及其复方 PK 研究方法

中药药动学的研究方法包括药物浓度法、生物效应法，以及中药药动学研究的新理论、新方法，如基于多组分多维向量归一的"总量" PK 研究方法，最常用的是药物浓度法。

（一）药物浓度法

药物浓度法是 PK 研究的经典方法，主要适用于有效成分明确或具有指标成分的中药及方剂。该法与化学药 PK 的研究方法相同，即给药后一定时间内，用现代分析方法来分析血、尿或其他体液及组织中的药物有效成分原型或代谢物浓度，根据药-时曲线计算 PK 参数，进行中药复方的体内成分分析、体内过程和动力学研究。

体内药物浓度法比较精确、严谨，其理论体系很成熟，以某药某成分为代表，可进行系统的 PK 研究，在定性、定量、定分布脏器、定代谢途径方面，有可精确数字化的优势。此法虽能在一定程度上表达一种药物或者几种药物在体内的动态过程，客观反映它们对机体的作用，但就中药复方而言，被检测成分的 PK 不一定能代表其他成分及一个复方整体的体内过程，且被检出成分并不完全是该方的有效成分或唯一有效成分。但如果引入指纹图谱，同时测定中药众多特征成分，用总量统计矩法就可以计算中药复方的 PK 参数。

（二）生物效应法

生物效应法是根据药效反应或毒性反应来测定其浓度-效应曲线和药-时曲线，经过计算药效成分和毒性成分的 PK 参数，从而真实反映中药复方的整体 PK 过程，体现中药复方配伍的整体性，所得参数对临床用药具有指导意义，常用于有效成分不明确、含量低、成分复杂且难以检测的中药复方 PK 研究。

该法的缺点：对于大多数中药复方而言，难以选择适宜的量化生物活性指标，且所测得的各项 PK 参数无法反映某一成分的体内特征。生物效应法主要包括药理效应法、毒理效应法和微生物指标法。

1. 药理效应法　　药理效应法要求待测的药物与其药效存在明显的量效关系，以给药后药效强度的变化为依据，先选择适当的药理效应作为观测指标，得出量效曲线、时-效曲线和时间-体存药量曲线，并由此得出 PK 参数。

药理效应法不需要考虑中药复杂的化学成分，而通过可以量化的药理效应指标进行转换，得到时间-体存药量而进行 PK 参数的求算，测定的 PK 参数对临床更具有指导价值，对成分复杂的有效部位、中药单复方的体内动态变化过程的研究具有重要意义。药理效应法虽体现了中药的整体性，但中药作用是多方面的，某一方面药理效应的 PK 过程不足以反映整个复方的 PK 过程。同一复方的不同药理效应指标求得的 PK 参数也有很大差异。因此，采用该法进行中药复方 PK 研究，关键是选择合适的药理效应指标。此外，由于该法采用的是药理效应指标，不是体内药量的经时过程，所以不能反映体内有效成分的动态变化。

2. 毒理效应法　　又称药物累积法，利用动物急性累积死亡率来求算 PK 参数。该方法将 PK 中血药浓度多点动态测定的原理与用动物急性死亡率测定药物蓄积性的方法相结合，以估算 PK 参数，包括急性累计致死率法和半数致死量（LD_{50}）补量法。急性累计致死率法结合了 PK 多点测定的原理和测定药物蓄积性的方法，首次用药后，在不同时间点对多组动物进行重复给药，其中药物按相同剂量，通过分析不同时间点上百分率的动态变化来推算出 PK 参数。例如，有研究者通过用马蔺子素的小鼠急性累计死亡率法测定表观 PK 参数，2 次给药，发现马蔺子素腹

腔注射给药的表观 PK 参数大致与灌胃给药相似，从而认为采取注射给药是可行的，且剂量还可大大降低。LD_{50} 补量法在急性累计致死率法基础上进行了改进，将第 2 次腹腔注射同量药物改为求测 $LD_{50\,(t)}$［$LD_{50\,(t)}$ 代表在首次给药间隔 t 时间后使此时间动物 50% 死亡所对应第 2 次追加注入的药量］，然后再求出间隔 t 时间后首次注入药物的体存药量，通过各种模型拟合药-时曲线。

毒理效应法以动物急性死亡率为指标，因此只要是能使动物急性死亡的药物，用此法都可以求得其 PK 参数，同时结果更精确，误差小且明确可测。该法能体现中药复方配伍的整体性，符合中医药的基本理论，其参数能够比较真实地反映中药复方的体内动态变化规律。但动物用量会成倍增加，且操作也更加复杂。同时，它以药物毒性为主要指标来反映 PK 规律，不能代表有效成分的 PK 规律，且很难用于临床用药指导。

3. 微生物指标法　此法仅适用于具有抗病原微生物作用的中药复方，通常用琼脂扩散法测得相关 PK 参数。原理主要是选择适宜的标准试验菌株，通过测定含有试验菌株的琼脂平板中抗菌扩散产生的抑菌圈直径与抗生素浓度的对数呈线性关系进行体液生物样品抗生素浓度测定。因此，其求得的 PK 参数仅适合具有抗菌活性的中药复方的研究。该法具有方法简便、操作容易、样品用量少等优点，但是中药复方干扰因素多，同时大多数中药的血清有效成分很难达到抑菌浓度，因此微生物指标法对中药复方 PK 研究意义有限。

（三）基于多组分多维向量归一的"总量"PK 研究方法

中药复方的药效是多种化学成分相互作用产生的综合效果，其常用方法 PK 和 PD 难以客观评价中药复方的整体量变行为，研究者们建立了符合中药特点的多组分总量 PK 评价方法，即基于多组分多维向量归一的"总量"PK 研究方法。该法以成分 PK 或 PD 理论为基础，以中药物质所有入血可定量分析成分为研究对象，运用矩阵计量和多维向量法计算各成分数学意义上效应归一化的"总量"，表征可分析成分在体内的总体变化规律，计算相应 PK 参数。

（四）中药特征图谱药动学

中药特征图谱药动学是指在体外建立血浆中药物的指纹（特征）图谱，然后通过药物被实验动物或人体吸收后的相应特征图谱的变化求得其 PK 参数。用指纹图谱（包括光谱和色谱）可直接观察进入血液后的各种化合物的浓度消长和代谢产物的变化情况，定量计算进入血液后各组分的相对含量变化。它不需要弄清多种化学成分的具体特性和结构，只需对各成分用特征图谱进行标记，然后用 PK 方法求得特征的 PK 参数。

近年来，中药特征图谱药动学的研究备受关注，一项对银杏的体内 PK 研究就是其典型的研究例子。将银杏提取物加入兔空白血浆中，用反相高效液相色谱（RP-HPLC）法测得其图谱，并以该图谱作为标准指纹图谱，通过与兔体内的银杏提取物血浆浓度图谱进行对比分析，研究银杏提取物在家兔体内的 PK。该方法步骤简单，更能展现出人体实际用药的过程，对于一些需水解后再进行血药浓度测定的中药如苷类等可能是一种更为合理的 PK 研究方法。

（五）中药血清药理学

中药血清药理学的研究方法与传统药物体外研究有所不同，它是指中药或其复方在动物体内吸收及作用一定时间后，采集、分离动物血清，将含药血清作为药物直接加入体外反应体系，用体外模型进行药效评价的方法。血清中的有效成分是药物与机体相互作用之后产生的，更接近药物在体内环境中产生药效的真实过程。通过模拟药物在体内的吸收和代谢反应等过程，研究其药效及作用机制，既能减少中药粗提物对体外实验产生的干扰，又符合中药经机体消化吸收、生物代谢后产生药理效应的生理过程。但是也存在一些缺点，如血清本身内源性成分复杂，会影响体外实验结果；不同个体，血清差异大；给药剂量、采血时间不同，血清中的药效成分种类和含量不同。

　　中药血清药理学研究的规范化、标准化依赖于其方法学研究的不断发展。在采用中药血清药理学方法进行实验前，应对药物的量-效、时-效关系进行研究，设计最合适的给药方案，确定合适的采血时间，避免药物中的有效物质因代谢而减少，而造成假阴性的结果。例如，在研究六味地黄丸含药血清对 SD 大鼠骨髓源性树突状细胞（BMDC）增殖的影响的体外实验中，将 5%、10%、15%、20% 不同质量分数的六味地黄丸含药血清加入大鼠 BMDC，分别观察 24h、48h、72h 时 BMDC 的情况。研究发现含药血清组可显著促进 BMDC 增殖，且这种增殖在 15% 含药血清，作用时间在 48h 时最为显著，其白细胞介素-12（IL-12）分泌量显著提高。说明六味地黄丸含药血清能显著升高 BMDC 数量，促进 BMDC 增殖，存在一定的量-效、时-效关系。因此采用血清药理学方法进行实验前，需要先行摸索最佳含药浓度和作用时间。

第三节　中药复方组分配伍实验设计方法

　　中药复方是由 2 味或 2 味以上中药遵循中医理论组合而成的方剂。多味中药在合适的剂量配比之下，协同发挥作用，实现中医的整体调节治疗。中药各组分用量和配伍比例是影响方剂疗效的两个重要因素，中药组分配比研究是中药新复方研究的基础，对推动中药现代化发展、新药开发及临床应用有着重要意义。方剂中各药材配伍比例的变化常引起方剂主治功能发生变化，所以，确定配伍组分、配伍用量及配伍比例是方剂配伍研究的重要过程。目前较为常用的方法有拆方研究及一些新兴的数理统计方法等。

一、中药复方拆方研究

　　由于中药复方由多个单味中药组成，为明确药物的药效及其相互之间的配伍关系，将中药复方中的各中药拆开，单独研究其中 1 味或几味中药，探讨复方配伍中各中药对全方的贡献度，比较药物不同用量配伍、药效变化等即为拆方研究。通过拆方研究能得出复方药物配伍组合的效应变化，分析复方配伍的规律。拆方研究是研究中药复方配伍规律最常用的方法之一，实际应用中又包括单味药研究、药对研究及撤药研究。

（一）单味药研究

　　单味药是中医处方最原始的形式，为了适应患者复杂的病情和临床治疗的需要，在中医药配伍组方理论的指导下，通过增加 1 味或多味药而发展成现如今的中药复方。单味药研究就是将中药复方各组成药物分别进行研究，并与全方的药理活性相比较，从中发现起主要作用的药物，适合于药味较少的中药复方。

（二）药对研究

　　药对常由 2 种临床常用且相对固定的中药配伍而成，符合"七情和合"配伍原则。药对配伍相对简单，但符合临床规律，保留了药物之间的相互作用，对进一步研究中药复方配伍具有参考意义。通过对中药复方中的经典药对进行分析，可以在一定程度上解析复方中药间的相互作用及配伍比例。

（三）撤药研究

　　撤药研究是在全方药效评价的基础上，分别从中药复方中撤出 1 味或 1 组药物后进行研究，用以判断撤出的中药对原方功效影响的研究方法。运用这一方法，研究发现黄连解毒汤中黄芩单味药对金黄色葡萄球菌的抑菌效果最强。虽然撤药研究对组分较少的中药复方的作用机制研究有一定帮助，但如果中药复方的组分较多，不仅工作量大，而且无法解析全部药物及药物之间相互作用，这将不利于阐明中药复方的整体功效。

二、中药复方配伍研究中的数理方法

中药复方配伍研究往往会对复方中 2 味或 2 味以上中药或中药组分进行 PD 研究和分析，其实验设计复杂，数据量大，通常需要借助各种数理方法和模型来设计试验、处理数据。这些方法不但能对中药复方配伍药效进行解析，还能对配伍规律进行预测，既有助于认识中药复方配伍的实质，也有助于构建新的中药组方，在揭示中药复方配伍规律内涵的研究方面发挥重要作用。目前较为常用的方法有析因设计、正交设计、正交 t 值法、均匀设计及一些新兴的数理模型等。

（一）正交设计

正交设计是一种通过正交试验表来设计多因素少水平试验的设计方法。正交设计能消除因素效应、交互效应等各种效应之间的相关性，使各种效应对观测指标的影响具有整齐可比性。正交设计还可使各试验点在所设计的试验范围内均匀分散，用尽量少的试验点反映整体试验的全面分布状况，适用于各因素的水平数不多、范围不大的中药多组分之间的配比研究。当试验涉及的因素在 3 个或 3 个以上，而且因素间可能有交互作用时，试验工作量就会变得很大，甚至难以实施。针对这个困扰，正交设计无疑是一种更好的选择。正交设计的主要工具是正交表，试验者可根据试验的因素数、因素的水平数及是否具有交互作用等需求查找相应的正交表，再依托正交表的正交性从全面试验中挑选出部分有代表性的点进行试验，可以实现以最少的试验次数达到与大量全面试验等效的结果，因此应用正交表设计试验是一种高效、快速而经济的多因素试验设计方法。有学者基于正交设计对生脉散中 3 种活性成分（人参皂苷 Rb_1、鲁斯可皂苷元、五味子醇甲）抗心肌缺血作用进行配比研究，筛选获得生脉散 3 种活性成分最佳配伍比例，结果发现 3 种有效成分配伍疗效与生脉散全方疗效相当。

（二）均匀设计

均匀设计是由我国著名的数论专家王元与数理统计专家方开泰教授合作创立的一种全新的试验设计方法，首先在国防、科技大型系统工程中应用并取得成功。均匀设计将试验点在高维空间内充分均匀分散，使数据具有更好的代表性，为揭示规律创造必要条件，是一种通过均匀设计表来设计多因素多水平试验的设计方法。与正交设计相比，均匀设计抛弃了正交设计所具有的整齐可比性，保留其均匀分散性，使各试验点在所设计的试验范围内均匀分散。相比普通试验设计，可提高对药物制剂研究的客观评价程度和降低试验次数，节约资源。对于因素水平的选择，均匀设计需遵循水平数大于因素数 2 倍的设计原则，而对于各因素的水平数选择，可根据配伍药材药效强弱相应增加或减少各配伍药材的水平数。所以，均匀设计最显著的特点是试验次数等于所有试验因素的最大水平数，能最大限度地降低试验次数，适用于多因素多水平的中药多复方之间的配伍研究。

（三）正交均匀联合设计

均匀设计相对于正交设计而言，其最显著的特点是试验次数等于所有试验因素的最大水平数，能最大限度地降低试验次数，但是均匀设计的数据结果却必须借助专门的计算机分析软件进行分析，不能像正交设计一样可以对数据结果进行直观地分析；而对于正交设计虽然能从很大程度上反映整体试验的全面分布状态，但因其试验次数至少是各试验因素水平数的平方，过多的试验次数从一定程度上限制了正交试验的应用。正交均匀联合设计结合正交设计及均匀设计各自的特点，使两种试验设计的优点充分发挥，既能最大程度减少试验次数，又可以对试验结果进行全面直观的分析。正交均匀联合设计的试验步骤是先用均匀设计对多因素多水平的试验数据进行初筛，对得到的相对优化的试验组合用相应大小的正交设计进行细筛，最后用方差分析等对试验结果进行简单直观分析，最终优选出最佳试验组合。对于水平数较多较细的，可先利用正交试验法对影响因素进行初筛，快速划定考查范围，再利用均匀设计进行较为仔细地研究。均匀设计考查的水平数较多较细的数据处理过程一般较复杂。相比而言，正交设计法则具有数据处理直观的优点。因此，可利用单因素试验法或正交试验法对影响因素进行初筛，快速划定考查范围，再利用均匀设计进行较为仔细的研究，可以达到较好的效果。

（四）析因设计

析因设计是将试验中涉及的各因素的所有水平进行完全交叉而形成分组的试验设计，用于检验各因素之间是否存在交互作用。两个或多个因素如存在交互作用，表示各因素不是各自独立的，一个因素的水平有改变时，另一个或几个因素的效应也相应有所改变；反之，如不存在交互作用，表示各因素具有独立性，一个因素的水平有所改变时不影响其他因素的效应。此外还可以通过比较各种组合，找出最佳组合，或比较各因素不同水平的效应大小。析因设计的优点是所获得的信息量很多，可以准确地估计各实验因素的主效应的大小，估计因素之间各级交互作用效应的大小；其缺点在于当因素过多或因素的水平数过多时，分组较多，因此所需要的样本量太多。所以，进行析因设计一般要求处理因素最好在 4 个以内，各因素包括的水平数也不宜划分得过多。

（五）正交 t 值法

传统的正交试验通常使用方差分析及 F 值检验分析数据结果，计算较为繁杂。为了简化分析数据，优化实验设计，有学者根据正交试验的设计原理及 F 值与 t 值的关系提出了"正交 t 值法"，实验设计步骤如下。①主药分析的正交 t 值法：找出作用显著的主因素，确定主药；②辅药交互作用的正交 t 值法：以主药分析得到的作用效果显著的主因素为基础，着重研究其他因素与主因素的交互作用，确定辅药；③剂量选择的正交 t 值法：确定各因素的最佳配伍剂量。正交 t 值法改进了传统正交表中各因素之间交互作用的表达形式，使之便于分析两配伍组分之间是协同作用还是相互拮抗，适用于中药大复方中各药材的配比研究。例如，在治疗急性痛风性关节炎中药有效组分复方配伍研究中，应用正交 t 值法优化白芍总苷、三七总皂苷、青藤碱、雷公藤总苷及人参皂苷 5 种中药有效组分配伍组合，并由此得出白芍总苷、三七总皂苷、青藤碱在 5 种中药有效组分组合复方中发挥主导抗炎作用。

（六）基线等比增减设计

基线等比增减设计是王睿等建立的一种适用于中药小复方的设计法，设计原则是在总量恒定的前提下，参与配伍的 2 种药物（如君药、臣药）以药典记载的配伍比例为基线，其他试验点在基线两边均匀排列，直至达到二者配伍的极限。例如，A、B 两种药物配伍，A 药含量以 10% ～ 30% 递减，B 药含量以 10% ～ 30% 递增；或者 B 药含量以 10% ～ 30% 递减，A 药含量以 10% ～ 30% 递增向两侧扩展，最后扩大到极点，两侧极点分别为单纯 A 药和单纯 B 药；以主要效应和次要效应为评价指标，强化主效应，兼顾次效应；采用整体模型，进行多指标优化和多维时间序列分析，结合离体器官、细胞试验及药化分析结果，依托新的信息处理方法进行系统地分析，确定药物之间的最佳配伍配比范围。有学者以薯蓣皂苷为主药，每次 400mg 为配比基线，在总量一定时薯蓣皂苷含量以 20% 递减，冰片药含量以 20% 递增，向两侧扩展，最后扩大到极点，以此确定药物之间的最佳配伍配比关系。结果显示，薯蓣皂苷∶冰片的比例为 8∶2 或 6∶4 时，改善局灶性脑缺血大鼠行为学评分、脑梗死面积、脑含水量效果较好。

（七）试验设计-非线性建模-多目标优化三联法设计

试验设计（ED）-非线性建模（NM）-多目标优化（MO）三联法，简称 ED-NM-MO 三联法。ED-NM-MO 三联法是一种针对复方各个药物的药量、药物间相互比例与药效间的关系进行试验设计，根据所需的优良性与试验特点在试验区域内布散试验点，根据试验结果，对复方药量、比例与药效之间的数学模型加以描述，根据神经网络非线性拟合得到的复方药量、比例与药效间的数学模型进行多目标优化，得到针对多个药效指标的优化结果。有学者采用此方法对经基线等比增减设计的丹参、三七不同配比的 PD 数据进行非线性拟合和多目标优化，分别得到针对7个药效指标和6个药效指标（不包含血清中心肌钙蛋白）的帕累托（Pareto）最优配比。

（八）Doehlert 设计-响应曲面法设计

Doehlert 设计采用 k^2+k+1 次试验次数（k=因子数），可以有效地分析因素对变量影响的大小，且可以观察到因素间的相互效应。此方法将变量关系扩展到曲面上进行分析，是一种预测性较好的试验设计方法。Doehlert 设计-响应曲面法是在 Doehlert 设计上的优化方法，可以定性和定量地研究药物间的 PD 相互作用的规律，寻找到效果满意、不良反应最小的药物间的最佳阈值反应范围，分析药物间协同、相加、拮抗等作用的研究方法。有研究应用 Doehlert 设计-渴求函数-响应曲面优化法，研究枳实、厚朴和芒硝的剂量配伍变化对大黄蒽醌类成分在整方中溶出的影响，通过等高线图发现 3 个因素之间的交互效应，经过方程分析模型得出当大黄-枳实-厚朴-芒硝剂量配比为 1∶4∶2.31∶2 时，大黄蒽醌类成分在整方中溶出率最高。

近年来，研究者们在传统的"七情和合"与"君臣佐使"的基础上，运用新技术和新方法对中药复方的成分、药效活性和 PK 性质等进行了研究，从不同角度探讨了中药复方配伍的科学内涵。同时，多种数理方法和模型的建立、网络药理学和数据挖掘方法的发展与应用，也对中药复方配伍研究提供了很大帮助。研究方法的发展促进了中药复方配伍的科学研究。然而，鉴于中药复方的复杂性，目前的中药复方配伍研究仍然面临着巨大的挑战。一些中药本身具有的双向调节特性、多种成分之间的相互作用及微量活性成分的检出等，都有待于研究方法和技术的进一步提高。因此，如何建立适合于中药复方药效物质复杂关系的研究方法，阐明中药复方及其成分和组分配伍的内在规律，进而构建新的现代中药复方，是今后中药复方配伍研究的重要任务。

第四节　中药药动学/药效学研究

一、PK/PD 研究概况

PK/PD 模型是研究药物剂量与药物效应之间定量关系的有效工具，能较客观地阐明血药浓度-效应-时间之间三维关系，对活性药物的筛选、新药的研究、抗菌药物给药方案的优化、联合用药的评估等方面具有重要的参考价值。

中药的结构、成分组成极其复杂，其中包括中药的单体、有效成分、有效部位及药材的复方组成等。近年来，对于部分从中药中分离得到的作用机制明确且单一的化合物，多采用了化学药的 PK/PD 研究方法；而对于中药复方的研究提出了很多新的思路（如中药血清药理学、多组分 PK-多靶标/多种生物标志物 PD 结合模型、血清/靶组织药物化学等），但是还是相对粗浅。如何建立符合中药特点的 PK/PD 研究方法，探讨中药主要活性成分在体内的动态变化与药效消长之间的关系，还是一个艰巨的任务。

二、中药 PK/PD 研究概况

（一）中药 PK/PD 研究现状

1. 中药单体的 PK/PD 研究　中药单体化合物具有化学结构已知、纯度高、作用机制较明确等特点，相关的 PK/PD 研究模式沿袭化学药的思路和方法，即通过 PK 阐明中药单体化合物的体内过程，通过 PD 阐明时-效特征，然后采用适当的数学模型整合两个动力学过程，描述"时间-浓度-效应"三维关系。目前，研究已发现大量具有生物活性的中药单体成分，且部分已开发成一类新药供临床使用。对中药单体成分的 PK/PD 研究，可了解其代谢过程、时-效关系及两者的相互联系，有助于对其作用机制的深入了解。有研究以不同时间点血清样本中黄芩苷含量为 PK 指标，以黄芩苷含药血清对 PC12 细胞氧化损伤的保护作用为 PD 指标，建立了 PK/PD 结合模型。研究表明，黄芩苷在体内外均有抗氧化作用，且其效应与血清中黄芩苷时-量关系均呈正相关。

2. 单味中药的 PK/PD 研究　　单味中药比中药单体及有效部位成分更复杂，为更好地探索其有效成分及作用机制，需选用适当的方法对单味中药进行 PK/PD 相关性研究，为中药的现代化研究提供科学依据。有学者基于 PK/PD 模型结合人工神经网络（artificial neural network，ANN）研究了干姜及其炮制后药物浓度对其主要成分的相对贡献药效，结果表明，二者经不同加工，活性成分相反；另外，ANN 能够很好地处理稀疏数据，是未来药物发现发展的有力工具。

3. 中药有效部位的 PK/PD 研究　　中药有效部位指当一味中药或复方中药提取物中的一类或几类化学成分，其含量达到总提取物的 50% 以上，而且这些混合体具有某种药理活性。中药有效部位至少是一类化学成分，或者是几类化学成分组成，而非单一的某种活性成分。其中的一类或几类化学成分为检测指标测得的 PK 特征不能代表整体的体内过程。有学者筛选丹参水溶性成分对心血管保护作用的靶标，基于 PK/PD 模型对其作用机制进行探讨，揭示了丹参水溶性成分与各个生物标志物（biomarker）间的内在联系，以及各靶标及其通路在心血管疾病中发挥的作用。

4. 中药复方的 PK/PD 研究　　作为主要临床治疗形式的中药复方一直因为其多成分、多途径、多靶点的作用特点，体现了中医药理论体系中整体观、辨证论治的优势，但是其物质基础不清、成分复杂，作用多途径、多靶点的特点使体内过程、药理效应及其相互关系等研究存在极大的难度。有研究以养阴通脑颗粒中主要有效部位总生物碱、总黄酮、总皂苷、总酚酸作为研究对象，考查了正交配伍后其主要代表性成分在脑缺血再灌注损伤大鼠体内的 PK 特征及抗氧化作用的PD 特性，并初步建立了养阴通脑颗粒中主要有效部位的 PK/PD 数学模型，从 PK 和 PD 角度阐明药物抗脑缺血再灌注损伤的作用机制。因此，有人提出把中药有效部位及复方中"多成分药物动力学"的研究与中医"证"的研究结合起来，探讨两者之间的内在联系，开展更深层次的PK/PD 模型的研究，同时进一步探讨以血药浓度为指标的 PK 与以"整体/主导效应"为指标的PD 的相关性，从整体、宏观的角度全面地反映中药 PK/PD 研究的意义。

5. 中西药联用的 PK/PD 研究　　近年来，中西药联合用药是临床常见的治疗方式。由于中药成分复杂，与化学药之间存在的多种相互作用，如配伍禁忌、药理协同或拮抗、PK 改变、相关代谢酶被诱导或抑制，导致疗效的改变，甚至可能导致严重的不良反应或死亡。因此中西药合用后，中药（如丹参、人参）对于治疗指数较窄的药物（如华法林、地高辛）或者有毒药物的相互作用值得深入研究，PK/PD 研究可在联合用药情况下优化治疗方案，为保障用药安全提供依据。有学者研究了复方丹参滴丸（CDDP）对患者华法林的 PK 和 PD 的影响。该研究比较CDDP 治疗前后华法林的剂量、血药浓度、凝血酶原时间、活化部分凝血酶时间、凝血酶时间、纤维蛋白原、国际标准化比值等指标。建立 PopPK 和 PopPK/PD 模型以评估患者人口统计学、遗传多态性和 CDDP 等协变量因素。采用西雅图心绞痛问卷评价临床疗效，分析联合用药的出血风险。结果表明，CDDP 对大部分患者华法林的 PK 和 PD 特性影响不大，CCDP 和华法林联合用药是一种很有前途的治疗冠心病合并心房颤动患者的替代方案。

（二）中药 PK/PD 模型研究的意义

以 PK/PD 模型来研究药物的方法已经日渐成熟，越来越多的药物研究需要运用 PK/PD 模型，可以从深层次阐明中药的作用机制和科学内涵，对中药新药的研究和开发具有指导性意义。

1. 辨识中药药效物质 中药成分众多、机制复杂，中药的药效物质的体内过程、生物效应及其相互关系十分复杂。中药针对多组分 PK-多靶标/多种生物标识物 PD 结合的思路可能为揭示中药作用物质基础提供借鉴。

2. 优化中药剂型和给药系统 借助 PK/PD 模型可以量化中药不同剂型及给药系统对 PK/PD 的影响，为临床研究提供可信的实验结果，指导中药新制剂的开发。

3. 指导中药合理化用药 中药合理化用药是有关中药临床用药安全有效的关键问题。有学者提出基于 PK/PD 的中药日服次数的合理性评价模式，在阐明中药量效关系和保证安全性的基础上，为科学确定中药特别是毒性中药的日服次数，提高临床疗效提供依据，科学阐释传统中药用法。在毒性中药研究中发现：多种毒性中药的清除率个体差异很大，治疗指数窄，为控制毒性，将药效和不良反应与药物浓度应用 PK/PD 模型关联，以期达到通过控制药物浓度而达到治疗目的，同时减少不良反应的目的。

（三）中药 PK/PD 模型研究存在的问题

近年来 PK/PD 模型在中药单体成分中使用较多，由于中药多成分、多靶点、多途径的作用特点，选择合适的效应指标并进行良好的模型拟合较为困难，故 PK/PD 模型在单味中药及中药复方领域的应用受到极大限制。

1. PK 研究对象的不明确 对于结构清晰、作用机制明确的中药 I 类新药一般参照成分单一的化学药的要求进行 PK 研究。但是对于大多数成分复杂、药效物质基础研究还不完全明确的中药提取物和中药复方来说，PK 研究对象的确立是极为困难的。

2. 药物效应评价的难度大 中药及复方的药效具有多靶点、整体调节的特点，大多中药及复方成分含量相对较低、对受体的选择性不高。中药复方的效应往往是多个效应指标的综合作用。中药疗效评价中一些符合主观的结局性指标很难与药物的浓度有效拟合。然而 PD 研究的实际操作中需要选择一个或若干个客观、可测、能反映疾病特异性的药效指标，在中药药效评价中，符合中医症候并且灵敏度好、专属性强的评价标准和观察指标的 PD 模型很难选择，即使几个效应指标综合评价也难以真实全面地模拟中药的整体效应。在化学药研究中，药物的效应在体内试验无法连续定量测定时，可借助生物标志物来反映疾病的状态与进程，进而评价药物的作用。但是在中药药理研究中，未完全了解生物标志物与中药的关系，因此这种基于作用机制的中药 PK/PD 研究就有很大难度。

3. PK/PD 模型相关性分析存在的问题 PK/PD 模型大部分是先分别研究中药的 PD、PK，然后根据不同数据拟合得到相关性结果，这就使得 PK/PD 模型变得更复杂、数据处理更为烦琐，但是仅以简单的线性相关回归方法又不足以反映中药及其复方的本质规律，如何根据中药及其复方的特性，有选择地进行 PK 参数和 PD 研究结果的模型拟合、其模型拟合的方法具有何种特点，是进行中药及复方 PK/PD 结合模型研究需要解决的问题。

三、展 望

随着现代科技的发展，PK/PD 研究愈加深入，我国的科研工作者针对中药的特点，在中药 PK/PD 模型研究思路和方法方面做了很多尝试。PK/PD 模型的研究日益广泛，其在药物开发中的作用越来越受到人们的重视。PK/PD 模型是辅助药物研发的有力工具，在对药物作用的评估、剂量的调整、给药方案的优化及药物不良反应研究等方面都有广泛的应用。正确运用 PK/PD 模型，可以减少研发成本，降低实验失败的概率，确证药物的安全性和有效性。PK/PD 模型将会随着研究的深入不断完善，在未来的药物开发和研究中发挥出更重要的作用。

第五节　中药网络药理学在中药及其复方中的应用

一、网络药理学的定义

网络药理学是一门运用网络方法分析药物与疾病和靶点之间"多成分、多靶点、多途径"协同作用关系的药理学分支学科。该概念基于系统生物学和多向药理学等多学科理论，运用各种组学、高通量筛选、网络可视化和网络分析等多种技术，揭示"药物-基因-靶点-疾病"之间复杂的网络关系，从多维度视角理解疾病的分子基础，预测药物的药理学机制，并通过相应的试验来验证、评估药物的有效性、作用机制及不良反应，从而发现高效、低毒的药物。

二、网络药理学在中药领域的应用

目前，相关研究人员常从以下几个方面进行网络药理学研究：生物网络数据库、生物网络构建方法、网络可视化、网络分析技术等。此外，网络药理学在中药复方研究中，可以用于研究药效物质基础与作用机制、中药配伍规律、发现中药复方新适应证、构建靶标-疾病之间的复杂关系网络进行新药研发等。

有研究对治疗阿尔茨海默病（AD）的中药作用机制进行研究，通过文本挖掘发现 10 种药材与治疗 AD 有关，经相似性匹配，从这 10 种药材中找到 1016 种化合物，后又构建"靶标-蛋白"网络，发现这 10 种药材可能通过调节神经活性配体-受体相互作用、钙信号通路和炎症相关蛋白等多种通路治疗 AD。四逆散是调控肝脾功能的传统配方，常用来治疗肝郁和瘀滞等相关的多种疾病，临床疗效显著。有研究发现，四逆散还可以有效治疗诸如抑郁症等神经系统疾病。基于中药和网络药理学的方法，构建化学成分和疾病相关蛋白网络，该网络包含 263 种化学成分和 19 种与抑郁症相关的靶标。分析得出四逆散可以通过调节 G 蛋白偶联受体蛋白信号通路、cAMP 系统、神经系统、神经递质分泌、炎症反应、金属离子转运等途径发挥抗抑郁作用。另有研究报道，因长期对癫痫病理学机制认识不足，使得现有抗癫痫药物未能有效减少或阻止后脑损伤的发展，使得近 1/3 的癫痫患者在发作时得不到相应的药物控制。通过虚拟筛选、构建网络和药物设计等网络药理学技术和方法，能够进一步理解中枢神经系统内部复杂的作用机制，从而对传统研发抗癫痫药物的模式进行重大改革。

三、中药网络药理学数据库

（一）中药系统药理学数据库与分析平台

中药系统药理学数据库与分析平台（traditional Chinese medicine systems pharmacology database and analysis platform，TCMSP）是一种独特的中草药系统药理学平台，它能捕捉药物、靶标和疾病之间的关系。该数据库包括化学物质、靶点和药物靶点网络，最大的特点是针对每个化合物提供了较全面的人体吸收、分布、代谢、排泄评价数据，涉及口服生物利用度、药物相似度、肠上皮细胞通透性、血脑屏障、水溶性等天然化合物的 PK 特性，同时提供了潜在活性分子的靶标及其疾病信息。该平台基于系统药理学研究方法，整合了中药活性成分、潜在靶标、相关疾病及 PK 数据，构建了系统水平上的中药-人体作用网络，为从系统水平阐明中药靶标、研究中药作用机制、发现中药活性物质、进行老方优化和新复方配伍提供了基础，为现代中药研究带来了新的方法。

（二）中医药百科全书

中医药百科全书（the encyclopedia of traditional Chinese medicine，ETCM）是 2018 年上线的一个中药及方剂整合数据平台，包含了物理化学性质、成药性评价、靶标预测及药物靶标和疾病靶标相关功能与通路的系统分析功能，提供从"中药-方剂-成分-靶标基因-功能/通路-疾病"之间的交叉检索、构建网络可视化，全面解析了中药复杂系统分析及与机体分子网络之间相互作用关系，信息面更全。该数据库中收录了 402 味草药、3959 个中药复方、7284 种中药化学成分、2266 种药物靶标及 4323 种相关疾病的信息。其中草药包含产地、药味（酸、苦、甘、辛、咸）、药性（寒、热、温、凉、平）、归经（肺经、肝经等）、适应证、所含成分、质量控制标准等信息；复方包含名称、剂型、组成、适应证、所含成分等信息；成分包含化合物的分子式、分子量、多种理化指标、类药性等级，以及吸收、分布、代谢、排泄参数等信息（http://www.tcmip.cn/ETCM/index.php/Home/）。

（三）中医药整合药理学研究平台

中医药整合药理学研究平台（integrative pharmacology-based research platform of traditional Chinese medicine，TCMIP）是一个集中医药大数据管理及整合药理学计算服务于一体的智能化数据挖掘平台。TCMIPv2.0 是在 TCMIPv1.0 基础上进行升级优化，主要包括来自 ETCM 的"中药材数据库"、"中药方剂数据库"、"中药成分数据库"、"中药靶标数据库"和"疾病相关分子库"等五大数据库资源。同时，采用人工智能、数据挖掘、网络计算及可视化等方法和技术，形成七大整合药理学分析模块，包括"疾病相关分子集及其功能挖掘"、"证候相关分子挖掘及功能分析"、"中药（含方剂）靶标预测及功能分析"、"中药药性相关分子挖掘及功能分析"、"组方用药规律分析"、"中医药关联网络挖掘"和"反向查找中药（含方剂）"。TCMIP 数据库对每一味中药的信息都有详细的记载，包括性味归经、涉及的靶点和疾病、成分及成分对应的靶点等信息。同时，该数据库对中药成分也进行了详细的记载，包括化合物的结构，分子量，药物的吸收、分布、代谢、排泄、毒性和相关参考文献等信息，同时可以链接到 PubChem 和 ChEMBL 数据库（http://www.tcmip.cn/TCMIP/index.php/Home/Login/login.html）。

（四）BATMAN-TCM

BATMAN-TCM（bioinformatics analysis tool for molecular mechanism of traditional Chinese medicine）数据库基于 TCMID 数据库中的方剂-中药-成分关联数据，已知的药物/成分靶点来自 DrugBank、京都基因与基因组百科全书（KEGG）和 TTD 数据库，用户可以提交中药的拼音名称、英文名称或拉丁文名称，获得每味中药的化学成分及成分的潜在靶点，并可以获得对这些靶点的功能分析结果，包括基因本体（GO）、KEGG 通路及 OMIM/TTD 疾病富集分析结果。除此以外，也允许用户同时输入多个中药方剂/中药/化合物列表进行比较或组合分析，帮助用户通过分子和整体的水平了解中药（http://bionet.ncpsb.org.cn/batman-tcm/）。

（五）TCM Database

TCM Database 数据库是目前世界上最大的非商业中药小分子数据库，包含来自 352 种不同草药、动物和矿物中药配方的 37 170 种成分。数据库中每个纯化合物的 cdx（2D）和 Tripos mol2（3D）格式可供下载和虚拟筛选。中药成分的二维和三维结构由 ChemBioOffice2008 构建，并利用 ChemBioOffice 计算了其物理化学性质，包括脂水分配系数和极性表面积。

（六）TCMID

TCMID（traditional Chinese medicine integrated database）数据库包括 6 个数据领域，即复方、草药、组分、靶点、药物和疾病。数据库信息通过文献挖掘和引用其他数据库信息汇集而来，化学成分信息由 TCM Database 及《中药百科全书》获得。数据库通过将中药组分和疾病数据库（如 DrugBank、OMIM 和 PubChem 等）相链接的方式将药物组分信息与疾病建立联系。

四、中药网络药理学的不足与展望

中药具有成分多、作用靶点多和作用途径复杂等特点，方剂配伍更是遵循"君臣佐使"的组方原则，在以"人"为核心的整体观指导下，从整体与局部关联的角度出发，通过药物中有效成分的体内代谢，实现药物对机体的系统调控。网络药理学的整体性、系统性和注重药物间相互作用的特点与中医药学的基本特点相吻合，符合中医药对疾病本质的认识。将网络药理学应用于中药研究有利于推进中医药现代化的进程，但网络药理学作为药理学的一门新兴学科，还有很多局限性，如小分子化合物及其作用靶点数量均有限，不能揭示复方中药完整的药理作用；还有中药大多为口服给药，要经历吸收、分布、代谢、排泄等一系列过程后才能发挥药理作用，故还需将中药网络药理学与 PK、PD 相结合。

（梁大虎　陈　群　汪旻晖　卢建平　陈渊成）

参 考 文 献

崔明宇, 张凯, 邢绪东, 等, 2018. 药理效应法测定莲子菜总黄酮在大鼠体内的药动学参数 [J]. 中医药学报, 46(2): 17-20.

世界中医药学会联合会, 2021. 网络药理学评价方法指南 [J]. 世界中医药, 16(4): 527-532.

孙建宁, 彭成, 2017. 中药药理学专论 [M]. 2 版. 北京: 人民卫生出版社.

周祯祥, 唐德才, 2016. 中药学 [M]. 2 版. 北京: 中国中医药出版社.

Lotter W, Kreiman G, Cox D, 2020. A neural network trained for prediction mimics diverse features of biological neurons and perception[J]. Nat Mach Intell, 2(4): 210-219.

第九章　生物大分子药物的定量评价

学习要求：掌握生物大分子药物概念与常见生物大分子药物特点，熟悉生物大分子的体内吸收过程和代谢消除途径，了解研究常用建模方法及生物类似药的临床研究设计。

第一节　概　述

一、生物大分子药物概念

生物大分子药物是指一类利用现代生物技术方法生产的源自生物体内并被用于疾病的诊断、治疗或预防的生物大分子，狭义上也称为生物技术药物。随着分子生物学、基因工程和基因组学的研究发展，生物大分子药物得以迅猛发展，其种类也日趋增多。目前生物大分子药物包括 DNA 重组技术生产的蛋白质、多肽、酶、单克隆抗体、激素、疫苗和细胞因子药物，也包括蛋白质工程技术生产的上述产品的各类修饰物，还包括用于基因治疗的基因、反义寡核苷酸和核酶及病毒与非病毒基因递送载体等。

生物大分子药物按用途分类可以分为治疗药物、预防药物和诊断药物。治疗药物包括用于肿瘤治疗或辅助治疗的药物，如天冬酰胺酶、肿瘤坏死因子、白细胞介素-2（IL-2）、粒细胞集落刺激因子等；用于内分泌疾病治疗的药物，如胰岛素、生长素、甲状腺素等；用于心血管系统疾病治疗的药物，如血管舒缓素、弹性蛋白酶等；用于血液和造血系统的药物，如尿激酶、水蛭素、凝血酶、凝血因子Ⅸ、组织型纤溶酶原激活物、促红细胞生成素等；抗病毒药物如干扰素等。预防药物主要是疫苗，如乙肝疫苗、伤寒疫苗、麻疹减毒活疫苗、卡介苗等。生物大分子药物用作诊断试剂是其最突出又独特的另一用途，绝大部分临床诊断试剂来自生物大分子药物。常见的诊断试剂包括：①免疫诊断试剂，如乙型肝炎表面抗原血凝制剂、乙型脑炎抗原和抗链球菌溶血素、流感病毒诊断血清、甲胎蛋白诊断血清等；②酶联免疫诊断试剂，如乙型肝炎病毒表面抗原诊断试剂盒、艾滋病诊断试剂盒等；③器官功能诊断药物，如磷酸组胺、促甲状腺素释放激素、促性腺激素释放激素等；④放射性核素诊断药物，如血清白蛋白等；⑤诊断用单抗，如结核菌素纯蛋白衍生物、卡介菌纯蛋白衍生物等；⑥诊断用 DNA 芯片，如用于遗传病和癌症诊断的基因芯片等。

生物大分子药物的治疗机制不同于小分子药物，主要是通过刺激机体免疫系统产生免疫物质从而发挥其功效，在人体内出现体液免疫、细胞免疫或细胞介导免疫。已成功上市的生物大分子药物有曲妥珠单抗、抗 Tac 单抗、利妥昔单抗等。生物大分子药物的药效相较于小分子往往更为显著，如英夫利西单抗、阿达木单抗及依那西普可以直接结合肿瘤坏死因子 α（TNF-α），通过与 TNF-α 结合可以更加有效地治疗类风湿性关节炎及其他炎症疾病。目前，新型生物大分子药物发展方向主要有单克隆抗体、基因疗法、细胞疗法等。作为一类非常重要的生物制品，单克隆抗体被开发用于治疗多种疾病。此外，基因疗法和细胞疗法也被用于多种疾病的治疗，如头颈癌治疗、胰腺癌治疗及慢性伤口愈合等。

二、常见生物大分子药物

（一）多肽药物

多肽药物的特点是由 10 ～ 100 个氨基酸组成、相对分子质量小于10000。与蛋白药物相比，多肽药物具有更高的单位质量活性、更好的组织穿透性、更低的免疫原性发生率，以及更低廉的制造成本。与小分子药物相比，多肽药物具有更高的效力、更高的选择性和特异性，较低的脱靶毒性和较低的 DDI 发生率。然而，多肽药物 PK 特征也存在一些问题，如容易被蛋白酶水解，在几分钟内迅速从体循环中清除。多肽药物与小分子药物相比分子量大，溶解度可变，代谢稳定性差，导致多肽药物口服生物利用度普遍较低。

治疗性多肽药物最常见的给药途径是静脉注射，以避免肝脏和胃肠道酶的系统前代谢，实现 100% 生物利用度。与静脉给药相似，皮下或肌内注射可避免肝脏或胃肠道酶的降解。然而，由于组织间隙中的蛋白酶或肽酶仍然存在系统前降解，导致皮下和肌内给药的生物利用度降低。皮下或肌内给药后的全身生物利用度差异很大（20% ～ 100%）。给药部位的淋巴流量和血灌流量存在局部差异，因此注射部位可能会影响治疗性多肽药物的 PK。

多肽的大小介于小分子药物和大分子蛋白质之间，扩散和对流都参与了多肽的分布，相对贡献取决于多肽的大小和结构。多肽的分布体积通常很小，并且局限于细胞外空间。多肽药物静脉给药时，通常可观察到双指数药-时曲线。中央室表观分布容积通常为 3 ～ 8L，略大于血浆体积，主要分布在肾脏和肝脏等毛细血管膜通透性高的器官和组织间隙。外周室代表灌注不充沛的器官间质空间。稳态表观分布容积通常与细胞外液体积相当。与内源性蛋白的结合也是影响治疗性多肽分布的重要因素。

治疗性多肽通常与内源性多肽代谢消除途径相同，代谢产生的氨基酸存储在内源氨基酸池中被重新利用合成蛋白质/多肽。由于血液、肝脏、肾脏和小肠含有大量蛋白酶和肽酶，这些器官可能是蛋白质水解的重要部位。由于血液中蛋白质的降解，多肽的清除率可能超过心输出率。对大多数多肽来说，非代谢消除途径可以忽略不计，如肾脏或胆汁排泄。一般情况下，相对分子质量小于 10000 的多肽可以被肾脏的肾小球滤过后在近端小管细胞的刷状缘膜上水解。多肽药物肾清除率接近肾小球滤过率。然而，多肽类药物的半衰期很短（约 10min），可能是肽酶快速水解的结果，而不是肾脏清除的结果。但对蛋白水解有抵抗的多肽，肾脏清除可能是主要的清除机制。肝脏代谢不是大多数多肽消除的主要途径，但可能是小肽药物的代谢途径。细胞内摄取通常是其限速步骤。对于疏水性强的多肽，摄取机制是被动扩散和载体介导的摄取相结合。影响包括多肽在内的生物大分子药物分布和排泄特有的 PK 特征是靶点介导的药物处置，正是与靶点的高亲和力使生物大分子药物具有以药物靶点复合物消除的非线性 PK 特征。许多多肽类药物可以与其受体结合，通过受体介导的摄取和随后的细胞内代谢消除。由于受体数量有限，药物结合和摄取可以在治疗浓度下达到饱和，因此，常观察到剂量依赖的非线性 PK 特征。

（二）核酸类药物

核酸类药物是指那些具有特定的碱基序列、可以在细胞中专一性地降低目标基因表达水平的寡核苷酸类药物。

寡核苷酸（oligonucleotides，ON）是一类含 20 个左右碱基的短链核苷酸的总称（包括脱氧核糖核酸 DNA 或核糖核酸 RNA 内的核苷酸）。ON 是生物医学和生命科学研究中调节基因表达的基本工具，现在已被开发为基因靶向治疗药物，用于治疗病毒感染、肿瘤和遗传病。ON 药物主要包括反义寡核苷酸、干扰小 RNA（small interfering RNA，siRNA）、核酸适配体、核酸疫苗等。

ON 药物最常见的给药途径是静脉及皮下注射。在大多数情况下，药物以盐溶液给药，递送到特定组织靶向摄取。ON 从胞外空间进入细胞质，才能到达细胞质基质或者细胞核中的靶点。两个关键因素决定了 ON 细胞质中的生物利用度：①在血液和组织中广泛表达的高活性核酸酶介导的快速降解；②细胞膜阻碍了带多电荷 ON 分子向细胞质的被动扩散。单链和双链 ON 通过一条或几条内吞途径进入细胞，其中通过网格蛋白小窝和脂筏状结构途径摄取研究最为充分。进入细胞质后，ON 大部分在内含体，只有极少部分会释放到细胞质或细胞核。通过与 mRNA 结合发挥药理作用。

组织摄取 ON 可能是不均匀的。在肝脏中，等位基因特异性寡核苷酸（ASO）在胆管上皮细胞的吸收低于肝细胞和非实质细胞，低剂量时非实质细胞的总浓度通常高于肝细胞的总浓度。而高剂量时肝细胞内的总浓度与非实质细胞内相似。在肾脏中，ON 主要分布于皮质，而肾小球和髓质收集小管的摄取率较低。此外，血浆蛋白结合（PPB）对其在肾脏的分布也有影响：PPB 越低，肾脏吸收越好。ON 的 PPB 程度是分布和肾排泄的重要影响因素。硫代磷酸 ASO 与血浆蛋白广泛结合，多数情况下血浆结合率大于 85%。其主要与白蛋白结合，在较小程度上与 α-巨球蛋白结合，基本不与 α_1-酸性糖蛋白结合。只有当血浆浓度过高时 PPB 才会饱和。据报道，种属间的 PPB 近似，小鼠的结合程度最低。较低的 PPB 将主要导致肾脏清除率高。相比之下，由于全身代谢或肾脏排泄，未改变剂型和未修饰的 siRNA 与血浆蛋白的结合程度较低，并且血浆清除率更高。

糖蛋白受体（asialoglycoprotein receptor，ASGPR）介导的靶向递送 ON 至肝细胞是目前对特定的细胞类型提高递送能力的成功案例。ASGPR 于肝细胞基底外侧膜上高表达，不同种属序列保守，可快速内化再循环。ASGPR 的最佳结合配体是一种以半乳糖残基或 N-乙酰氨基半乳糖（GalNAc）为末端的三触角结构。当与配体结合后，配体受体复合物通过网状蛋白介导的内吞作用内化运输到核内体。核内体膜的低 pH 导致配体受体解离，从而使 ASGPR 迅速返回质膜。GalNAc 已广泛应用于 siRNA、ASO 和 Anti-miR 的剂型改造，ON-GalNAc 偶联可增强肝细胞摄取。

ON 通常表现多房室 PK 特征，从血浆到组织分布要几小时到几天，消除半衰期长达几周。初始阶段约占总 AUC 的 80%，对于未结合的 ON 由肝脏和肾脏的显著摄取决定，而不是由系统清除。ON 缓慢分布回循环系统的机制尚未完全阐明，可能的解释是通过早期核内体循环回到细胞表面或最终通过细胞凋亡形式完成。因此，多房室 PK 特点主要是由于跨膜转运进入细胞、肝肾蓄积高代谢率低和药物从组织释放回循环缓慢所共同导致的。对于大多数 ASO，人体消除半衰期在 10 ～ 35 天，而对于其他 ON，消除半衰期则根据化学修饰差异而有很大不同。非临床数据显示，ON 呈现非线性 PK 特征。非线性特征在血浆中可能不太明显。在组织中十分显著。非线性处置的机制，是由组织摄取饱和引起的，并在高剂量时变得更为明显。

（三）单克隆抗体

单克隆抗体是由体内或培养的一种识别单一抗原表位的 B 细胞克隆所分泌的针对一种抗原决定簇的免疫球蛋白。每个 B 细胞都有一种独特的受体，只能与一种结构相适应的抗原决定簇结合，由此激活的这一细胞只能产生针对这一抗原决定簇的结构与功能完全相同的抗体，即单克隆抗体（以下称为单抗）。近年来，单抗药物快速发展并在一些疾病治疗领域显示出明显的临床优势。单抗与传统小分子药物的体内 PK 特征具有明显差异。一般认为，单抗的体内消除主要包括两个途径：蛋白质水解及抗原和抗体结合后被降解。其中，蛋白质水解为非特异性消除，速度一般较低，在一定浓度范围内常表现为线性消除特征；抗原和抗体结合后的降解过程即靶点介导的消除，往往具有浓度依赖性，靶点饱和后往往表现出非线性消除特征（图 9-1）。

机体对药物产生的免疫应答也

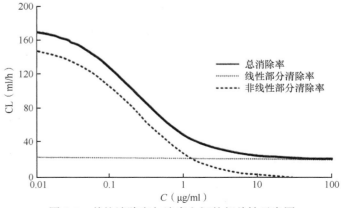

图 9-1　单抗清除率与浓度之间的相关性示意图

是单抗药物体内消除的途径之一，但免疫应答一般很少会在单次给药后产生，且免疫应答可能改变单抗的 PK 甚至药物效应，一般看作单抗类产品的药物不良反应。基于单抗的体内消除特点，药物在不同浓度（或剂量）下可能表现出不同的 PK 特征。例如，西妥昔单抗在 $20 \sim 200mg/m^2$ AUC 增加的比例大于剂量增加的比例，清除率随剂量的增加而降低，当剂量大于 $200mg/m^2$ 后，清除率基本达到平台，AUC 增加的比例基本与剂量成正比，地舒单抗等也表现出类似特征。

（四）抗体偶联药物

抗体偶联药物（antibody-drug conjugate，ADC）是指将具有生物活性的小分子毒素通过连接子偶联至单抗上所产生的新型药物。

近年来研究人员已开发出多种抗肿瘤的靶向治疗，这些疗法在提高抗肿瘤活性的同时，也具有更好的耐受性，ADC 便是其中的一种。通过靶向肿瘤细胞表面抗原的抗体，将小分子毒素靶向递送至肿瘤细胞进而发挥杀伤肿瘤的作用，使 ADC 既具有抗体与靶抗原特异性结合的特点，也具有高效的杀伤作用。已经获批的 ADC 临床试验结果显示，ADC 在血液中相对稳定、能有效地降低小分子毒素对循环系统及健康组织的毒性，是抗肿瘤药物的研发热点。

但 ADC 复杂的分子设计使其具有优势的同时，也给其药物的研发带来诸多挑战，如 ADC 引起的免疫原性、内化速度低及连接子的不稳定性等多种因素，会影响到 ADC 的安全性和有效性。不同种类 ADC 设计之间可能会存在较大差异，需要考虑抗体、连接子、小分子毒素三个组成成分及它们之间的合理组合。即使是作用于同一靶点的 ADC，由于其识别的抗原表位、连接位点、连接子及小分子毒素的不同，其血浆稳定性、体内代谢过程、PK/PD 关系和药物不良反应也可能不同。

ADC 的吸收、分布、代谢和消除对其 PK 和 PK/PD 关系的理解至关重要，在药物研发过程中会影响候选分子的选择。由于 ADC 的结构组成中同时包括大分子抗体和小分子毒素，其吸收、分布、代谢、排泄特性表征时可能需要混合的方法。因 ADC 在临床上多通过静脉给药，在此不讨论其吸收特性。从分子量大小和空间体积方面讲，ADC 结构中的主体主要是抗体，因此表现出诸多与裸抗药物类似的 PK 特征，具有抗体药物的主要 PK 特征及作用机制，如靶点介导的药物清除、FcRn 受体循环及非特异性蛋白酶降解等。ADC 与小分子药物和抗体药物的主要 PK 特征比较，见表 9-1。总体而言，ADC 通常经过静脉给药，分布与抗体药物类似，同时具有抗体和小分子的代谢和清除途径，在低剂量下呈非线性、高剂量下表现出线性特征。ADC 最重要的特征之一是其多样性，因抗体上所偶联的小分子毒素数量和（或）结合位点的不同，ADC 是由多种不同分子组成的混合物，而当 ADC 进入体内后，小分子毒素通过酶解或化学反应从 ADC 上逐渐解离下来，进一步增加了 ADC 在体内的多样性。这种不断变化的多样性是 ADC 的 PK 研究的重要挑战。

表 9-1　生物大分子药物与传统小分子药物的特点比较

特性	传统小分子药物	生物大分子药物			
		多肽	核酸	单抗	ADC
相对分子质量	$200 \sim 700$	$1\,500 \sim 7\,000$	$6\,000 \sim 18\,000$	150 000	150 000
物理化学性质	溶解性差异大，带电状态差异大	水溶性好，带电状态差异大	水溶性好，多带负电荷	水溶性好，带电状态差异大	水溶性好，带电状态差异大
给药途径	口服等	静脉注射或皮下给药	静脉注射或皮下给药	静脉注射或皮下给药	静脉注射
吸收	生物利用度差异大	生物利用度极低，存在淋巴系统吸收			

续表

特性	传统小分子药物	生物大分子药物			
		多肽	核酸	单抗	ADC
分布	分布广泛	组织分布有限，多分布在血液	肝脏、肾脏存在高度分布，心脏、胰、中枢神经系统等几乎无分布	肾脏分布最多，其次是肝脏、脾脏，脑中分布最少	药物抗体偶联比（DAR）小于4，和单抗一致；DAR大于4，肝分布增加，清除加快
代谢	CYP450酶系	蛋白酶	核酸酶	蛋白酶	蛋白酶和CYP450酶
排泄	存在不同程度的胆、肾脏排泄	以氨基酸或小肽的方式重利用或经肾脏排泄	以核酸片段的方式经肾脏排泄	以氨基酸或小肽的方式重利用或经肾脏排泄	包含小分子和单抗2种排泄途径
PPB	由低到高差异大		未经修饰的核酸（较低），经修饰的核酸（＞85%），较高		
半衰期	短（h）		未经修饰的核酸：短（s或min），经修饰的核酸：长（周或月）	长（数天或数周）	抗体部分半衰期长，小分子化合物被持续释放
DDI	广泛存在		无		存在
线性动力学特征	部分药物高剂量时呈现非线性药代动力学特征	常出现非线性药代动力学特征			
靶向性	几乎无		靶向		
免疫原性	罕见		常见		
生物样本分析对象	小分子药物本身或活性代谢产物	总蛋白和多肽	总核苷酸	总抗体	连接物、总抗体、小分子药物

ADC的空间结构主要由抗体构成，因此体内分布通常与未结合的抗体相似。ADC给药后初期的分布主要局限在血管内，中央室的分布容积与血浆容积相似（50ml/kg），之后扩展到组织间隙中，稳态分布体积为150～200ml/kg。与裸抗药物相似，ADC难以穿过血管上皮细胞，组织分布程度较低，扩散缓慢，在血流量大的组织，如肝、肾、肺、脾和心脏中的分布程度更高。与裸抗药物相似，ADC的分布也同样会受到靶抗原表达和内化速率的影响。药物通过抗原的非特异性或特异性结合将裸抗药物分布到非靶标组织上通常不具有药理作用，但在ADC中，由于后续会释放小分子毒素或其类似物，因此在相同组织中的分布和积累可能会产生具有临床意义的药理/毒性作用。了解ADC的分布对于理解药理/毒性作用具有重要意义。肿瘤细胞或正常组织可能会释放抗原进入循环系统中，与ADC结合清除ADC并影响其分布。ADC与可溶性抗原结合后形成的复合物可被肝摄取并清除，并在此过程中在肝释放出大量的小分子毒素造成潜在的肝毒性。在啮齿类动物研究结果显示，抗体与单甲基奥瑞他汀E（MMAE）结合会影响其组织分布，与未结合的抗体相比，会增加肝的摄取；其他研究中也看到了类似的现象，小分子毒素的结合对ADC CMD-193在人体正常组织和肿瘤中的分布产生了显著影响：肿瘤的摄取降低，更多地分布在肝中。

第二节　研究常用建模方法

治疗用生物大分子药物具有很多与小分子药物不一样的PK与PD特征。与大多数小分子治疗药物不同，蛋白质药物的作用通常是靶向介导的。其通过高容量的非特异性过程（如肾脏代谢及网状内皮系统清除），或高度特异性的可饱和的过程（如受体介导的清除）进行消除。个体间的 PK 差异一般较小，有利于分析复杂的 PK 及剂量/暴露-反应关系。蛋白质药物通常表现出高度的目标特异性，这样也有助于根据作用机制而进行 PD 分析。

由于理化及生物学性质的差异，生物大分子药物与传统小分子药物相比，PK 机制更加复杂，在体内表现出不同的吸收、分布、代谢、排泄过程。生物大分子药物一般不经 CYP450 酶代谢，其体内消除途径主要有肾小球滤过、酶水解、受体介导的胞吞消除和 ADA 介导的消除。近年来，除了常用的免疫分析法、放射性同位素示踪法、液相色谱-质谱/质谱联用（LC-MS/MS）等分析方法外，还有计算机模型被开发用于模拟预测大分子药物 PK 性质的研究并发挥越来越重要的作用。目前常用的生物大分子药物代谢预测模型有靶点介导的药物处置（target mediated drug disposition，TMDD）模型和 PBPK 模型。

一、TMDD 模型分析

自 1994 年 Levy 教授正式提出了 TMDD 的概念后，不断有科学家尝试采用数学建模的方法对 TMDD 进行描述。TMDD 模型最基本的理论基础：药物（由 C 表示）与靶点（由 R 表示）结合以产生可逆反应的复合物（由 CR 表示）。其中，结合和解离速率常数采用 k_{on} 和 k_{off} 表示，药物、复合物在体内的消除速率常数分别采用 $k_{e(C)}$ 和 $k_{e(CR)}$ 表示，给药前靶点量在体内保持平衡，生成和消除速率分别为 k_{in} 和 k_{out}。在建模过程中，采用常微分方程描述药物、靶点和复合物浓度随时间的变化曲线。随着研究的不断深入，TMDD 的模型及其变形目前已经较多，下面将就其中一些典型模型进行详细介绍。

2001 年，Mager 教授和 Jusko 教授提出了第一个 TMDD 模型，也是最为基础的 TMDD 模型，该模型假设药物、靶点及复合物的形成和解离发生在同一房室中，由于多数生物药可在外周组织中分布，多采用二室模型，并采用常微分方程进行描述（图 9-2）。

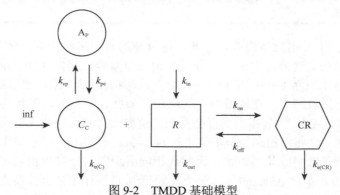

图 9-2　TMDD 基础模型

$$\frac{dC}{dt} = \frac{inf}{V_C} - \left[k_{e(C)} + k_{cp} \right] \times C - k_{on} \times C \times R + k_{off} \times CR + k_{pc} \times \frac{A_P}{V_C} \qquad (9\text{-}1)$$

$$\frac{dA_P}{dt} = k_{cp} \times C \times V_C - k_{pc} \times A_P \qquad (9\text{-}2)$$

$$\frac{dR}{dt} = k_{in} - k_{out} \times R - k_{on} \times C \times R + k_{off} \qquad (9\text{-}3)$$

$$\frac{dCR}{dt} = k_{on} \times C \times R - k_{off} \times CR - k_{e(CR)} \times CR \qquad (9\text{-}4)$$

式中，假设药物是通过静脉输注到房室中，中心室的体积为 V_C，给药速率为 inf，测得的血浆药物浓度为 C，初始时刻药物浓度 C 与复合物浓度 CR 均为 0，靶点量 R 在体内保持平衡，采用间接效应模型（indirect response，IDR）方程描述，因此 $R_0=k_{in}/k_{out}$。复杂的二室模型，其中 C_P 和 R_P 分别代表外周室中游离的药物浓度和靶点浓度，外周室中的药物也可与其中的靶点形成复合物。在一室模型和二室模型的模型结构基础上，越来越多的研究者开发了结构和机制更为复杂的 TMDD 模型，如皮下注射时在吸收室中即可形成复合物的模型；不同药物竞争同一靶点的模型（图 9-3，图 9-4）等。

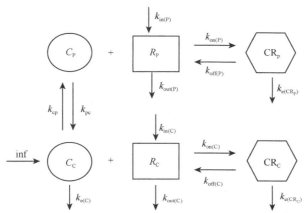

图 9-3　中央室和外周室都有结合的二室 TMDD 模型

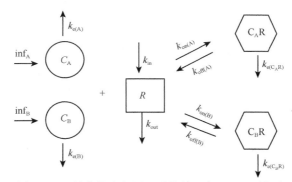

图 9-4　两种药物竞争同一受体的一室 TMDD 模型

上述一室模型和二室模型均假设药物分子结构中仅有一个靶结合位点。对于大多数单靶点治疗性单抗药物，同一药物往往存在两个靶结合位点。因此 Leonid Gibiansky 对 TMDD 模型结构进行了拓展（图 9-5）。假设药物 C 为某一单靶点治疗性单抗，其分子结构中具有左右两个靶结合位点，可分别与靶点 R 结合形成最终的复合物 RCR，并假设药物 C 的两个靶结合位点完全相同。药物 C 与靶点 R 在体内形成复合物的过程可分为两个步骤。第一步，药物 C 与 R 先形成中间体复合物 $\overrightarrow{CR}$ 和 $\overleftarrow{RC}$，仍留有一个游离靶结合位点；第二步，中间体复合物 $\overrightarrow{CR}$ 或 $\overleftarrow{RC}$ 再与另一个靶点 R 结合形成最终的复合物 $\overrightarrow{RCR}$（图 9-5）。

随着新药研发和检测技术的演进，新的生物制品药物层出不穷（如可同时与两种不同靶点结合的双特异性单抗等），对 TMDD 模型的需求和要求必将越来越高，TMDD 模型的研究也将随之不断深入优化。

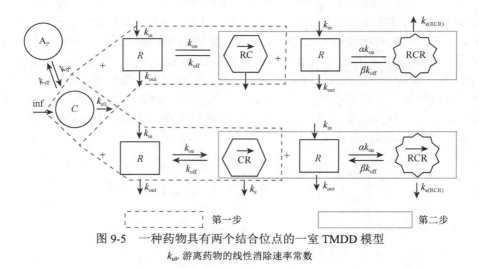

图 9-5　一种药物具有两个结合位点的一室 TMDD 模型

k_{e0}. 游离药物的线性消除速率常数

二、PBPK 模型分析

PBPK 模型是以解剖学、生理学、生物化学和物理化学为基础，由血液循环连接一系列具有明确生理意义的组织室构成的能够模拟药物在体内处置过程的数学模型。PBPK 模型主要由 3 部分组成：数学机制模型、机体的生理学性质参数和药物相关的性质参数。

PBPK 模型的建立需要丰富的化合物吸收、代谢和转运的数据，其运行又具有复杂的计算过程。PBPK 计算机软件的开发和药物体外吸收、代谢和转运研究技术的发展，使得近年来 PBPK 模型在药物研究领域的应用有了很大的发展，越来越多地应用于药物研发的各个阶段，主要应用于化合物筛、安全性评价、人体 PK 规律预测、给药剂量预测、特殊人群（儿童、孕妇、老人等）和病理状态下机体的 PK 研究及动态模拟 DDI 等方面，对于促进新药的研发和指导临床合理用药，发挥了重要作用。一般 PBPK 建模过程：①搭建模型框架；②设置组织模式（如灌流限速模型、透膜限速模型、分散模型等）；③建立模型方程组（如代数方程、线性常微分方程、非线性微分方程、偏微分方程等）；④设定模型参数（生理参数、化合物相关的参数）；⑤模拟与评估。

以治疗性抗体为例，PBPK 模型可用于预测治疗性抗体在人或动物体内血浆和组织中的线性或非线性 PK，还可完成不同病理或生理状态下的个体间药物 PK 的外推过程，以及通过模型参数的比进行跨种属的 PK 预测。

2012 年，有学者提出了治疗性抗体的平台 PBPK 模型，见图 9-6，较早期的 PBPK 模型在结构和功能上有明显的改进之处，该模型结构包含 16 个完整的器官组织腔室，考虑了四个种属（小鼠、大鼠、猴子和人）及不同的生理参数值。模型中药物经淋巴液循环后返回血浆组织，每个组织中的药物通过血浆和淋巴液（分别用实线和虚线代表，箭头表示流动方向）进入体循环。Glassman 和 Balthasar 等适当简化了 PBPK 模型结构，仅考虑代表抗体分布的关键部位（血浆、肺、肝、脾、胃肠道、心脏、肾脏、皮肤、肌肉、淋巴结和肿瘤等）。

治疗性抗体的 PBPK 模型近年来陆续被优化和开发，从基于模型的靶点识别、先导抗体分子优化、跨种属预测人体的 PK/PD，到临床给药方案优化等领域都有涉及，见图 9-7。

有学者通过从各种文献中，对收集的单抗或 ADC 组织分布数据，进行回溯性分析，使用抗体生物分布系数（antibody biodistribution coefficient，ABC）对血浆和不同组织浓度之间的关系进行了数学表征。通过生成验证数据集来评估使用 ABC 预测小鼠、大鼠、猴子和人不同组织中单抗浓度的有效性，验证数据集证明预测浓度在观察浓度的 2 倍以内，ABC 为抗体的生物分

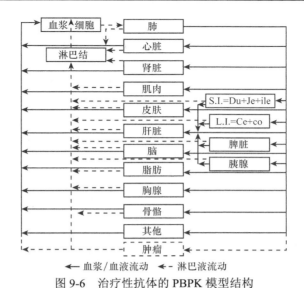

图 9-6　治疗性抗体的 PBPK 模型结构

S.I. 小肠；Du 十二指肠；Je 空肠；ile 回肠；L.I. 大肠；Ce 盲肠；co 结肠

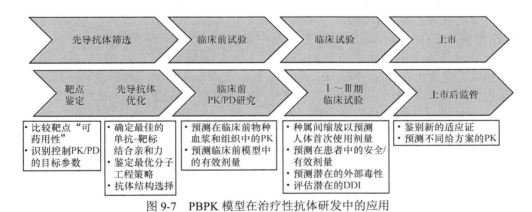

图 9-7　PBPK 模型在治疗性抗体研发中的应用

布研究提供了参考。另有学者使用 PK-Sim 构建 PBPK 模型，通过对成人的相关参数调整和拟合，预测帕利珠单抗和贝伐珠单抗在儿童人群中 PK，在一定程度上能了解成人和儿童抗体 PK 的异同。有研究通过 PBPK 模型预测英夫利西单抗在儿童中 PK，并与异速生长方法的比较，得出结论为低暴露情况下的 PBPK 模型可能比异速生长量表更适合儿童的 PK 预测。

三、其　　他

建模与模拟技术的应用可能有助于 PK 和（或）PD 研究设计。例如，可帮助选择最佳剂量用于评估 PD 相似性。当采用生物标志物数据进行候选药和参照药的比对时，最好选择参照药量效曲线陡峭部分的剂量开展研究。应提供数据证明所选剂量是处于量效曲线的陡峭部分，而不是处于量效曲线的平台期。采用模型模拟的方法，可以基于参照药已知的剂量/暴露-反应关系，对 PK 和（或）PD 研究所选剂量的合理性进行论证。若无法获知参照药的剂量/暴露-反应关系数据，可通过开展一项探索性研究确定这些信息，从而选择最佳剂量（如达到参照药最大效应 50% 的剂量 ED_{50}）开展比对研究。探索性研究可以评估多个剂量水平（如已获批的低、中、高剂量）下的 PK/PD 关系，以获得参照药的量效关系或剂量/暴露-反应关系数据。除此之外，也可采用能观察到清晰量效关系的低剂量、中剂量及获批的最高剂量开展候选药和参照药的 PK/PD 比对研究。如果用于指导多剂量研究，应对 PK/PD 参数如 EC_{50}、最大 PD 效应（E_{max}）及浓度-效应关系的斜率进行相似性评价。生物标志物与临床终点的关系及建模与模拟数据也能用于定义 PD 相似性的限度。

以下以建模与模拟技术指导长半衰期全人源单抗 WBP216　Ib/IIa 期剂量选择为例，WBP216 是一种新型的 IL-6 抗体，对 IL-6 具有较高的亲和力。WBP216 的可结晶片段（crystallizable fragment，Fc）经改造后可延长其半衰期至 40 ～ 60 天，具有长期有效缓解类风湿性关节炎（rheumatoid arthritis，RA）的潜力。WBP216 因中和 IL-6 可直接抑制肝脏产生 C 反应蛋白（C-reactive protein，CRP）和降低红细胞沉降率（erythrocyte sedimentation rate，ESR）。开始应用 IL-6 阻断剂治疗后，炎症标志物（CRP 和 ESR）会迅速下降，且此种变化早于肿痛关节数的改变。因此单独使用 CRP 不能充分评估治疗疗效。根据美国风湿病协会疗效标准，以 ESR 或 CRP 计算的 28 处关节疾病活动度评分（disease activity score 28，DAS28）在临床试验和临床实践中应用较多。与 CRP 和 ESR 相比，类风湿性关节炎患者应用药物治疗后，DAS28 通常下降非常缓慢。因此快反应指标和慢反应指标应进行结合，以评价类风湿性关节炎药物的疗效。然而，上述指标在临床中常表现出极大的个体差异。利用传统统计方法很难发现剂量/暴露-反应关系。PopPK/PD 建模与模拟已被证明在辅助药物研发中是非常有用的工具。此项研究基于 WBP216 在类风湿性关节炎患者 Ia 期 PK 数据和 CRP、DAS28-ESR 数据开展 PopPK/PD 研究，以指导 Ib/IIa 期临床试验中 WBP216 的剂量选择。

Ia 期试验在轻症类风湿性关节炎患者中开展，WBP216 剂量为 10mg、30mg、75mg、150mg 和 300mg 的 5 个剂量组单剂量递增研究。利用 Ia 期获取的 PK/PD 数据，通过非线性混合效应模型（软件为 Phoenix NLME，version 8.1，Certara）构建药物暴露和效应之间的定量关系。采用一阶条件估算的扩展最小二乘法（FOCE-ELS）估计 PopPK/PD 模型参数。最后的结构模型由目标函数值和赤池信息准则（AIC）决定。序列建模策略用于拟合 Ia 期数据，即首先构建群体 PK 模型，然后从终模型中获取个体事后比较（post hoc）参数，以用于预测个体 WBP216 浓度，该浓度在 PD 模型中驱动药效指标 CRP 和 DAS28 水平变化。构建并经过验证的模型开展蒙特卡罗模拟。基于 Ia 期参数估计的不确定分布，共模拟 100 次 Ib 期研究。每个模拟的试验中包括 27 名受试者，其协变量与 Ia 期试验中的人群相同。WBP216 维持剂量在 30 ～ 300mg 范围内，3 种给药频率下［每 4 周一次（Q4W）、每 8 周一次（Q8W）、每 12 周一次（Q12W）］，模拟血清 CRP 和 DAS28 水平变化过程。药物作用持续时间模拟至 72 周，每周采样 1 次。WBP216 消除较慢，半衰期长，因此需花费较长时间才可达到稳态暴露和稳态疗效。由于类风湿性关节炎患者需疼痛很快缓解，因此有必要设计负荷剂量。此研究提出两类负荷剂量以达到稳态暴露。

（1）WBP216 最开始 3 次给药以更密集的频率进行，第 0、4、8 周给药、第 0、2、4 周给药和第 0、2、6 周给药。

（2）使用维持剂量加倍的负荷剂量。构建的模型模拟剂量在 30 ～ 300mg 内，3 种给药频率下（每 4 周一次、每 8 周一次、每 12 周一次），模拟血清 CRP 和 DAS28 随时间的变化过程见图 9-8。

与观测值一致，CRP 在给药后 1 周内迅速降低至最低点，而 DAS28 则变化缓慢，至 24 周后趋于稳态。除了 30mg 每 8 周一次、30mg 每 12 周一次和 75mg 每 12 周一次这 3 种给药情景外，多个给药方案可使 CRP 降低大于 90%（相对于基线），而 DAS28 降低大于 3 分。达到 ΔCRP ≥ 90% 和 ΔDAS28 ≥ 3 最优的给药方案为 75mg 和 150mg，每 8 周给药 1 次。分别约有 81% 和 92% 的虚拟人群可达到 DAS28-ESR 小于 2.6 分（欧洲风湿病防治联合会定义的类风湿性关节炎缓解界值）。30mg 剂量，每 8 周或每 12 周给药 1 次很难达到目标疗效，而每 4 周给药 1 次呈过度给药，且在临床实践中操作不便。每 12 周 1 次的给药频率，其疗效指标波动较大，

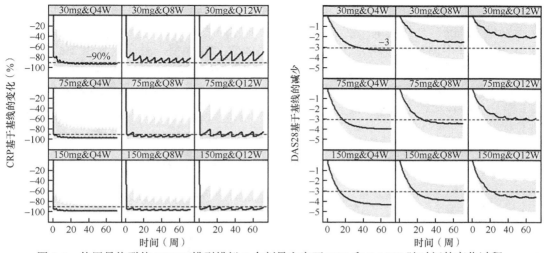

图 9-8　使用最终群体 PK/PD 模型模拟 9 个剂量方案下 CRP 和 DAS28 随时间的变化过程

尤其是 CRP，且此给药频率下达到目标参考疗效的患者比例较低。为使患者能快速从 WBP216 治疗中获益，有必要设计负荷给药方案。上文中优化了维持给药频率即每 8 周一次，在此基础上，模拟 4 种负荷给药方案（图 9-9）。

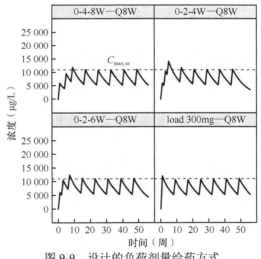

图 9-9　设计的负荷剂量给药方式

图 9-9 显示了维持方案以 150mg 每 8 周一次为例时的 4 种不同负荷剂量方案。

①先 150mg 第 0、4、8 周给药，之后维持剂量方案 150mg 每 8 周一次，需超 8 周的时长才达稳态暴露；②先 150mg 第 0、2、4 周给药，之后 150mg 每 8 周一次，造成 WBP216 浓度陡峭上升，超过 Ia 期研究中最高剂量 300mg 的 C_{max}，有潜在的安全隐患；③先 150mg 第 0、2、6 周给药，之后 150mg 每 8 周一次给药，可在第 2 次给药时即达 C_{max}；④给予负荷剂量 300mg，维持剂量加倍。第 1 次给药即可达稳态。因此，强烈推荐后 2 种负荷剂量方案进行下一阶段的临床试验。采用③和④两种负荷剂量方案时，DAS28 提前 3 周达稳态。

根据模型模拟结果，WBP216 长半衰期允许每 8 周用药 1 次。每 4 周给药 1 次不仅存在过度给药的风险，且疗效未见优势。从模拟结果上看尽管 150mg 每 12 周给药一次似乎也可行，但每 8 周给药一次可使 CRP 和 DAS28 更稳定。推荐两种负荷剂量方案的设计：先 150mg 第

0、2、6 周给药，然后每 8 周给药一次，第 2 次给药即可达稳态；另外一种负荷剂量方案为给予负荷剂量 300mg，维持剂量加倍，预计节省 3 周时间达 DAS28 目标疗效。此项研究首次构建了 WBP216 在中国类风湿性关节炎患者中的群体 PK/PD 模型，表征了 WBP216 血药浓度与 CRP、DAS28 变化规律。通过该建模与模拟技术可解决传统统计方法的难点。模拟 3 个剂量组 3 种给药间隔下的用药情形，确定了 75 ～ 150mg 每 8 周给药一次的维持剂量方案。结合 Ia 期临床试验中，类风湿性关节炎患者自觉起效缓慢，设计了多种负荷给药方案，以实现快速达到疗效目标。

第三节　生物类似药的定量评价

一、生物类似药概念

生物类似药是指在质量、安全性和有效性方面与已获准注册的参照药具有相似性的治疗用生物制品，具有分子量大、结构复杂、生物活性对其结构完整性依赖性强、生产工艺复杂等特点。生物类似药的研发对于提高生物大分子药物的临床可及性和降低研发成本具有重要的意义。

二、生物类似药临床药理学研究

生物类似药研发是以比对试验研究证明候选药与参照药的相似性为基础，支持其安全、有效和质量可控。生物类似药的临床药理学研究同样应遵循比对原则，通过证明候选药与参照药不具有临床意义的差异，从而证明其与参照药的相似性，是生物类似药研究的关键步骤之一。临床药理学研究主要提供候选药与参照药在 PK 方面的相似性数据，还可通过 PD 研究（包括疗效和毒性两方面）和定量药理学分析，用于评估候选药和参照药是否具有临床意义的差异。临床药理学研究可以解决前期分析评估后仍然存在的部分不确定性，增加相似性评价的整体证据，并可以指导后续临床试验的研究和设计。临床药理学研究结果也可能提示候选药与参照药存在临床意义的差异，从而指导进一步的研究设计，以评估这些潜在差异。基于潜在差异的程度可评估是否对候选药进行继续开发或还应开展哪些研究。临床药理学研究数据也是支持数据外推的重要科学依据。生物类似药拟开展的临床药理学研究种类应取决于相应研究可解决的不确定性，从而增加生物类似药研发的整体证据。

（一）PK 和 PD 研究

1. 研究总体设计　生物类似药研发是以比对试验研究证明候选药与参照药的相似性为基础，支持其安全、有效和质量可控。生物类似药的临床药理学研究同样应遵循比对原则，通过证明候选药与参照药不具有临床意义的差异，从而证明其与参照药的相似性，是生物类似药研究的关键步骤之一。临床药理学研究主要提供候选药与参照药在 PK 方面的相似性数据，还可通过 PD 研究（包括疗效和毒性两方面）和定量药理学分析，用于评估候选药和参照药是否具有临床意义的差异。临床药理学研究可以解决前期分析评估后仍然存在的部分不确定性，增加相似性评价的整体证据，并可以指导后续临床试验的研究和设计。临床药理学研究结果也可能提示候选药与参照药存在临床意义的差异，从而指导进一步的研究设计，以评估这些潜在差异。基于潜在差异的程度可评估是否对候选药进行继续开发或还应开展哪些研究。临床药理学研究数据也是支持数据外推的重要科学依据。生物类似药拟开展的临床药理学研究种类应取决于相应研究可解决的不确定性，从而增加生物类似药研发的整体证据。

生物类似药的临床药理学研究设计可以采用交叉设计或平行设计。交叉设计：PK 比对研究通常首选单剂量、随机、交叉研究设计。对于半衰期短（如少于 5 天）、PD 反应迅速（如起效、达到最大效应和消退时间与药物的暴露量基本同步）、预期免疫原性发生率低的产品，建议采用交叉设计。该研究设计对 PK 相似性的评估最为敏感，可以用最少的受试者例数进行药物暴露差异的可靠估计。当 PD 效应延迟较多或与单剂量的 PK 行为不平行时，PD 相似性评估可能需采用多剂量研究设计。交叉研究中，需充分考虑免疫原性的发生、消退时间及与洗脱期的关系。

平行设计：部分生物制品具有较长的半衰期，并能引起免疫反应。平行设计适用于半衰期较长或重复暴露可能导致免疫反应增加从而影响 PK 和 PD 相似性评估的药物。该设计也适用于研究群体为患者的情况，其药物暴露随病程呈时间相关变化的情况。对于既可用于单药治疗又可用于与免疫抑制剂或化疗药物联合治疗的药物，单药治疗可使变异最小化，因此 PK 比对研究采用单药治疗可能更为敏感。某些情况下，如果需联合治疗时，建议选用引入变异因素较小的化疗方案及受试者，如采用一线治疗（患者临床状态相对稳定）或早期肿瘤患者（肿瘤负担较低）辅助治疗。靶点介导的药物消除机制可能影响所需 PK 比对研究的数量。参照药的消除机制包含靶点介导和非靶点介导的消除时，需证明每种消除机制占主导时的 PK 相似性：推荐在健康受试者中开展一项研究证明非靶点介导消除占主导时的相似性，并在患者中开展一项支持性研究，该研究可以是有效性试验的一部分，用于评估靶点介导的消除占主导时的相似性。如果无明显靶点介导消除，通常可开展一项 PK 比对研究。如果某种药物在不同的治疗领域（如自身免疫和肿瘤）存在不同的靶点介导消除时，则可能需要分别开展 PK 研究。

2. 剂量选择 剂量选择应结合研究群体是健康志愿者或患者，从敏感性和伦理等方面进行综合评估。为了评估候选药和参照药在 PK 和（或）PD 方面的差异，应选择敏感的给药剂量。所选剂量应最有可能提供阐明药物特性差异且有临床意义的研究数据。若研究采用健康志愿者或检测 PD 指标，一般在剂量/暴露-反应关系曲线的陡峭范围内选择较低剂量开展研究。若开展患者研究，建议采用最低治疗剂量。如果参照药获批剂量处于非线性 PK 特征区域或超出了产生最大 PD 效应的剂量，最好采用其他剂量方案，如慢性疾病患者的单次给药剂量或低于参照药已获批的剂量。剂量方案的选择取决于多方面的因素，如较低剂量是否与参照药已获批的剂量具有相同的 PD 效应，如果存在效应差异，伦理方面是否可行。某些情况下，可能需采用多个剂量开展临床药理学研究，如参照药的浓度-效应关系变异较大的情况，应提供充分证据说明剂量选择的合理性。

3. 检测物质 在进行 PK 及 PD 比对研究时，可能需要考查多种不同的检测物质，如 PK 比对研究的检测物质可能包括游离药物、与药物靶点结合形成的复合物及总药物浓度。建议尽可能采用对评价候选药和参照药之间药理活性差异最敏感的检测物质进行定量分析，并使用经验证的生物分析方法。应按照相关技术要求进行检测。

4. 评价指标

（1）PK 评价指标：对于单剂量研究，静脉给药时，$AUC_{0\sim\infty}$ 为主要评价指标；皮下给药时，C_{max} 和 $AUC_{0\sim\infty}$ 均为主要评价指标，如果未提供静脉给药数据，建议根据具体情况同时对截取的 AUC 进行评估，应基于药物特征和作用机制等选择截取时间段，以确保吸收和消除方面的可比性。C_{max} 应采用未经外推的实测数据。对于多剂量研究，主要评价指标为首次给药后至第二次给药前的截取 AUC（$AUC_{0\sim t}$）和稳态下两次给药间隔之间的 AUC（AUC_t）。药物稳态谷浓度（C_{ss-min}）和（或）稳态峰浓度（C_{ss-max}）为次要评价指标。

（2）PD 评价指标：当 PD 指标在 PK 研究所获得的药物浓度范围内具有较宽的动态范围时，应基于可反映药物作用机制的生物标志物的 PD 相似性评估药物的相似性。即使 PK/PD 研究中的人体 PD 数据不足以评估候选药和参照药是否具有临床意义的差异，人体 PD 数据仍可为后续安全性和有效性试验的设计和数据收集方案提供支持。候选药和参照药之间 PD 指标的比对应通过效应曲线下面积（AUEC）进行评价。如因 PD 标志物本身特征仅检测一个 PD 指标时，该指标应与同期检测的药物浓度指标进行关联，并应将药物浓度和 PD 标志物的相关性作为候选药与参照药比对的基础。使用单一 PD 指标或多个相关 PD 指标开展研究，能降低候选药和参照药相似性评价的不确定性，并显著增加药物相似性的整体证据。推荐采用多个 PD 标志物（如存在）进行评估。使用能捕获多种药理作用的更广泛生物标志物（如进行蛋白质或 mRNA 芯片分析）进行研究，也可以增加相应的研究价值。如果可行且适用，临床药理学研究中临床终点相关数据也能为评估药物之间是否具有临床意义的差异提供有价值的信息。

5. 统计分析和接受标准　　候选药和参照药在临床药理方面是否具有相似性，需基于统计学方法进行评价。推荐采用经对数转换后的暴露量参数进行统计分析。无论是重复设计研究还是非重复设计研究，均应采用 ABE 统计方法进行 PK 和 PD 参数的比较。ABE 研究方法需计算候选药和参照药相应参数 GMR 的 90%CI。相似性评价时，置信区间应落在接受限范围内。置信区间和接受限的选择可因药物而异，需事前定义相似性区间并适当证明其合理性。一般情况下，置信区间的接受限通常设置为 80% ～ 125%；如果采用其他接受限，应对其进行充分论证，包括对临床疗效和安全性的潜在影响的评估。应按照事先预定的分析计划进行数据分析，任何事后统计分析都是探索性的。如果采用多中心研究，建议采用相同的研究方案，如在某些方面存在差异，需在数据分析时充分评估上述差异对 PK、PD、安全性和免疫原性相似性的影响。

（二）安全性和免疫原性考虑

当免疫原性导致药物的 PK 行为改变、PD 效应降低，或疗效丢失（如中和抗体），或产生免疫介导的不良反应时，应对相关反应的发生频率和强度进行评估。应收集并评估临床药理学研究中的安全性和免疫原性数据，并将临床药理学研究收集到的安全性和免疫原性数据同时提交到临床整体安全性和免疫原性数据集中，进行综合评估。在评估临床药理学研究中的安全性和免疫原性数据时，应充分考虑参照药已知的安全性和免疫原性信息。例如，若参照药存在潜在的免疫原性，建议提前开发用于检测抗药抗体（或中和抗体）的分析方法，确保可及时评估 PK 和 PD 研究中的免疫原性样本。评估从临床药理学研究收集的安全性和免疫原性数据时，应充分了解安全性信号或免疫反应的发生和消退时间。候选药 PK 特征和参照药公开的 PK 数据等，可用于判断安全性和免疫原性的随访时间。基于逐步递进原则，生物类似药必须在理化特性、生物活性、PK、有效性和安全性（包括免疫原性）方面与参照药具有相似性。生物类似药免疫原性研究的目的是评估生物类似药和参照药在人体免疫反应发生率及严重程度方面的潜在差异，两种产品之间的免疫反应没有临床意义的差异是证明生物相似性的关键因素之一。

根据生物类似药开发的法规要求，生物类似药免疫原性评价集中在免疫原性发生率和严重性的比较上，影响生物类似药临床免疫原性相似性评价的因素主要包括受试者、采样方案、产品和生物分析方法。为了开展临床免疫原性比对，必须使用经过验证的 ADA 检测方法和科学可靠的数据分析策略。

1. 受试者影响因素　　与受试者相关的因素包括患者的免疫状态（即免疫功能低下和免疫激活）及与免疫反应相关的遗传因素、基础疾病和疾病进展、联合用药的 DDI、曾接受过参照药或类似的生物治疗情况。生物类似药临床试验的受试者已经接受过参照药治疗的情况并不少见，入组前参照药的 ADA 可能已经存在于受试者样本中。因此，生物类似药临床试验受试者招募应在纳排标准中做出限定，尽量选择均质性且非免疫功能受损的患者人群，以确保所观察到的临床效应由试验用药物直接作用触发，而不受其他因素（如疾病状态、药物等）干扰。

2. 采样方案影响因素　　由于参照药和生物类似药的血药浓度可能会影响 ADA 检测，临床试验设计阶段生物类似药的清除率特征可能尚未完全确定，同时考虑到 ADA 形成的时间模式，因此应根据产品特点设计合理的采样时间以全面获得 ADA 信息。通常建议在给药后的试验前期较高频率采样，并且设计足够长的采血时间点，以判断免疫反应的持续性。例如，给药后

7～14 天设定一个采血点以覆盖可能产生的 IgM 抗体，1～3 个月设定一个采血点以覆盖 IgG 反应，于末次给药 30 天后再设定一个采血点。对于半衰期较长的产品，尽量在末次给药后 5 个半衰期左右的时间再次采集样本。ADA 高风险药物，则建议收集受试者样本直到 ADA 恢复到基线水平。总之，采样方案应充分考虑药物半衰期和药物耐受浓度，选择适当的样本采集时间点及采集数量，能够为免疫原性相似性研究提供有统计意义的数据。

3. 产品影响因素 生物类似药候选药物的氨基酸序列原则上应与参照药相同。对研发过程中采用不同于参照药所用的宿主细胞、表达体系等，需进行充分研究。生物类似药残余不确定性是影响其与参照药生物类似的关键因素。由于生物制品固有的复杂性及其在生产过程的生物学性质，即使生物类似药和参照药体外分析未观察到生物学和理化性质差异，其免疫原性也不一定具有相似性。分子修饰或生产过程中引入任何差异都可能成为潜在的 ADA 触发因素。此外，不同给药途径、剂量和频率也会对免疫原性产生影响。例如，一般情况下，皮下注射给予治疗性蛋白药物比静脉给药、高剂量比低剂量、多次给药比单次给药更容易产生 ADA。生物类似药临床免疫原性评估的目的是从免疫原性角度研究残余不确定性对临床结果的影响。为了研究生物类似药临床免疫原性差异，其生物分析方法与原研药免疫原性检测相比，需要有更多的验证内容。

4. 生物分析方法影响因素 FDA 和 NMPA 均发布了免疫原性研究指导原则，建议采用完全验证的方法分层次检测 ADA。主要评估步骤包括 ADA 筛选、确证、滴定及中和抗体评估。规范的检测方法验证参数主要包括临界值、灵敏度、特异性、选择性、精密度、药物耐受性和钩状效应。生物类似药临床免疫原性比对研究要求检测方法能够评价生物类似药与参照药在人体内免疫反应发生率和严重程度的潜在差异。因此，对于免疫原性比对检测，除上述免疫原性研究之外，还应进行额外的验证以确保方法可以适用于两者的 ADA 检测。鉴于以上生物类似药临床免疫原性相似性的影响因素，生物类似药临床免疫原性相似性评价应该在目标群体中使用合理的剂量和采样计划，并采用同时适用于生物类似药和参照药两者 ADA 检测的方法，才能获得对生物类似药的免疫原性相似性评价有意义的数据。

第四节 小结与展望

近年来生物大分子药物得到迅猛发展，尤其是结构上的保守性使其在动物体内的研究可以很好地为人体研究提供参考，从而大大地缩短了研发周期。但与传统小分子药物相比，生物大分子药物具有分子量大、不易透过生物膜、给药剂量低、易在体内降解等特点，使其在生物体内的处置过程也不同于小分子药物：皮下给药后淋巴转运在生物大分子吸收过程中发挥了重要作用；体内主要由蛋白酶和核酸酶介导发生降解，产生的多肽或核酸片段重新被吸收利用，极少部分经肾排泄；常出现非线性 PK 特征等。同时不同类别的生物大分子药物作用机制各有差异而 PK 行为也显示出了不同的特点，这对生物大分子药物人体 PK 预测，生物大分子创新药物 PK 研究和生物类似药物的 PK 评价提出了更多的挑战。

复习思考题

1. 简述生物大分子的概念。相对于传统的小分子化学药物，生物大分子药物有哪些特点？

2. 生物大分子药物代谢预测模型有哪些？各有何特点？

3. 生物类似药临床药理学研究目的是什么？

（濮之晨 江思艳 朱 校 贾元威）

参 考 文 献

季双敏, 王玉珠, 杨进波, 2021. 抗体偶联药物的分子特点及其药代动力学研究考虑 [J]. 中国临床药理学杂志, 37(6): 777-782.

季双敏, 朱校, 高柳村, 等, 2018. 靶介导的药物处置模型研究进展 [J]. 中国临床药理学与治疗学, 23(5): 481-487.

刘晓东, 柳晓泉, 2015. 药物代谢动力学教程 [M]. 南京: 江苏凤凰科学技术出版社.

梅和坤, 王瑾, 柴栋, 等, 2018. 国内外生物类似药研究指导原则要点之比较 [J]. 中国新药杂志, 27(21): 2550-2556.

Tang X, Zeng X, Guan X, et al, 2021. Modeling and simulation to support phase Ib/IIa dose selection for WBP216, A long half-life fully human monoclonal antibody against interleukin-6[J]. Front Pharmacol, 12: 617265.

第十章　基于模型的 Meta 分析

学习要求：掌握基于模型的 Meta 分析的定义、与传统 Meta 分析相比的特点，熟悉基于模型的 Meta 分析在药物研发中的应用，了解基于模型的 Meta 分析的基本步骤。

第一节　基于模型的 Meta 分析概述

一、Meta 分析的定义及基本步骤

（一）Meta 分析的定义

随着生物医学的发展和科学技术的进步，科研文献及成果大量涌现，海量的信息为医学科研工作者了解相关领域的前沿和动态提供了平台，但同时也给我们提出了新的问题：科技信息增长速度已远远超过阅读能力所及范围，如何尽快获得本领域最前沿的相关信息就显得尤为重要。

Meta 分析是将多个研究目的相同的研究结果进行合并分析的统计学方法。通过 Meta 分析评价研究间的一致性，提高估计精度，在更大的样本量下以更高的检验效能回答相关的医学问题，是由 Beecher 于 1955 年首先提出的。Meta 分析以同一研究题目的多项独立研究结果为研究对象，在严格设计的基础上，运用适当的统计学方法对多个研究结果进行综合分析来回答研究的问题。其优点是通过增大样本含量来增加结论的可信度，解决研究结果的不一致性。Meta 分析可解决以往单个研究未明确的新问题，寻求新的假说；还可回答单一研究中尚未提及或是不能回答的问题，能发现以往研究不足之处，揭示单个研究中存在的不确定性，从而提出新的研究课题和研究方向。Meta 分析在药物研发中有着重要作用：①更精确地评估总效应；②更精确地进行亚组分析；③更精确地建立研究假说；④更精确地评估非劣效性试验界值的合理性；⑤更精确地评估异质性。

（二）Meta 分析的基本步骤

Meta 分析应先明确提出需要解决的问题，需要解决的问题可大可小，如临床研究中的问题可以是病因学和危险因素研究、预后估计、诊断方法评价、治疗手段的有效性研究等；再制订检索策略，全面广泛地收集相关的研究文献与资料，多途径、多渠道、最大限度地收集文献资料（图 10-1），如利用多种电子资源数据库，如万方数据库、维普资讯、CNKI、PubMed、Medline、OVID 等。

根据研究目的确定文献的纳入和排除标准，剔除不符合要求的文献，资料选择和提取包括原文的结果数据、图表等；然后对每项研究进行质量评估，应根据研究目的和专业知识等制订质量评估标准；再进行敏感性分析，敏感性是衡量文献质量和同质性的重要指标，是指通过改变纳入标准、排除低质量的研究、采用不同统计方法/模型分析同一问题多个独立资料等，观察合并指标的变化，如果排除某篇文献对合并指标有明显影响，则可认为该文献对合并指标敏感，反之则不敏感。敏感性分析最常用的方法是分层分析，即按照不同研究特征分组，采用 Mental-Haenszel 法进行合并分析，以比较各组及其合并效应有无统计学差别。最后总结报告包括分析结果的解释、结论及评价。分析结果不但要考虑有无统计学意义，还应结合专业知识判断结果有无实际意义。理想的 Meta 分析应该是纳入当前所有相关文献，纳入文献为高质量的同质研究，无发表偏倚，并采用适宜的模型与正确的统计方法进行分析。

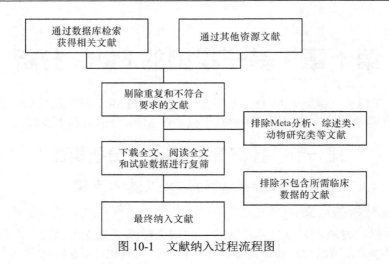

图 10-1　文献纳入过程流程图

二、MBMA 的定义及特点

（一）MBMA 的定义

MBMA 是将定量药理学建模与 Meta 分析相结合，对多种来源（临床前和临床研究、内部数据和外部资料）和多个维度（靶标/机制、PK、疾病/适应证、群体特征、给药方案、生物标志物/临床终点等）的信息进行整合，为药物研发各个关键环节的战略决策提供有效信息。

（二）MBMA 的特点

作为一种新颖的定量分析方法，MBMA 将药理学知识、Meta 分析和数学模型有效结合，能够充分挖掘各类数据所蕴藏的信息，减少潜在偏倚和风险，进而辅助新药研发人员进行决策，制订合理的治疗方案。目前该方法已逐渐成为 MIDD 策略中的重要方法之一。与传统 Meta 分析相比，MBMA 具有以下特点。

1. 可建立量效模型增加效应预测的精确度　通过建立量效模型可将不同剂量组的数据汇总分析，增加效应预测的精确度。传统 Meta 分析在分析多剂量数据时，通常不考虑剂量不同导致的效应间的异质性，而是将不同剂量组数据合并分析，忽略剂量对效应的影响；或是将不同剂量组看成是各个独立的药物组进行分析，不仅割裂了各剂量组间的关系，并且由于部分剂量组数据较少，无法对效应进行准确估计。

2. 可建立时-效模型对时-效过程进行评估　通过建立时-效模型可将各个访视点的数据汇总分析，对整个时-效过程进行评估。传统 Meta 分析在分析纵向数据时，通常将不同终点时间的数据合并分析，忽略了时间对效应的影响。传统的 Meta 分析是建立疗效尺度的常用方法。但受方法所限，所建立的疗效尺度（终点药效值的均数及 95%CI）适用度较窄。例如，试验药仅有 10 周的疗效数据，而 Meta 分析受文献所限，只能建立第 12 周终点的疗效尺度，若疗效受疗程影响较大，两者则无法比较。另外，样本量、药效标准差等因素也影响疗效判断，以上变异在传统 Meta 分析所建立的终点疗效尺度中均无法体现。MBMA 结合了 PD 模型和统计学模型，可描述药效随时间、剂量及其他协变量的变化规律，很好地弥补了传统 Meta 分析的局限，可以针对试验组的特征建立与之高度匹配的药效尺度，适用性更强。

3. 可建立协变量模型减少对结果造成的偏差　通过建立协变量模型可对研究间的异质性进行校正，减小如患者类型和研究设计等异质性对结果造成的偏差。尽管传统 Meta 分析也可通过 Meta 回归等方法对异质性进行校正，但通常采用线性模型，而 MBMA 的协变量模型可以为非线性，更符合生理学解释。

4. 优化临床试验方案　在建立的量效、时-效和协变量模型基础上，MBMA 可通过模拟来预测以往试验中不曾涉及的剂量、时间和协变量条件下的药效或安全终点，从而为优化临床试验方案提供重要信息。

5. 可将受试药与其他药物进行全面对比　MBMA 具备类似于网状 Meta 分析（network meta-analysis，NMA）的间接比较功能，可将受试药与其他竞争药物进行全面对比，以评估受试药在安全性或有效性方面的竞争优势，而传统 Meta 分析只能对开展了头对头研究（head to head，是"非安慰剂对照"的试验）的药物进行直接比较。尽管 MBMA 的建模与模拟技术与 PopPK/PD 相似，但 MBMA 不局限于仅对个体数据进行分析，还可对有价值的文献数据进行整合，以提高结论的证据支持力度，甚至可回答单个研究无法解决的问题，从而为下一步的研究和决策进行指导。目前 MBMA 的方法学研究及应用正在快速发展，但相关研究指南尚未形成。

三、MBMA 在新药研发中的现状

MBMA 是一个在药物研发过程中用于剂量选择、试验设计、产品定位、产品授权及早期临床药物研发决策制订的重要工具。随着对 MBMA 的应用、优点与限制的不断深入了解，临床药理学家、统计学家、临床医生及监管部门合理利用 MBMA 作为药物研发过程中的定量决策工具，将有助于提高药物研发的效率。MBMA 系统化模型化归纳信息的优势使其在新药研发中发挥日益重要的作用。考虑到数据采集等因素，其结果可能会存在一定偏倚，因此对模型结果应谨慎解读。当数据质量较低、受试人群不具有广泛代表性或数据量较少时，尤其需要对MBMA 结论的可靠性、适用范围进行仔细评估。随着从临床试验和真实世界获取个体数据的机会增多，个体数据（individual participant data，IPD）与汇总数据（aggregate data，AD）结合进行 MBMA 的分析将更为普遍。这两类数据的结合不仅可以弥补汇总数据在协变量建模方面的不足，也可减少因个体数据不具广泛代表性所导致的局限，是数据科学与定量药理学交叉领域中的研究前沿，相关分析方法正在逐步完善。NMA 方法学的兴起，促进了基于模型的网状荟萃分析（model based network meta-analysis，MBNMA）的方法学发展，MBNMA 将目标药物的效应估算置于复杂的网络中，同时兼顾了各种干预措施之间的相对效应，使药物效应估算更为精准。另外，该方法学框架还建立了直接证据与间接证据一致性的评估方法，对 MBMA 结论的可靠性评估提出了更高的要求。近年来，随着细胞治疗、基因治疗和免疫治疗等新技术的发展，相关的研究数据也在快速积累中。可以预期，随着方法学的不断完善，MBMA 也将为这些新的治疗领域的发展提供助力。尽管 MBMA 与药物经济学结合有着广阔的前景，但受限于学科间的鸿沟，定量药理学与药物经济学两个研究领域尚缺乏深入的合作交流，导致相关的交叉研究较少。希望将来有更多的研究人员投入这一交叉领域，为学科发展注入新的活力。

总而言之，MBMA 方法基于既往的研究文献，通过数学建模的方法为临床研究提供高等级的循证医学证据，其可以应用于药物临床试验的各个阶段，帮助降低研发费用、缩短研发时间并且提高成功率。在临床方案制订、药物研发决策及药物疗效指标比较等方面，MBMA 方法都可以提供大量有价值的信息，将会成为临床研究的重要手段。

第二节　基于模型的 Meta 分析流程

基于模型的 Meta 分析流程主要包括分析计划、数据采集与处理、数据分析和分析报告等四个环节，分析流程见表 10-1。分析计划涵盖的内容一般包括研究目的、数据采集与处理方法、建模方法及相关假设、模拟方法和结果表达。为了有效地控制分析偏倚，保证结论的可靠性，应在 MBMA 正式分析前制订合理的分析计划。在数据采集与处理阶段，MBMA 与 Meta 分析类似，需要根据研究目的，制订合理的纳排标准，对分析数据进行严格地筛选和质量评价，随后根据分析要求，转换数据格式并建立分析数据库。在数据分析阶段，与PopPK/PD建模相似，一般包括数据检视、模型构建、模型评价和模拟应用等分析内容。在分析报告阶段，MBMA分析报告的撰写和资料存档与Meta分析及PopPK/PD分析有许多相通之处，可以相互借鉴。

表 10-1　MBMA 分析流程表

分析计划	数据采集与处理	数据分析	分析报告
研究目的	个体数据	数据检视	报告撰写
数据采集	纳排标准	数据特征	摘要
数据处理	数据提取	离群值	简介
模型假设	数据质控		数据
分析方法		模型构建	方法
模拟方案	文献数据	结构模型	结果
结果表达	检索策略	协变量模型	讨论
	纳排标准	随机效应模型	结论
	文献筛选		附录
	数据提取	模型评价	
	文献质量评价	内部评价	资料存档
	数据质控	外部评价	原始数据
		敏感性分析	过程文件
	数据处理		
	数据整合	模拟应用	
	数据清洗	决策制定	
	分析数据库	临床试验设计	
		临床实践	

一、明确分析计划

在 MBMA 研究开展前，需要制订明确的研究目标和完善的分析计划，并针对该领域存在的争议问题和影响因素进行研究。在新药临床评价领域，通常由临床专家与定量药理学专家等一同讨论（但不限于），才能形成最终的计划。

在正式进行 MBMA 分析之前，应根据研究目的和数据采集撰写分析计划，最大限度地减少分析过程中人为因素的影响。MBMA 的分析计划是一个动态文件，允许根据实际情况对分析计划进行适时修改，但应当说明修改依据，并保留各历史版本。MBMA 分析计划的主要结构包括（但不限于）：①研究目的；②数据采集；③数据处理；④模型假设；⑤分析方法；⑥模拟方案；⑦结果表达，要点如下。

（1）研究目的：应清晰明确，并具有研究价值和可操作性。

（2）数据采集：应明确数据的来源及数据的纳排标准。对于文献数据，应确定检索范围、检索策略和检索时限等关键要素。

（3）数据处理：应明确主要的数据提取字段，不同指标、单位之间的换算方法，缺失数据填补方法、异常数据剔除原则等。

（4）模型假设：定义重要的假设。对于无法验证的假设，推荐采用敏感性分析评估模型的可靠性。

（5）分析方法：应当包括模型选择、建立、验证、评价等方法。建议列出可能需要进行敏感性分析的内容。由于 MBMA 受纳入数据的影响较大，其分析方法的应用条件不应太过苛刻，以防止其在分析过程中受到不合理的限制或其模型外推性能较差。

（6）模拟方案：根据研究目的，确定模拟场景，并事先定义好模拟的有效性界值。

（7）结果表达：制订关键结果的图表内容及表达形式。

二、数据采集与处理

用于 MBMA 分析的数据可以是以往积累的个体数据，亦可是文献来源的按组统计的（如剂量组或治疗组等）汇总数据，或是将 IPD 与汇总数据同时纳入分析。一般而言，汇总数据的连续型协变量通常以均值或中位值进行报告，导致根据文献获得的协变量数值分布范围较窄，并且纳入分析的研究数量通常有限，因此 MBMA 分析对连续型协变量的检测效能较低。相对于汇总数据，IPD 数据协变量分布较宽，数据量更为丰富，因此利用 IPD 数据建立协变量模型更有优势。然而由于 IPD 数据获取较为困难，因此大部分 MBMA 研究均基于文献的按组统计的汇总数据而开展。由于 IPD 数据来源于具体的临床试验，数据采集规范可参照相关的临床试验数据管理指南，本章只针对文献来源的汇总数据采集规范进行描述。

（一）文献检索

根据研究目的，参照 PICOS 原则制订合理的文献检索策略。PICOS 字母缩写分别代表研究对象（patient/population）、干预措施（intervention）、对照措施（comparison/control）、结局指标（outcome）和研究设计（study design）。首先明确检索来源，对各数据库进行全面检索。数据库主要包括综合性数据库（PubMed/MEDLINE、EMBASE 等）、Cochrane 图书馆、中文数据库（万方、维普、CNKI 等）、其他资源（如会议论文、学位论文、公共网站等）。检索策略应准确、全面地表达检索要求，并可重复。一般不限制时间，采取主题词与自由词检索相结合的方式，合理利用布尔逻辑算符、位置算符、截词符和限制符等检索技巧。一般情况下，先制订较为宽松的检索策略，以保证检索全面，再根据初步检索结果进行调整，确定最终的检索策略。关于文献检索的具体要求可参考 NMPA 发布的《上市药品临床安全性文献评价指导原则（试行）》。

（二）文献筛选

根据研究目的，制订合理的文献纳排标准。当需要同时分析多个指标时，可针对每个分析指标制订相应的纳排标准。若研究结果分试验不同阶段多次发表时，为避免重复，通常仅纳入同一研究样本量最大的数据。若研究为交叉试验设计，且无洗脱期或洗脱期较短，为避免前一周期干预措施对后一周期的残留效应，通常仅纳入第一周期数据。为保证纳入试验质量，减少抽样误差，在分析计划阶段可对纳入试验的最小样本量做出规定，必要时可进行敏感性分析，即比较小样本试验纳入与否对结果的影响。

（三）数据提取

围绕研究目的，确定提取的内容条目，构建相应的提取数据库并进行文献预提取。根据预提取结果可对提取数据库进行适当调整和完善。提取的内容通常包括文献信息、试验信息、受试者信息和研究结果等，具体条目参见表 10-2。若文献不能提供足够信息，如研究方法的重要细节、主要研究结果等，可联系作者获取相关资料。特别对于纵向数据，很多文献仅报道了终点的疗效及安全性结果，可联系作者获得中间访视时点的测量值，以减少模型估算的偏倚。

表 10-2　文献内容提取条目

条目	内容
文献信息	题目、作者、杂志名、发表年份、临床试验注册号等
试验信息	试验设计类型、样本量、试验分组、试验中心数、有无企业资助等
受试者信息	种族或地区、年龄、性别比例、体重、疾病类型、疾病严重程度、疗效指标基线值、合并用药、疾病史、治疗史等
研究结果	疗效指标、PK 指标、安全性指标、依从性指标、免疫原性结果等

　　数据库构建时，应事先制订好纳入数据的优先次序。当统计量不一致时，依据制订好的优先次序纳入数据。如研究同时报道了某指标的均值和中位数，可优先纳入均值，当均值缺失时，用中位数代替。对于结局指标，通常会有原始值、差值、变化率等多种形式，录入时应予以区分，并注意单位是否统一。对以量表为结局指标的，应注意不同文献使用的量表种类及版本是否统一。若不同版本的量表无法统一时，可事先对量表的版本做出要求。若各版本量表同质性较好，可对量表评分进行标准化（如量表得分/各版本量表总分）合并分析。此外，当文献同时报告了多个数据集的结果（如全分析集和符合方案集），应事先制订好数据集的优先次序级。建议对文献中的缺失数据处理方法进行记录，必要时需要考查不同缺失数据处理方法对结论的影响。当文献数据以图形呈现时，可借助读图软件对图形数据进行提取，并制订相应的提取规则和标准，减少偏差。

（四）文献质量评价

　　为避免偏倚，MBMA 纳入分析的文献通常为随机对照试验，可参照 Cochrane 偏倚风险评估工具，对文献质量进行评估。评估的条目包括随机序列产生、分配隐藏、实施者和参与者盲法、结局评估中的盲法、不全结局数据、选择性报告结局和其他偏倚。其中，其他偏倚须事先规定。每个条目可分为低偏倚风险、高偏倚风险和不明确偏倚风险三个等级，然后可根据以下标准对文献质量进行判定。

　　（1）随机序列产生和分配隐藏均为低偏倚风险，且其他所有条目都评估为低偏倚风险或不明确偏倚风险，可评为高质量文献。

　　（2）若随机序列产生或分配隐藏被评估为高偏倚风险，则评为低质量文献。

　　（3）当文献不符合高质量或低质量的标准，则被划为中等质量文献。

　　需要指出，对于 PK 指标为主要结局的文献，通常无须按照 Cochrane 偏倚风险评估工具对文献质量进行评价。因为 PK 指标相对客观，受盲法等因素影响较小。建议采用临床 PK 报告规范的相关指南对 PK 文献质量进行评价。

（五）质量控制

　　文献检索、文献筛选、数据提取、文献质量评价过程须由两名专业人员独立进行。如双方意见不一致，通过协商解决或由第三方裁决。在进行图形数据提取时，应规定两名人员数据读取差异的最低要求，并以平均值作为最终结果。以上所有参与人员均应接受良好培训，方可进行相关工作。需要注意的是，MBMA 分析数据库与文献提取的原始数据库有较大区别，需要在原始数据库基础上按分析的特定格式要求将其转换为分析数据库。建议使用 R、SAS 等编程语言进行数据格式的转换，必要时需要对分析数据库与原数据的数据库进行核对，以避免错误。

三、数据分析

　　MBMA 数据建模方法与 PopPK/PD 建模有高度的相似性，关于建模方法和模型评价标准的具体细节可参照 PopPK/PD 分析相关指南，本章仅对与 MBMA 数据分析相关的要点和建议进行描述。

（一）分析软件

　　能够进行 PopPK/PD 建模的软件一般均可用于 MBMA 的建模分析。目前该领域最常用的分析软件为 NONMEM。NONMEM 软件对于参数估算有很多的算法可供选择，其中 FOCE 及含有交互作用的一阶条件估算法（FOCE-I）使用最为广泛。当模型参数不符合正态分布时，可选用非参数的估算方法，如 MCMC 贝叶斯法。该方法无须假设参数的分布形式，可从某个建议分布中抽取样本，获得稳定的后验分布，并计算参数的概率分布。

（二）数据检视

使用图形法和统计学方法对数据的分布进行检视。首先查看数据点的分布特征，若出现离群值，应查阅原始文献，再次确认该离群值是否纳入分析。排除离群值应在报告中给予充分说明。当无法排除离群值时，应进行敏感性分析，通过比较纳入离群值和剔除离群值的计算结果，考查结论的稳健性。建议对每个剂量、每个观测时点下数据点的数目进行统计，以评估不同剂量、不同观测时点下结论的可靠性。若某些指标数据点较少无法建模时，应予以说明。

（三）结构模型

根据数据分布特征，选择合适的结构模型进行考查。以 PK 为指标的 MBMA，可以参考 PopPK 相关的结构模型，如各种房室模型等。以 PD 为指标的 MBMA，若 PD 指标为连续型变量，可以考查线性模型、指数模型和 E_{max} 模型等。若 PD 指标为发生率（数值在 0～1 之间分布），可通过 logit 变换，将药效值范围转换为 $-\infty \sim +\infty$，使模型拟合不受数值限制。若 PD 指标为生存资料，可以考查如指数型（exponential）、冈珀茨（Gompertz）、韦布尔（Weibull）等风险函数，随后计算各自的累积风险并将其转化为生存函数。若某些药物的药效特征比较特殊，如后期出现药效反弹现象，常见的结构模型无法描述时，此时可再作适当修正（表 10-3）。

表 10-3　常见的结构模型

模型	公式	备注
线性模型	$E=E_0+\alpha \times \text{time}$	α 为药效随时间的变化率 E_0 为药效基线值
指数模型	$E=E_0+E_{max}\times(1-e^{-k\times \text{time}})$	E_{max} 为理论最大药效值 k 为起效速率
E_{max} 模型	$E=E_0+(E_{max}\times \text{time})/(\text{ET}_{50}+\text{time})$	ET_{50} 为达最大效应一半所需时间
Sigmoid E_{max} 模型	$E=E_0+(E_{max}\times \text{time}^{\gamma})/(\text{ET}_{50}^{\gamma}+\text{time}^{\gamma})$	γ 为药效形状参数
logit 变换	$\text{logit}(P)=\log\left(\dfrac{p}{1-F}\right)$	P 为发生率
指数型风险模型	$h(t)=\lambda$	λ 为基线时刻的死亡风险
冈珀茨风险模型	$h(t)=\lambda \times e^{\beta \times \text{time}}$	β 为死亡风险随时间的变化系数
韦布尔风险模型	$h(t)=\lambda \times e^{\beta \times \ln(\text{time})}$	
累积风险	$\text{CUMEVT}=\int_t^0 h(t)\,\mathrm{d}t$	CUMEVT 为累积风险
生存函数	$S(t)=e^{-\text{CUMEVT}}$	

线性模型、指数模型、E_{max} 模型、Sigmoid E_{max} 模型为以连续型变量为 PD 指标的常见模型，自变量为时间（time）。这些模型也可用于描述剂量效应关系，仅需要将公式中的时间改为剂量即可。logit 变换中，P 为发生率，经 logit 变换后，$\text{logit}(P)$ 为 $-\infty \sim +\infty$ 分布。指数型风险模型、冈珀茨风险模型为常见的风险函数模型，累积风险是将指数型风险模型、冈珀茨风险模型、韦布尔风险模型获得的瞬时风险 $h(t)$ 在 $0\sim t$ 时间内进行积分，由此获得 $0\sim t$ 时间下的累积风险。生存函数描述了 t 时刻下生存率 $S(t)$ 与累积风险（CUMEVT）的函数关系。以 E_{max} 模型为例，该模型描述的药效水平随剂量、血药浓度或时间的变化规律，比较符合生物学意义。例如，随着剂量的增加或时间的延长，药效逐渐升高，当剂量或时间增加到一定程度时，药效达到平台并最终维持在平台水平。当在各个剂量和时间点下获取的数据比较丰富时，可以引入 Hill 系数（即 Sigmoid E_{max} 模型），对达到平台期前的药效变化特征进行更为精确的描述。当数据点较少时，可以在合理的假设前提下，固定或共用某些参数，或使用先验参数等。

　　建议对目标药物的相对效应进行数据拟合。以安慰剂对照试验为例，药物的相对效应即为药物组观测到的绝对效应与同试验安慰剂组效应的差值。对相对效应进行数据拟合可以减少试验异质性的影响，体现随机对照试验的优势。当纳入的部分试验为非安慰剂对照时，该试验缺失的安慰剂效应可从其他试验安慰剂效应的分布中进行估算，但这可能导致偏倚，建议对此进行敏感性分析，即比较非安慰剂对照试验纳入与否的计算结果（图 10-2）。

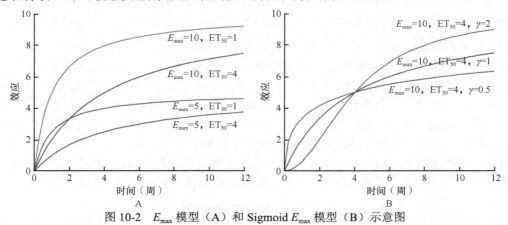

图 10-2　E_{max} 模型（A）和 Sigmoid E_{max} 模型（B）示意图

（四）协变量模型

表 10-4　常见的协变量模型

模型	公式
线性模型	$P_i = P_{typical} + (COV - COV_{median}) \times (\theta_{COV})$
幂函数模型	$P_i = P_{typical} \times (COV/COV_{median})^{\theta_{cov}}$
指数模型	$P_i = P_{typical} \times e^{(COV - COV_{median}) \times (\theta_{cov})}$
加法模型	$P_i = P_{typical} + COV \times \theta_{cov}$
比例模型	$P_i = P_{typical} \times (1 + COV \times \theta_{COV})$

　　根据研究目的、数据特征，并结合生理、病理、药理和药物治疗等知识，选择合适的协变量进行考查。对于连续型变量，通常考查线性模型、幂函数模型和指数模型等。对于分类变量，通常考查加法模型和比例模型等（表 10-4）。协变量模型建立最常用的方法为逐步法，例如正向引入和逆向剔除的检验水平分别设为 $\alpha=0.05$（df=1）和 $\alpha=0.01$（df=1）。

　　上述公式中，P_i 为模型参数个体试验值，$P_{typical}$ 为模型参数群体值，COV 为协变量个体试验值，COV_{median} 为协变量中位数，θ_{COV} 为协变量对模型参数的校正系数。当协变量值出现缺失时，应事先确定缺失数据的填补规则。当某一变量缺失率过高（如 > 50%）时，不建议将其纳入进行协变量考查。IPD 数据在建立协变量模型方面具有较大优势，汇总数据因不同试验中协变量平均水平分布较窄，且很多协变量信息未公布，故在建立协变量模型方面有一定的劣势。另外，需要注意的是，由于汇总数据与 IPD 数据在协变量分布方面存在较大差异，在汇总数据中建立的协变量模型并不能简单外推至 IPD 数据。

（五）随机效应模型

　　对于 IPD 数据，随机效应模型的设置可参考 PopPK 分析方法。对于汇总数据，随机效应一般分为试验间变异（inter study variability，ISV）、组间变异（inter arm variability，IAV）和个体内变异，可以参照 PopPK 中的个体间变异（inter individual variability，IIV）、场景间变异（inter occasion variability，IOV）和个体内变异进行设定（表 10-5）。另外，由于汇总数据中每个试验组的不同时间点测量值来自同一患者群体，通常认为它们之间存在相关性，需要在个体内变异中进行相关设定，在 NONMEM 软件中可以通过 L2（level two）数据列进行相关性个体内变异的设置。

表 10-5　汇总数据 MBMA 建模与 PopPK 建模随机效应模型对比

随机效应	PopPK	汇总数据 MBMA 建模
第一层级	个体（个体间变异）	研究（试验间变异）
第二层级	场景（场景间变异）	组间（组间变异）
残差	残差相互独立	残差具有相关性

　　需要注意的是，MBMA 模型中组间变异和个体内变异与样本量及测量精度相关。一般认为，样本量大或测量精度高时，组间变异和个体内变异较小。因此在进行 MBMA 建模时，需要对组间变异和个体内变异进行校正。通常推荐以测量值的标准误（standard error，SE=SD/$N^{1/2}$）进行校正。当部分测量值的标准误缺失时，可以参照有关方法对缺失的标准误进行填补。若标准误的缺失率较高时，可采用简化处理，即假设所有研究测量值的标准差（standard deviation，SD）相同，此时可以直接用样本量平方根的倒数（1/$N^{1/2}$）进行校正。若文献未对所有随访时点测量值对应的样本量进行报道时，需要事先定义好缺失样本量的填补方法，如采用终点样本量填补，或按平均脱落率进行填补等。需要注意的是，试验间变异反映了不同研究因为试验设计或受试者的异质性导致的变异，该变异客观存在且不随样本量和测量精度而改变，因此不能校正。以药效指标为例，一个典型的 MBMA 模型形式如下：

$$E_{i,k}=E_{\text{palcebo},i}(t)+E_{\text{drug},i}(t)+\eta_i^{\text{stduy}}+\text{SE}_{i,k}(t)\times\eta_{i,k}^{\text{arm}}+\text{SE}_{i,k}(t)\times[\delta_{i,k}(t)+\delta_{i,k,\text{corr}}(t)]\qquad（10-1）$$

　　上述公式中，$E_{i,k}(t)$ 为第 i 个试验第 k 个药物组 t 时间下的药效观测值，$E_{\text{palcebo},i}(t)$ 为第 i 个试验 t 时间下的安慰剂效应，$E_{\text{drug},i}(t)$ 为第 i 个试验第 k 个药物组 t 时间下的药物纯效应（即相对效应）。η_i^{stduy} 为第 i 个研究的试验间变异，在可能的情况下，它将引入到表征安慰剂效应和药物纯效应的模型参数中。$\eta_{i,k}^{\text{arm}}$ 为第 i 个研究第 k 个药物组的组间变异，通常以对应时间点的标准误 $\text{SE}_{i,k}(t)$ 校正后引入到表征药物纯效应的参数中。$\delta_{i,k}(t)$ 和 $\delta_{i,k,\text{corr}}(t)$ 为第 i 个研究第 k 个药物组 t 时间点下的独立个体内变异和相关性个体内变异，通常以对应时间点的标准误 $\text{SE}_{i,k}(t)$ 进行校正。受数据所限，当模型无法对以上所有变异进行估算时，可以适当简化随机效应模型，如忽略组间变异或相关性个体内变异等。以往研究显示，简化随机效应模型对结构模型和协变量模型参数的典型值影响不大，但对随机效应模型参数有一定影响，可对临床试验模拟结果产生偏倚。

（六）模型评价

　　MBMA 模型评价方法与 PopPK/PD 评价方法基本一致。不同的评价方法通常仅能展现模型在某一方面的特征或局限，建议采用多种评价方法对模型表现进行综合评估。通常采用拟合优度图综合评价模型的拟合质量。常见的拟合优度图包括因变量对 IPRED 作图、因变量对 PRED 作图、CWRES 对 PRED 或时间作图、个体预测图、随机效应与协变量的相关性分析图、随机效应的直方图或 QQ 图及随机效应之间的相关性分析图等。采用基于模拟的 VPC 比较模型预测值与观测值的相符程度，评价模型的预测性能。除此之外，诸如 NPC、正态化预测分布误差（normalized prediction distribution errors，NPDE）等其他模型评价方法也经常被使用。需要注意的是，当数据受到某种协变量显著影响时，应对上述多种模型评价方法进行分层分析，以评价模型在不同协变量水平下的表现。另外，针对汇总数据的特殊性，建议将样本量信息反映到各诊断图中，即将散点大小与样本量相关联，以反映模型对不同样本量研究的预测效果。除诊断图外，也应对模型参数估算的生物学合理性、参数精度（通常相对标准误＜ 30%）、参数的收缩率（通常收缩率＜ 20%）等予以关注。

根据验证数据集的来源，模型可分为内部评价和外部评价，即分别采用建模数据和建模外数据进行模型评价。在内部评价中，可使用 Bootstrap 法，通过对数据样本重复抽样 1000 次获得的各参数中位数和 90%CI 与原始模型参数进行比较，并同时考量最小化成功率（通常＞80%）来评估模型的稳健性。然而，当 MBMA 纳入文献的数量和观测值较少时，通过 Bootstrap 法估算的参数分布并不准确，此时可采用重要性重抽样（sampling importance resampling，SIR）法计算各参数的中位数和 95%CI。SIR 通过计算参数分布的重要性权重，对参数的估算更能反映真实情况。另外，纳入试验数量较少（＜20）时，模型参数可能受某个别研究影响较大，建议采用留一交叉验证法（leave-one-out cross validation），逐一考查每篇研究对模型参数的影响程度。当纳入研究较多时，可采用数据分割的方法（如 80% 数据建模，20% 数据验证）对模型进行外部评价，然而这一方法会损失大量信息。比较常见的情形是，在模型构建期间若有新的文献发表，可将新文献作为外部数据进行评价。另外，当某些研究在剂量、疗程或受试者特征与其他研究差异较大时，可将其作为外部数据，以验证模型的外推能力。以下列出了几种常见的模型评价图样式，仅供参考（图 10-3 ～图 10-5）。

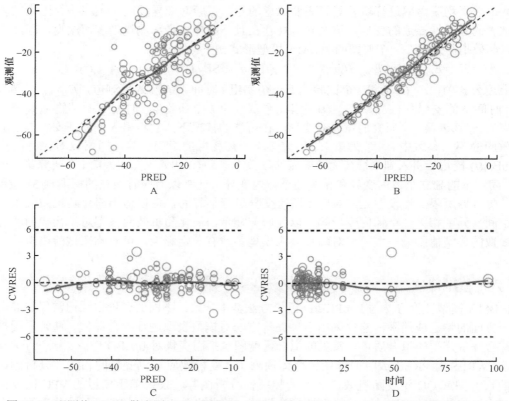

图 10-3　观测值-PRED 散点图（A）；观测值-IPRED 散点图（B）；CWRES-PRED 散点图（C）；
CWRES-时间散点图（D）

图中虚线为参考线，实线为拟合线，散点大小反映样本量。A 和 B 图中散点均匀分布在对角线两侧，拟合线与参考线基本重合；
C 和 D 图中散点围绕 0 线上下分布，几乎所有散点的 CWRES 值均在 ±6 之间，拟合线与 0 线基本重合；以上结果提示模型对
数据的拟合优度较好，模型无明显偏倚

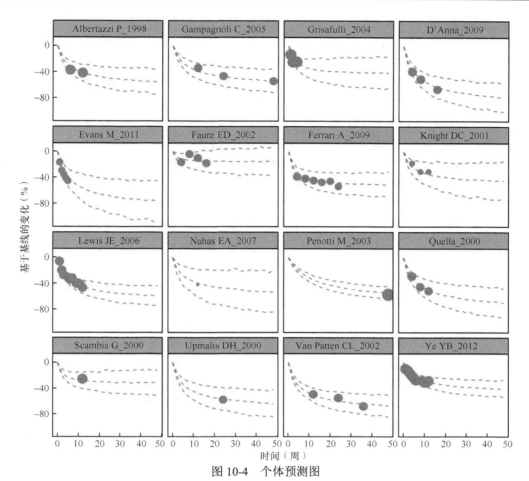

图 10-4　个体预测图

图中每个小格中的散点代表每个试验组实测值，散点大小反映样本量，中间虚线为模型预测值，上下两根虚线为模型预测的 90%CI。图中显示实测值与模型预测值十分接近，且均分布在模型预测的 90%CI 内，提示模型对个体数据的预测效果较好

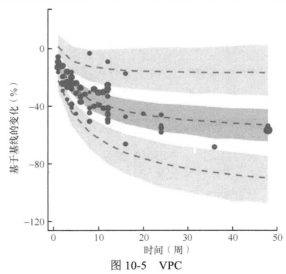

图 10-5　VPC

图中散点代表实测值，散点大小反映样本量。三条虚线分别代表模型预测的效应值的 5th、50th 和 95th 分位数，三条阴影带分别代表模型预测的效应值 5th、50th 和 95th 分位数的 90%CI。图中显示绝大部分实测值均分布在模型预测的 90% CI 内，提示模型的预测性能良好

（七）模型模拟

根据研究目的，制订相应的模拟方案。例如，当需要比较不同药物的疗效时，可基于固定效应参数及其标准误，模拟获得不同药物的药效典型值及其95%CI。若两种药物药效典型值的95%CI不重合，表明两者药效具有显著差异（图10-6）。需要注意的是，若模型参数受某个协变量显著影响时，应当将协变量校正到同一水平下比较药效典型值。另外，当参数之间存在相关性时，模拟时也应当纳入这些参数之间的相关性信息，否则会导致模拟的药效典型值的95%CI过宽。当需要考查协变量对药效值的影响程度时，可在纳入文献的协变量数值分布范围内，模拟药效典型值的变化。若需要预测某药物在后续临床试验中的药效均值分布，模拟时还需要引入随机效应参数及协变量的分布范围。当模型中的协变量不止一个时，协变量之间的相关性也应当考虑，避免出现不可能发生的协变量组合。虽然以上描述以PD指标为例，但方法同样适用于以PK、安全性或依从性指标为结果的研究。

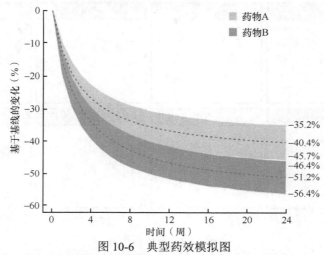

图10-6　典型药效模拟图

图中两条虚线分别是模型模拟的药物A和药物B的典型药效值，阴影区域分别是模拟预测的典型药效值的95%CI。图中药物A和药物B典型药效值的95%CI在24周时不重合，提示两者24周药效有显著差异

四、分析报告

MBMA分析报告应具有较好的可读性，重要的假设、结论及建议应当易于理解。为了能对MBMA分析报告进行有效审查，建议撰写结构化的分析报告。报告内容应包含（但不限于）以下部分：摘要、简介、数据、方法、结果、讨论、结论、附录。

第三节　MBMA在新药研发中的应用

作为MIDD策略中的重要方法之一，MBMA的价值一直受到国际药企的关注，已将其成功应用到药物发现、决策制定、临床试验优化设计等多个方面，为新药研发提供了重要的内部决策依据。近年来，MBMA应用研究报道不断增多，除新药研发领域外，MBMA在指导临床合理用药及药物经济学的成本-效益分析中的价值也日益受到重视。其在新药研发过程的关键步骤发挥重要作用，可以更好地解释新药的安全性和有效性（图10-7）。

一、药物发现与转化研究

MBMA在理解靶点和作用机制的基础上，通过总结相同靶点药物在体内外或不同种属之间的规律，建立从体外试验或动物实验结果外推至人体试验的模型，可为新化合物在体外试验

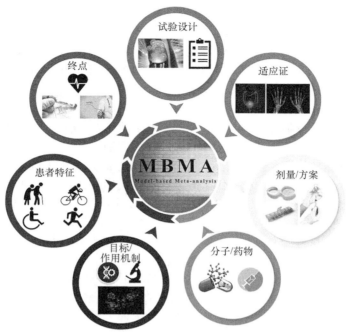

图 10-7　MBMA 可进行多维数据整合

或动物实验的快速筛选提供相对稳健的靶值范围。例如，酪氨酸激酶抑制剂（tyrosine kinase inhibitors，TKI）是抗肿瘤研究的热点领域之一，然而 TKI 可与血管内皮细胞生长因子受体 2 结合，从而引起血压升高的不良反应。因此如何快速筛选抗癌活性高同时又不易导致血压升高的新的 TKI 是该领域研究重点。有学者通过收集以往发表的 TKI 导致血压升高的临床研究文献，结合各 TKI 的 PK 模型，模拟获得了各 TKI 的暴露-反应曲线。同时通过体外实验获得各 TKI 药物对血管内皮细胞生长因子受体 2 的半抑制浓度（the half maximal inhibitory concentration，IC_{50}）值，最终发现当 TKI 的 $C_{ss-av} < 0.1\ IC_{50}$ 值时，可确保血压升高小于 1mmHg。该结果可作为新的 TKI 抑制体外安全性筛选的可靠靶值。另外，MBMA 通过将动物实验数据与临床试验数据进行比较，找出与临床结果最为相关的动物模型，以此最大限度地提高转化研究的效率。例如，AD 临床试验中，γ-分泌酶抑制剂（gamma secretase inhibitor，GSI）是研究最多的一类药物，但均以失败告终。研究者希望借助动物实验数据来预测此类药物的临床表现，以此降低试验的失败风险。研究者借助 MBMA 的方法，收集了五种 GSI 在小鼠、豚鼠、猴子和人体试验的药效数据，发现五种 GSI 在临床试验剂量水平下，脑脊液和血浆的 β-淀粉样蛋白（β-amyloid protein，Aβ）24h 内的变化趋势在不同种属内表现基本一致，由此提示该类药物的 PD 结果允许种属间外推，其中小鼠模型的变化趋势与临床结果相关性更高，提示今后该类药物研发可基于小鼠实验数据预测临床结果，帮助候选药物的选择和优化试验设计。

二、药物研发的决策制订

　　MBMA 方法可将早期临床试验获得的在研药物的疗效和安全性结果与已上市竞争药物进行对比，在确证性临床试验之前对药物的开发价值进行判断。如果在研药物的疗效和安全性相比上市药物无明显优势，需进一步评估其开发价值。

　　目前在新药研发过程中已不再仅仅满足于开发"me too"类新药（即模仿性创新药）。药物研发人员需要明确新化合物与目前临床上标准治疗方案之间的差异，包括有效性和安全性。药物研发中新提出的定量工具 MBMA 通过建立 PD 和统计学模型，分别描述两种方案的剂量-时间-效应之间内在关系，再进行疗效比较。新药研发的周期较长且成功率较低，特别是抗肿瘤药物的成功率大概只有 5%。因此，FDA 呼吁应用模型定量分析已有的临床试验研究，为药物进一步研发提供决策依据。如何根据早期临床试验数据，对新药开发价值进行判断，是提高新药研发效率、降低后期试验失败风险的关键。

例如，在降脂药 Gemcabene 开发早期，Mandema 等采用 MBMA 方法对经典降脂药物阿托伐他汀、罗苏伐他汀、辛伐他汀、洛伐他汀、普伐他汀和依泽替米贝的临床数据进行了系统采集，并建立量效模型定量描述了各药物的降脂疗效、不良反应、耐受性及心血管事件下降率。结果显示，Gemcabene 与他汀类药物相比，在降脂疗效方面无明显优势，不具备继续研发的价值，最后终止了 Gemcabene 的研发。MBMA 方法还可利用临床试验短期获得的生物标志物预测长期临床终点。例如，有学者借助 MBMA 建立了 DPP-4 抑制与糖化血红蛋白（hemoglobin A1c，HbA1c）之间的关系，提出可通过短期获得的指标预测长期的疗效指标（HbA1c），从而为 DPP-4 抑制剂的临床试验结果进行预测，这将在一定程度上为申办方进行临床继续开发/中止开发决策、Ⅰ/Ⅱ 期或 Ⅱ/Ⅲ 期融合试验设计提供科学支持。另有学者运用 MBMA 描述非小细胞肺癌（non-small cell lung carcinoma，NSCLC）中风险因子、肿瘤大小与生存率之间的关系，用于协助抗肿瘤药物的早期临床决策。该模型有助于临床筛选新化合物、模拟抗 NSCLC 药物的临床表现及优化试验设计，加速了抗肿瘤药物的研发进程。

有研究运用 MBMA 对比两种 DPP-4 抑制剂（经典药物西格列汀和新药利拉利汀）在 2 型糖尿病中的治疗效果，即通过 MBMA 建立时程统计模型，分别描述两种抑制剂对 2 型糖尿病的时程作用。该模型建立的大致流程如下：从数据库中分别收集西格列汀与利拉利汀单用治疗 2 型糖尿病的随机双盲对照组临床试验，采用 MCMC 模型对收集的数据进行拟合，得到效应指标 HbA1c 关于用药时间、用药剂量、是否有洗脱期及用药前 HbA1c 水平的 PD 方程，模型采用内部验证。当 PD 模型确定后，分别用于模拟西格列汀和利拉利汀在 2 型糖尿病患者 HbA1c 水平处于 8% 时的治疗情况。结果表明，西格列汀在最大剂量 100mg 与利拉利汀在 5mg 时对 2 型糖尿病的疗效并无差异。这种情况下药物选择需要基于患者其他的临床特征，如西格列汀的主要排泄方式为肾脏，而利拉利汀为胆汁和肠道，那么对于肾功能损坏的糖尿病患者就可以选择利拉利汀，不需要进行剂量调整同时能取得相同水平的降血糖效应。

三、临床试验的优化设计

对疾病进程和安慰剂效应特征进行准确定量，可为临床试验的样本量估算和受试者选择等试验要素的确定提供科学依据。MBMA 在建立疾病进程模型和安慰剂效应模型方面具有较强优势，是目前 MBMA 的主要应用方面之一。例如，Ito 等通过系统的文献数据采集，建立了 AD 患者认知功能障碍的疾病进程模型，发现阿尔茨海默病认知评估量表（Alzheimer disease assessment scale-cognitive，ADAS-cog）基线评分对疾病进展率有显著影响，并对轻中度 AD 患者的疾病年进展速度进行了准确估算，即 ADAS-cog 每年降低 5.5 分，以上结果可为 AD 临床试验的样本量估算提供重要信息。有学者采用 MBMA 方法建立了更年期潮热的安慰剂效应模型，发现激素类药物临床试验的安慰剂效应显著高于非激素类药物，采用安慰剂导入（placebo run-in）设计的临床试验安慰剂效应试验间变异明显降低，以上信息为后续相关临床试验设计提供了有效参考。

四、给药方案的合理制订

临床治疗方案的两两比较的金标准是临床随机双盲对照试验，但这种方法耗时，成本高且执行起来比较困难，选择 MBMA 建立时程模型就提供了一种快速有效的间接定量比较方法。

当两种治疗方案之间并无疗效差异时，临床可结合药物的体内特点及患者特征进行选择；当两种方案之间有疗效差异时，可结合剂量-时间-效应关系进行对比，进一步探讨造成两种治疗方案出现差异的可能原因，如 T_{max}、C_{max} 上的差异等。

通过建模分析，MBMA 方法可对药物的疗效特征及其影响因素进行深入理解，从而有利于给药方案的合理制订。例如，有学者采用 MBMA 的方法建立了眼内压的生理节律模型和拉坦前列素的 PK/PD 模型，发现拉坦前列素晚上给药的药效优于晨间给药，并预测了最佳的给药时间点。另有学者通过 MBMA 对大豆异黄酮缓解更年期潮热的临床疗效进行了定量分析，发现大豆异黄酮具有起效慢的特点，常规的 12 周疗程并不能充分发挥其药效，需要至少 16 周才能达到并超过帕罗西汀的疗效，因此建议大豆异黄酮给药疗程应适当延长。

另外，MBMA 基于现有数据，通过对 PK 和 PD 潜在影响因素，如种族、患者类型、体重、合并用药等进行定量分析，从而提供如东西方人群的种族差异、特殊人群（老年人、儿童等）的 PK 和 PD 特征、固定剂量或按体重给药、合并用药是否调整剂量等临床实践需要的关键信息。例如，有学者通过 MBMA 构建了瑞舒伐他汀在东西方人群中低密度脂蛋白-胆固醇（low-density lipoprotein cholesterol，LDL-C）降低的量效模型，结果显示东方人的 ED_{50} 约为西方人群的一半，故建议瑞舒伐他汀在东方人群中的给药剂量应当减半。Standing 等通过文献数据建立了止痛药双氯芬酸在 1～12 岁儿童中的 PopPK 模型，以成人常规剂量 50mg 口服给药达到的双氯芬酸 AUC 为暴露标准，推荐了双氯芬酸在 1～12 岁儿童中的合理给药剂量，即 0.3mg/kg 静脉给药、0.5mg/kg 栓剂给药和 1mg/kg 口服给药。再如，有学者利用 MBMA 寻找茚达特罗（8.75～600μg/L）应用于慢性阻塞性肺疾病（chronic obstructive pulmonary disease，COPD）的最优化剂量时，建立了量效模型，最终确定茚达特罗治疗 COPD 的 MED 为 75μg，且 150μg 和 300μg 剂量时茚达特罗的疗效对于严重的 COPD 患者疗效更佳。

五、上市药物的综合评价

通过 MBMA 方法对已上市药物的安全性和有效性进行全面比较，可帮助患者进行合理的用药选择。例如，有研究者通过 MBMA 方法对 7 种已上市的曲坦类药物及其不同剂型治疗急性偏头痛的疗效特征进行对比分析，发现口服剂型中，依来曲普坦 40mg 疗效最优，而那拉曲坦 2.5mg 疗效最低。皮下给药与口服给药相比，药效显著增加，而经鼻给药与口服给药的药效相当。有研究通过 MBMA 比较了 7 种类型共 23 种抗凝血药物用于整形外科手术后预防静脉血管栓塞的有效性和安全性特征，发现不同类型药物的治疗指数存在较大差异，Xa 因子直接抑制剂的治疗指数优于其他类型药物。

六、成本-效益分析

将 MBMA 与药物经济学模型相结合，可以对不同患者群体接受不同给药方案下的成本-效益进行分析，以此评估新药的经济价值。有学者根据已报道的 MBMA 模型预测了 COPD 患者接受常规抗感染治疗下的病情恶化次数，即平均约为 0.93 次/年，而某药物在常规抗感染治疗基础上可将病情恶化风险降低 26%。将以上数据输入药物经济学模型中，经估算重度 COPD 患者服用该药物的质量调整生命年（quality-adjusted life year，QALY）较常规治疗延长 0.012 年，而年治疗成本较常规治疗增加 159 欧元，故该药物在重度 COPD 患者中每延长 1 个 QALY 所需成本约为 13 000 欧元。

七、在药物研发中其他应用

MBMA 在其他方面的应用有探索疾病进程、寻找影响疾病进程的因素等。有学者通过 MBMA 分别探索了影响 HIV 感染患者和高血压患者用药依从性的影响因素，发现随着年龄和疾病的严重程度的增加，患者依从性会增加；而给药方案中用药越频繁，患者依从性反而会降低。

MBMA 在建立疗效尺度方面也有所应用，随机对照试验是确证药物疗效的金标准。然而，由于随机对照试验实施难度大，花费高，有必要事先对试验药的疗效进行判定，选择疗效突出的进行试验，降低失败风险。在单臂试验中，判断试验药的疗效是否突出，需事先建立该治疗领域的疗效尺度，从而计算出试验药的疗效显著优于标准治疗的概率（把握度），以此对试验药或疗法的临床开发进行决策。由于存在试验间变异，疗效尺度并不是某个疗效值临界点，而是疗效的分布范围，通常用 95%CI 表示。疗效尺度定量了对照组的疗效分布区间，为后续其他药物的疗效判定提供了标准。建立疗效尺度一般基于海量的文献数据并通过 Meta 分析实现。然而传统 Meta 分析通常只对终点疗效进行分析，无法对整个时间-效应过程进行描述，另外，也很少考查剂量、协变量对疗效的影响，导致所建立的疗效尺度不够精确，混杂因素较多。MBMA 采用 PD 模型对文献中的疗效数据进行定量描述，可考查剂量、疗程、基线等对因素对疗效的影响，同时可将疗效数据中的试验间变异和残差一一区分。相比传统 Meta 分析，MBMA 所建立的疗效尺度更为精准，与试验组匹配度更高，是建立疗效尺度的有力工具。可基于最终模型进行模拟仿真，可获得各种条件（不同剂量、不同疗程、不同样本量、不同标准差）下对照组的药效分布区间，从而为单臂研究的疗效评价提供精准的药效尺度，并依此计算出试验药优于对照药的把握度。具体方法为，采用蒙特卡罗法从对照组的 MBMA 模型中，按照各参数的分布特征，随机抽取特定条件下的对照组的药效均值，结合对应的样本量和药效标准差，通过双侧 t 检验，获得对照组与试验组（数据来自某个单臂试验）疗效差异的统计学 P 值。此过程模拟 10 000 次，可获得对照组药效均值的 95%CI（即药效尺度），同时也可获得试验组疗效显著优于（$P < 0.05$）对照组的概率（即把握度）。

第四节　展　　望

以上对于 MBMA 在药物研发中应用的总结可见，MBMA 研究已经渗透到药物研发中的疗效比较、决策制订及方案制订等领域，成为药物研发过程可靠的定量工具。随着 MBMA 分析方法的不断完善和普及，以及专家共识的发布，其必将成为药物研发过程中一个不可或缺的定量分析方法。

MBMA 基于已有的临床研究，通过加入协变量的方法合并足量的临床数据，建立 PD 模型和统计学模型，对临床上一些存在争议的问题提供定量依据。MBMA 能解决经典 Meta 分析所不能解决的试验间异质性，可以定量描述量效关系，并评估协变量对疗效的影响。随着对 MBMA 的应用、优点与限制的不断深入了解，临床药理学家、统计学家、临床医生及监管部门合理利用 MBMA 作为药物研发过程中的定量决策工具，将有助于提高药物研发的效率。

MBMA 系统化模型化归纳信息的优势使其在新药研发中发挥日益重要的作用。考虑到数据采集等因素，其结果可能会存在一定偏倚，因此对模型结果应谨慎解读。当数据质量较低、受试人群不具有广泛代表性或数据量较少时，尤其需要对 MBMA 结论的可靠性、适用范围进行仔细评估。随着从临床试验和真实世界获取个体数据的机会增多，IPD 数据与汇总数据结合进行的 MBMA 分析将更为普遍。这两类数据的结合不仅可以弥补汇总数据在协变量建模方面的不足，也可减少因个体数据不具广泛代表性所导致的局限，是数据科学与定量药理学交叉领域中的研究前沿，相关分析方法正在逐步完善。NMA 方法学的兴起，促进了 MBNMA 的方法学发展，MBNMA 将目标药物的效应估算置于复杂的网络中，同时兼顾了各种干预措施之间的相对效应，使药物效应估算更为精准。另外，该方法学框架还建立了直接证据与间接证据一致性的评估方法，对 MBMA 结论的可靠性评估提出了更高的要求。近年来，随着细胞治疗、基因治疗和免疫治疗等新技术的发展，相关的研究数据也在快速积累中。可以预期，随着方法学的不断完善，MBMA 也将为这些新的治疗领域的发展提供助力。

复习思考题

1. MBMA 分析的一般流程是什么？

2. MBMA 在新药研发中有哪些应用？

3. MBMA 与传统 Meta 分析有哪些异同点？

（濮之晨　胡　骅　李海刚　谢海棠）

参 考 文 献

李禄金, 丁俊杰, 刘东阳, 等, 2020. 基于模型的荟萃分析一般考虑 [J]. 中国临床药理学与治疗学, 25(11): 1250-1267.

李禄金, 杨继刚, 吴郡一, 等, 2016. 基于模型的 Meta 分析建立疗效尺度的应用研究 [J]. 中国临床药理学与治疗学, 21(8): 915-920.

孙谊, 李良, 周田彦, 等, 2014. 基于模型的荟萃分析比较非布索坦与别嘌醇在痛风患者中的血尿酸下降应答率的影响 [J]. 药学学报, 49(12): 1674-1683.

汪沉, 李禄金, 杨娟, 等, 2016. 基于模型的 Meta 分析方法及评价 [J]. 中国循证医学杂志, 16(7): 847-850.

韦春香, 何华, 柳晓泉, 2018. 基于模型的 meta 分析在药物研发中的应用 [J]. 药学进展, 42(3): 187-192.

第十一章 真实世界研究

学习要求：掌握真实世界数据、真实世界证据及真实世界研究的相关概念。熟悉真实世界数据的来源、数据质量的评价与治理、真实世界研究的基本设计和统计学方法。了解真实世界研究的发展历史、政策法规及技术指导原则。

第一节 概　述

随机对照试验（randomized controlled trial，RCT）通常被认为是评价药品安全性和有效性的金标准，并被药物临床研究普遍采用。RCT 严格控制试验的入选标准、排除标准和其他试验条件，通过随机和盲法的设计，能够最大限度地减少其他因素对疗效评估的影响，因而结论较为确定，所形成的证据可靠性较高。但 RCT 也有其局限性，一方面是 RCT 严苛的纳排标准使得试验群体不能充分代表目标群体，所采用的标准干预与临床实践不完全一致，有限的样本量和较短的随访时间导致对罕见不良事件探测不足等问题，因而面临结论外推于临床实际应用的局限性；另一方面是实施过程有时面临伦理挑战，如某些缺乏有效治疗措施的罕见病和危及生命的重大疾病，传统 RCT 难以实施，以及试验需要承担的时间和经济成本都较高。

因此近年来，如何在药品的整个生命周期，包括支持药物研发、辅助监管决策、权衡风险效益、评估安全信号等方面，有效地利用真实世界数据（real world data，RWD）生产高质量的真实世界证据（real world evidence，RWE），在药物研发和监管领域如何利用 RWE 评价药物的有效性和安全性，已成为全球相关监管机构、制药工业界和学术界共同关注的热点问题。

一、真实世界研究的发展历史

1993 年，Kaplan 等在 591 名高血压患者中开展了一项真实世界条件下的上市后研究来评价雷米普利上市后的疗效和安全性，之后又将这项研究扩大为纳入 11 100 例患者的真实世界研究（real world research/study，RWR/RWS），并首次以论文形式发表。1999 年，美国马萨诸塞大学医学院发起了著名的全球急性冠状动脉事件注册（Global Registry of Acute Coronary Events，GRACE），这是一项由全球 14 个国家共同参与的前瞻性观察性研究，通过观察急性冠状动脉综合征患者的诊断、治疗和预后信息，为完善临床诊疗策略提供新的证据，更重要的是，其所得结论与 RCT 结论存在差异，引起了广泛的思考。自 20 世纪 90 年代至今，更多的 RWS 在全世界范围围绕多种适应证、多种治疗方式，通过多种形式展开。

事实上，全球使用 RWD 对医疗产品进行安全性评价已经积累了丰富的实践经验。我国系统性开展使用 RWE 支持药物监管决策的工作虽尚处于起步阶段，但国家药品监管部门已在审评审批实践中开始应用 RWE。2018 年，CDE 批准将贝伐珠单抗治疗方案扩展为联合以铂类药物为基础的化疗方案，三项 RWS 结果为这一决策提供了强有力的支持证据。2019 年 6 月，NMPA 与海南省人民政府联合，探索将 RWD/RWE 用于药品/医疗器械产品注册和监管决策实践。2019 年 12 月起，美国某公司开始收集"青光眼引流管"产品的临床 RWD 并进行人种差异评价。2020 年 3 月 26 日，NMPA 审查后批准该产品成为使用 RWD/RWE 获批上市的医疗器械产品。

RWD 与传统 RCT 提供的证据均可以是药物监管决策证据的组成部分，支持监管决策形成综合、完整而严谨的证据链，从而提高药物研发和监管的科学性及效率。相较于 RCT 产生的数据，RWD 更能够反映现实的医疗情况，并且正在影响监管决策和患者治疗决策中变得越来越重要，其意义在于与传统 RCT 形成互相补充，而非替代。在监管机构、制药工业界和学术界已就

RWD/RWE 的价值达成共识的背景下，也带来了大量新的问题需要商榷和解决，也亟须制定相关的法规和指南来规范。

二、RWR/RWS 的相关概念

各国及地区相关的法规文件、指导原则和专家共识中对于 RWD、RWE 和 RWS 的概念虽在文字表述上有所不同，但内涵基本保持一致。

（一）RWD

RWD 指来源于日常所收集的各种与患者健康状况和（或）诊疗及保健有关的数据。

（二）RWE

RWE 是指通过对适用的 RWD 进行恰当和充分的分析所获得的关于药物的使用情况及潜在获益-风险的临床证据，包括通过回顾性或前瞻性观察性研究或者实用临床试验（pragmatic clinical trial，PCT）等干预性研究获得的证据。

（三）RWR/RWS

RWR/RWS 指针对预设的临床问题，在真实世界环境下收集与研究对象健康状况和（或）诊疗及保健有关的数据（RWD）或基于这些数据衍生的汇总数据，通过分析，获得药物的使用情况及潜在获益-风险的临床证据（RWE）的研究过程。

需要厘清的是，并非所有的 RWD 经分析后都能成为 RWE，只有满足适用性的 RWD 才有可能产生 RWE。而 RWD 是否适用于回答临床所关注的科学问题，能否或如何起到充分的支撑作用，涉及诸多问题，包括数据来源、数据标准、数据质量、数据共享、数据的基础建设等。RWE 源于对 RWD 的正确和充分分析，所采用的分析方法主要是因果推断方法，涉及较复杂的模型、假设甚至人工智能和机器学习方法的应用等，对相关人员提出了更高的要求。

三、RWR/RWS 相关政策法规和技术指导原则

面对 RWD/RWE 应用的需求日益增大，多个国家及地区的监管机构都已开展了相关讨论，出台了法规政策和框架文件，从监管层面鼓励深入挖掘医疗大数据，创新研发模式，加速药品研发，服务监管决策，评价医药产品的安全性和有效性。2019 年 5 月起，CDE、国家药品监督管理局医疗器械技术审评中心（Center for Medical Device Evaluation，CMDE）和 NMPA 相继发布多项 RWR/RWS 相关的技术指导原则，正式拉开了我国监管机构从监管层面构建 RWD/RWE 使用框架体系的序幕。除监管机构发布的技术指导原则外，一些学术组织和团体也十分关注 RWD/RWE 应用的主题，发布了相关实用性指南文件。

第二节　真实世界数据

一、RWD 的来源及现状

（一）RWD 的主要来源

广义地讲，在医疗健康领域 RWD 是指除 RCT 数据之外的其他用于提供医学证据、辅助临床决策的一切数据的统称。FDA 2017 年发布的《使用真实世界证据以支持医疗器械监管决策》（*Use of Real World Evidence to Support Regulatory Decision—Marking for Medical Devices*）及 2018 年发布的《真实世界证据方案的框架》（*Framework for FDA's Real- World Evidence Program*）中将 RWD 定义为"与患者健康状况有关的和（或）日常医疗过程中收集的各种来源的数据"和"除了传统临床试验以外的数据都可作为真实世界研究数据"，其具体包括电子健康档案

（electronic health record，EHR）、电子病历（electronic medical record，EMR）、医保数据、产品和疾病登记中心的数据、患者报告数据（包括居家环境）、其他健康监测（如移动设备）的数据等。

2019 年 5 月 CDE 发布的《真实世界证据支持药物研发的基本考虑（征求意见稿）》中将 RWD 定义为与患者使用药物及健康状况有关的和（或）来源于各种日常医疗过程所收集的数据，具体包括但不限于 HIS/EHR、医保系统、产品和疾病登记系统、不良反应监测系统、自然人群队列数据库、组学相关数据库、死亡登记数据库、患者自报告数据、来自移动设备端的数据、其他特殊数据源等。而 CMDE 则提出医疗器械的数据源除此之外还可包括在医疗器械生命周期中产生的数据（如校准记录等）。

尽管国内外对于 RWD 的定义在细分场景上稍有不同，但基本内涵保持一致。目前，RWD 的数据来源已扩大为与患者健康状况和（或）医疗服务提供相关的数据，包括但不限于如下内容。

1. HIS 数据包括结构化和非结构化的数字化或非数字化患者记录，如患者的人口学特征、临床特征、诊断、治疗、实验室检查、安全性和临床结局等，通常分散存储于医疗卫生机构的 EMR/EHR、实验室信息系统（laboratory information system，LIS）、医学影像存档与通信系统（picture archiving and communication system，PACS）、放射信息系统（radiology information system，RIS）等不同信息系统中。有些医疗机构在数据集成平台或临床数据仓库（clinical data repository，CDR）的基础上建立院级科研数据平台，整合患者门诊、住院、随访等各类信息，形成直接用于临床研究的数据。有些区域性医疗数据库，利用相对集中的物理环境进行跨医疗机构的临床数据的存储和处理，具有存储量大、类型多等特点，也可作为 RWD 的潜在来源。医院信息系统数据基于临床诊疗实践过程的记录，涵盖临床结局和暴露变量范围较广，尤其 EMR 数据在 RWS 中应用较广。

2. 医保系统 我国医保支付数据的主要来源有两类，一类是政府、医疗机构建立的基本医疗保险体系，进行医保支付数据库的建立和统一管理，包含有关患者基本信息、医疗服务利用、处方、结算、医疗索赔和计划保健等结构化字段的数据。另一类是商业健康保险数据库，由保险机构建立，数据以保险公司理赔给付与保险期限作为分类指标，数据维度相对简单。医保系统作为 RWD 来源，较多用于开展卫生技术评价和药物经济学研究。

3. 登记研究数据 登记研究（registry study）数据是通过有组织的系统，利用观察性研究的方法搜集临床和其他来源的数据，可用于评价特定疾病、特定健康状况和暴露群体的临床结局。登记研究根据研究定义的群体特点主要包括产品登记、健康服务登记和疾病登记三类，我国的登记研究主要是疾病登记和产品登记研究。其中，医疗机构和企业支持开展的产品登记研究，观察对象是使用某种医药产品的病例，重点观察其不同适应证的效果或监测不良反应。

登记研究数据库的优势在于以特定患者为研究群体，通过整合临床诊疗、医保支付等多种数据来源，数据采集较为规范，一般包括患者自报数据和长期随访数据，观测结局指标通常较为丰富，具有准确性较高、结构化强、群体代表性较强等优点，对于评价药物的有效性、安全性、经济性和依从性具有较好的适用性。

4. 药品安全性主动监测数据 药品安全性主动监测数据主要用于开展药物安全性研究及药物流行病学研究，通过国家或区域药品安全性监测网络，从医疗机构、制药公司、医学文献、网络媒体、患者报告结局（patient reported outcome，PRO）等渠道，进行数据收集。此外，医疗机构和企业自身建立的自有药品的安全性监测数据库也可能成为此类数据来源的一部分，如国家药品不良反应监测哨点联盟（China ADR Sentinel Surveillance Alliance，CASSA）即是利用医疗机构电子数据建立药品及医疗器械安全性的主动监测与评价系统。

5. 自然人群队列数据　自然人群队列数据指对普通人群或患有重大疾病人群通过长期前瞻性动态追踪观察，获取的各种数据。自然人群队列数据具有统一标准、信息化共享、时间跨度长和样本量较大的特点，此类 RWD 可以帮助构建常见疾病风险模型，可对药物研发的精准目标群体定位提供支持。

6. 组学数据　组学数据作为精准医学的重要支撑，采集患者的生理学、生物学、健康、行为和可能的环境相互作用的组学相关信息，主要包括基因组、表观遗传、转录组、蛋白质组和代谢组等数据，这些数据从系统生物学角度刻画了患者在遗传、生理学、生物学等方面的特征。通常组学数据需要结合临床数据才可能成为适用的 RWD。

7. 死亡登记数据　人口死亡登记是一个国家对其国民的死亡信息持续完整的收集和记录，是由医院、疾病预防控制中心和户籍部门联合确认的死亡登记所形成的数据库。目前我国有四个系统用于收集人口死亡信息，分别隶属于国家疾控中心、国家卫生健康委员会、公安部和民政部。人口死亡登记数据包含死亡医学证明书中的所有信息，记录了详细的死亡原因和死亡时间，可以产出人群分死因死亡率的数据。

8. PRO　是一种来自患者自行填报的，来源于自身测量与评价疾病结局的指标，包括症状、生理、心理、医疗服务满意度等，PRO 在药物评价体系发展中越来越重要。其记录有纸质和电子两种方式，后者称为电子患者报告结局（ePRO），ePRO 的兴起与应用，使得 PRO 与 EMR 系统对接并形成患者层面的完整数据流成为可能。

9. 来自移动设备端的数据　可通过移动设备（如智能手机、可穿戴设备）实时采集个体生理体征指标。这些数据常产生于普通人群的自我健康管理、医疗机构对慢病患者的监测、医疗保险公司对参保人群健康状况评估的过程，通常存储于可穿戴设备企业、医疗机构数据库及商业保险公司数据系统等。由于可穿戴设备在收集生理和体征数据方面具有便利性和即时性等优势，与电子健康数据衔接可形成更完整的 RWD。

10. 其他特定功能数据　①公共卫生监测数据，如传染病监测、免疫接种后不良事件（adverse events following immunization，AEFI）监测等，所记录的数据可用于分析传染病的发病情况、疫苗的一般反应和异常反应发生率等。②患者随访数据，指以临床研究为目的，医院随访部门或第三方授权服务商以信件、电话、门诊、短信、网络随访等方式对离院患者开展临床终点、康复指导、用药提醒、满意度调查等服务，服务中收集的院外数据，通常存储于医院随访数据系统，以探索疾病发生机制、发展规律、治疗方法、预后相关因素等临床研究问题。③患者用药数据，包括患者信息、药品品类、剂量及不良反应等信息，通常存储于医院药品管理信息系统、医药电子商务平台、制药企业产品追溯和药品安全性信息数据库，以及药品使用监测平台等，作为患者维度诊疗过程记录的 RWD 来源。

随着医疗信息技术的不断发展，新的 RWD 类型和来源会不断出现，但其具体应用还有赖于所要解决的临床研究问题，以及该数据所支持产生 RWE 的适用性。

（二）RWD 的获取

开展 RWS 时，RWD 的变量收集依据研究问题而定。例如，关注发病情况，侧重于收集患者年龄、性别、诊断、既往史等；关注治疗情况可能侧重于收集治疗方案、用药剂量、随访过程、合并用药等；关注结局则更侧重于收集治疗不良反应、再入院率、生活质量、生存率等。不同于 RCT 数据受到严格控制和监测核查，RWD 最关键的问题是数据的可信度。不同的数据来源、数据质量、测量误差、结果/暴露的错误分类，以及某些变量上的缺失值，可能直接影响对干预有效性和安全性的评估。对于一些大型 RWS 研究，其研究价值也可能因为精确却有偏差的结论受到限制。

1. 原始 RWD　在使用 RWD 的研究中，原始数据的质量取决于完整性和准确性，关键是要考虑到数据缺失及其缺失机制。随机缺失的数据会降低观测的精度，而非随机缺失的数据会导致结果偏倚。因此，研究者需要仔细考虑数据的有效性（数据是否反映了真正诊疗情况）和可靠性（数据元素的获取是否一致）。

获取 RWD，依然需要制订 RWD 的构建方案，以数据库研究为例：①根据研究目的选择合适的数据库，考查数据库的可及性，评估数据质量；②明确原始数据库的数据结构、变量含义和来源；③确定数据提取方式及其优势和局限。影响 RWD 数据质量的因素包括数据的收集方式（被动收集与主动收集）、整理数据人员的技能、数据的质控和独立监察及外部可能影响数据准确性的因素（如医生收入、医院管理等）。

捕获到数据后，可进一步进行数据管理：①评估数据提取的准确性，如从区域化医疗系统获取数据，可以随机抽取某单一医疗机构 EMR 数据进行准确性核对；②数据核查，评估数据缺失、矛盾（如不可能的出生日期）、极端值、异常值（如多次手术切除的器官）的情况；③数据治理（data curation），对错误数据进行订正，删除不符合数据质量要求的数据。

2. 多源数据的链接　多数 RWS 需要来自不同数据源的数据，将它们链接起来才能满足最终研究型数据库的需求。理想情况下，应该使用唯一标识符来执行数据链接，如身份证号、医保号码等。如果没有唯一标识符，可以采用概率链接，但链接质量可能会相应降低。

3. 衍生变量　RWD 中一项复杂又关键的步骤是区分那些相似但非研究目标的变量。所有关于患者、治疗和结局的暴露都需要经历这个合并和区分的过程。临床医生根据专业意义进行划分，数据分析师应思考如何在现有条件下实现变量的准确识别和划分。在制订 RWD 构建方案时，就需要确定衍生变量的定义。如果在数据收集过程中或分析时才定义，那么预期结果可能是有偏倚的。即使没有刻意尝试获得某个特定的结果，在获取数据后再尝试几种不同的试验性分组也会增加偶然获得有统计学意义结果的概率。此外，如果没有经过严谨的思考，仅仅是为了获得预期的阳性结果而对数据尝试不同规则的组合分析，也是很困难的。

（三）RWD 应用面临的主要问题

如果将 RWD 来源按数据形成时间与研究开展时间的关系进行分类，可分为两大类。第一大类是既有的数据资源，即在开展当前研究时，数据资源已经存在，如产生于医疗服务的提供和付费过程，基于管理目的生成的医院 EMR 数据、医保数据、健康档案等。第二大类是以特定的临床评价为目的，设立明确的数据标准和数据收集模式，在常规健康医疗环境下形成的数据资源，如以研究药物为对象产生的登记数据、PCT 数据等。

从当前我国 RWD 的来源来看，主要存在两方面的问题：一是影响数据质量的因素较多。如依靠人工输入数据依旧是最主流的 RWD 数据产生模式。对于前瞻性的研究，经过授权的研究者或临床研究协调员（clinical research coordinator，CRC）依照 EHR 把数据存入电子数据捕获系统（electronic data capture system，EDC）中，由临床研究监查员（clinical research associate，CRA）进行人工比对来保证数据质量，这个过程需要消耗大量的人力物力，且录入效率和正确率无法保证；对于回顾性的研究，多采用已有的 EHR 记录，获取原始记录后，进行数据治理，生成衍生变量，直至形成研究型数据库。从数据产生的过程而言，相较于 RCT 数据，RWD 在大多数情况下缺乏其记录、采集、存储等流程的严格质量控制，易导致数据不完整、关键变量缺失、记录不准确等问题，而薄弱的数据基础会成为 RWS 的最大短板。数据质量上的缺陷，会极大地影响后续的数据治理和应用，甚至会影响数据的可追溯性，研究者也难以发现其中的问题并进行核对和修正。其他带来数据不规范的原因还包括患者病程、就诊地点，以及时间和空间等因素的变化导致的患者疾病状态及相关因素等信息的缺失，为临床研究疾病状态及结局的系统性评价带来挑战；倾向性的数据收集，特别是登记研究数据，会导致研究结果偏倚的潜在风险等；在缺乏统一标准的情况下，数据类型较为多样，既有结构化数据，也有文本、图片、视频等非结构化和半结构化数据，在数据记录、采集、存储的过程中，也会导致数据的冗余和重复，进而造成数据处理难度加大。

二是 RWS 往往需要多源数据的支持，我国目前各种 RWD 来源之间相对独立和封闭、数据管理系统种类繁多、数据存储分散且结果标准不一致，难以实现数据的横向整合及数据交换等。例如，对于 EMR 数据，由于其高度敏感性，业务系统一般封闭管理，不同医院拥有着不同的 EMR 供应商，甚至存在同一家医院拥有不同的 EMR 供应商的现实，这既造成了医院之间存在数据多源异构标准不一的情况，又造成 EMR 子系统之间的数据交流障碍。

从 RWD 的可及性、准确性上讲，现存问题主要为数据标准不统一、数据表达间难以理解和互通，数据语义的表达形式不统一，导致数据碎片化和大量异构的数据孤岛现象。多源数据系统间沟通壁垒较高，缺乏统一的数据传输标准，数据共享和整合面临较大阻碍，导致不同来源的数据连接沟通效率较低，极大地限制了 RWD 转化为 RWE 的效率。从上述问题考虑，推进 RWD 应用需要建立标准的数据管理流程，同时需要积极推进数据的开放共享。

二、RWD 的适用性评价

RWD 的适用性评价可分为两个阶段，第一阶段是对源数据进行适用性评价，判断其是否满足研究方案的基本分析要求；第二阶段是对经过治理的数据进行适用性评价分析，判断其是否适用于产生 RWE（图 11-1）。如果 RWS 中研究者根据自己设计好的电子病例报告表（electronic case report form，eCRF）前瞻性收录指定来源数据，则无须进行第一阶段的初步适用性评价。

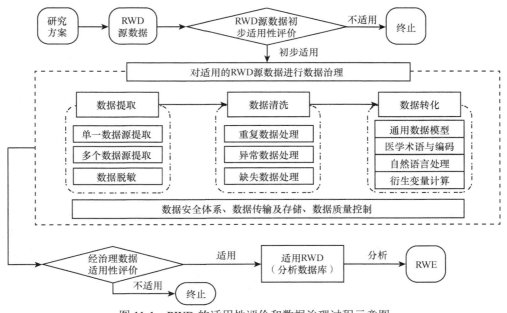

图 11-1　RWD 的适用性评价和数据治理过程示意图

图片来源：CDE《用于产生真实世界证据的真实世界数据指导原则（试行）》

（一）源数据初步适用性评价

满足基本分析要求的源数据至少应满足如下条件：①数据库在研究期间处于活动状态且所记录数据均是可及的，可被第三方特别是监管机构评估；②源数据的采集和使用应是通过伦理审核且符合数据安全性要求的；③数据的记录应包括临床结局变量和暴露/干预变量；④源数据应具有一定的完整性，除临床结局变量和暴露/干预变量，至少还应包括人口学变量和重要的协变量；⑤经数据治理后源数据例数减少的情况下，样本量仍足以保证统计分析所需。

（二）经治理数据适用性评价

经治理数据的适用性主要通过数据相关性和可靠性进行评估。

评估相关性的重要因素包括但不限于如下。①关键变量和信息的覆盖度：与临床结局相关的重要变量和信息（如药物使用、患者人口学和临床特征、协变量、结局变量、随访时间、潜在安全性信息等）如果存在缺失，需充分评估能否使用可靠的估计方法进行填补，以及对于因果推断可能造成的影响。②临床结局定义的准确性：临床结局的定义应包括所基于的诊断标准、测量方法及其质量控制（如果有）、测量工具（如量表的使用）、计算方法、测量时点、变量类型、变量类型的转换（如从定量转换为定性）、终点事件评价机制（如终点事件委员会的运行机制）等。当不同数据源对临床结局的定义不一致时，应定义统一的临床结局，并采用可靠的转换方法。③目标群体的代表性：在制订纳入和排除标准时，应尽可能地符合真实世界环境下目标群体。④多源异构数据的融合性：RWD 很多情况下属于多来源的异构数据，需要将不同来源数据在个体水平进行数据的链接、融合和同构处理。因此，应通过身份标识符进行个体水平的准确链接，以支持通用数据模型或数据标准对数据源中关键变量进行整合。

可靠性主要从数据的以下方面进行评估。①完整性（completeness）：指数据信息的缺失程度，包括变量的缺失和变量值的缺失，应有一定限度。当特定研究的数据缺失比例明显超过同类研究的比例时，会加大研究结论的不确定性，此时需要慎重考虑该数据能否作为支持产生 RWE 的数据，且应注意详细分析缺失原因及对缺失数据根据其缺失机制采用正确的填补方法。②准确性（accuracy）：指数据与其描述的客观特征是否一致，包括源数据是否准确、数据值域是否在合理范围、结局变量随时间变化趋势是否合理、编码映射关系是否对应且唯一等。数据的准确性需要依据较权威的参照进行识别和验证，如终点事件是否经独立的终点事件委员会做出判断。③透明性（transparency）：指 RWD 的治理方案和治理过程应清晰透明，数据应可溯源；无论采用人工数据处理还是自动化程序处理，过程应留痕；数据治理方案应事先制订并被遵守；数据的可及性（accessibility）、数据库之间的信息共享和对患者隐私的保护方法也应透明。④质量控制（quality control）：指用以确证数据治理的各个环节符合质量要求而实施的技术和活动。质量控制评价包括但不限于数据治理的各个环节是否均有质量控制，是否遵循完整、规范、可靠的数据治理方案和计划，并依托于相应的数据质量核查和系统验证规程，以保障数据治理系统在正常和稳态下运行，确保 RWD 的准确性和可靠性。⑤质量保证（quality assurance）：指预防、探测和纠正研究过程中出现的数据错误或问题的系统性措施。考虑的内容包括但不限于：是否建立与 RWD 有关的研究计划、方案和统计分析计划；是否有相应的 SOP；数据收集是否有明确流程和合格人员；是否使用了共同的定义框架，即数据字典；是否遵守收集关键数据变量的共同时间框架；用于数据元素捕获的技术方法是否充分；患者的选择是否将偏倚最小化以体现真正的目标人群；数据输入是否及时、传输是否安全；是否满足监管机构现场核查调阅源数据、源文件等相关要求。

三、RWD 的治理

数据治理是指针对特定临床研究问题，为达到适用于统计分析而对原始数据所进行的治理，其内容包括但不限于以下方面。

（一）个人信息保护和数据安全性处理

在对 RWD 的采集、使用、存储过程中，都应注意对个人信息和隐私的保护。其过程应遵守国家相关信息安全技术法规和指南，涉及个人属性数据、健康状况数据、医疗应用数据、医疗支付数据等敏感的个人健康医疗数据时，应进行去标识化处理，确保根据数据无法进行个人敏感信息匹配还原，通过技术和管理层面的措施，防止个人信息的泄漏、损毁、丢失、被篡改。

（二）数据提取

数据提取指从源数据中将符合研究目的相关数据提取出来，因源数据的存储格式和结构不一致等问题，在提取时，提取方法应通过验证，以保障提取到的数据符合研究方案的要求，且具有准确性和可溯源性。还应对提取到的原始数据与源数据进行时间戳管理。使用可交互操作或集成的数据提取工具可有效减少数据转录过程中的错误，但应注意过程中的数据安全性保护，也应注意是否会给盲法研究带来破盲风险。

（三）数据清洗

数据清洗（data cleaning）是指对提取到的原始数据进行重复或冗余数据去除，进行逻辑核查和异常值、缺失值的处理。对于数据的修正应当谨慎并经过核实，任何数据的修改都应当留下完整的审计轨迹。如果涉及缺失数据的填补问题，应根据数据缺失机制的合理假设采用正确的填补方法。

（四）数据转化

数据转化是将经过数据清洗后原始数据的数据格式标准、医学术语、编码标准、衍生变量计算，按照分析数据库中对应标准统一转化为适用 RWD 的过程。对于自由文本数据的转化可使用可靠的自然语言处理算法，在进行衍生变量计算时，应明确用于计算的原始数据变量及变量值、计算方法及衍生变量的定义，并进行时间戳管理，以保障数据的准确性和可追溯性。

（五）数据传输和存储

RWD 的传输和存储应当基于可信的网络安全环境，在数据收集、处理、分析至销毁的全生命周期予以控制。在数据传输和存储过程中都应有加密保护。此外，应建立操作设置审批流程、角色权限控制和最小授权的访问控制策略，鼓励建立自动化审计系统，监测记录数据的处理和访问活动。

（六）数据质量控制

数据质量控制是确保研究数据完整性、准确性和透明性的关键。数据质量控制需要建立完善的 RWD 质量管理体系和 SOP，以确保源数据的准确性和真实性，数据提取时的完整性，数据录入过程的一致性，任何数据修改都留下完整的审计轨迹等。数据质量控制的方式可以包括系统质控和人工质控，对于关键变量，应进行 100% 核查和源文件调阅，其他变量可根据实际情况抽样核查。

（七）通用数据模型

通用数据模型（common data model，CDM）是多学科合作模式下对多源异构数据进行快速集中和标准化处理的数据系统，其主要功能是将不同标准的源数据转换为统一的结构、格式和术语，以便跨数据库/数据集进行数据整合。由于多源数据的结构及类型的复杂性、样本规模和标准的差异性，在将源数据转换为通用数据模型的整体过程中，需对源数据进行提取、转换、加载（extract-transform-load，ETL），应确保源数据在语法和语义上与目标分析数据库的结构和术语一致。

（八）RWD 治理计划书

RWD 治理计划书应事先制订，与整个项目研究计划同步。如果治理计划书在研究进行过程中需要修订，应与审评机构沟通并备案。计划书中应说明使用 RWD 用于监管决策的目的、使用 RWD 的研究设计，还应对 RWD 源数据进行说明。

四、RWD 的质量控制

RWD 依然强调数据的合法性、合规性，其数据安全和质量管理仍值得重视。

（一）数据合法性、合规性

对于涉及研究个体诊疗、行为等多种途径的数据，其收集、处理与使用等会涉及伦理及隐私保护的问题。为充分保护研究个体的安全和权益，获取和使用 RWD 以开展 RWS，须通过伦理委员会的审查批准。RWS 当中的伦理问题通常包括但不限于：①知情同意；②患者完全自主地参与；③研究透明度；④隐私及健康公平性问题；⑤由研究产生的资料保护权及使用权。

针对不同研究类型的 RWS，其对于 RWD 相关的伦理审查重点可能存在差异。对于回顾性数据库研究，由于是基于既有数据，不涉及对患者的干预，该类研究可向伦理委员会申请豁免知情同意，如何保护患者隐私是该类研究伦理审查的重点，在获得伦理审查机构书面批准同意后方可开展；对于登记注册研究和 PCT，在研究开始之前必须得到患者知情同意，并在方案中设计如何保护患者的个人隐私信息和诊疗安全，对于采集个体标本的研究，可能留置标本造成研究个体无法及时获得相应检查的结果，需在知情同意书上明确说明标本的归属权、如何保存及使用，以保证由此获得的 RWD 合法、合规。此外，参与 RWD 数据治理的相关人员也应需严格遵守相关法律、法规的要求，申办者应对所收集的 RWD 尽保护和管理义务。

（二）数据安全管理

RWD 应依照国家法律法规、行业监管要求等做好数据安全管理工作。除了对研究个体相关的健康数据进行隐私保护，更需要对承载健康医疗数据的信息系统和网络设施及云平台等进行必要的安全保护。数据安全保护范围应包括数据收集、数据提取、数据传输、数据存储、数据交换、数据销毁等在内的各个生命周期。采用加密技术保证数据在收集、提取、传输和存储过程中的完整性、保密性、可追溯性，使用介质传输的，应对介质实施管控。对不同介质的数据形式采用不同的保护措施，并建立相对应的访问控制机制，对访问记录进行审核、登记、归档和审计。

此外，RWD 也要求对数据的收集、提取、传输、维护、存储、共享、使用等过程进行数据审计。审计内容应包括数据的任何状态的任何操作，包括登录、创建、修改和删除记录的行为，都应自动生成带有时间标记的审计记录，包括但不限于授权信息、操作时间、操作原因、操作内容、操作人及签名等信息，并可供审计。审计记录应被安全存储并建立访问控制策略。

（三）数据质量评价与质量管理体系

目前，我国尚无针对 RWD 数据质量评价的专有标准，一般采用 ALCOA+CCEA 原则进行 RWD 数据完整性质量评价，涵盖如下。

（1）可溯源性（attributable）：可鉴别采集数据的来源，必须保证研究数据的审计轨迹，即从第一次的数据录入及每一次的更改、删除或增加，都必须保留在临床试验数据库系统中，且审计轨迹应包括更改的日期、时间、更改人、更改原因、更改前数据值、更改后数据值。此审计轨迹为系统保护，不允许任何人为的修改和编辑。

（2）易读性（legible）：采用定义明确不容易被误解的数据或术语，确保所有不符合逻辑的数据能够被检查出来。

（3）同时性（contemporaneous）：数据的实时记录伴随着数据的实时观察而完成，数据的采集不应滞后于数据观察，避免回忆偏倚导致的数据错误，并且要求电子数据采集系统中任何数据的输入都应当伴有输入日期和时间，以便监查或稽查人员能比对数据输入日期和时间与数据实际产生的日期和时间。

（4）原始性（original）：首次被记录的数据为原始数据，每个数据点有且只有一个原始数据出处，具有唯一性。

（5）准确性（accurate）：数据是正确的、真实的、有效的和可靠的，与实际操作一致，无主观造假或客观输入错误，数据的采集方法应符合方案要求。电子化的数据采集系统应确保系统的稳定可靠。

（6）完整性（complete）：原始数据及原始文件保存应完整无误；数据文档的保存都应当有相应的文档管理规程，以便保障数据记录和文档的完整无误；数据链能反映过程管理质量和数据及其支持性证据的真实可靠性。

（7）一致性（consistent）：电子数据文档的记录与其对应的源数据文件记录应该一致。研究数据与实际生成逻辑顺序一致；显示的记录人与操作者与实际情况一致；操作者与授权表上的职责分工一致，不可越权操作。

（8）持久性（enduring）：研究记录的全部数据都需要将其核证副本提交研究机构，并按照国家的时限要求保存。

（9）可用性（available）：研究者收集的所有数据（包括数据质疑和数据变更轨迹记录）需要在临床试验进行期间随时在研究机构都可以被审阅和监查；在研究结束后的保存期限内，当药监部门和稽查人员需要审阅时能及时提供。同时纸质化或电子化的数据管理均需要制订 SOP 进行权限控制（access control）与管理。对数据管理系统中不同人员或角色授予不同的权限，只有经过授权的人员才允许操作（记录、修改等），并应采取适当的方法来监控和防止未获得授权的人的操作。

以上九条原则最终逐渐形成了 ALCOA+CCEA 标准，该标准被多个监管机构制定的指导原则和行业规范所采用，成为临床研究数据公认的质量标准。

第三节　真实世界证据

一、RWE 的质量评价

RWE 是对适用的 RWD 进行恰当和充分的分析所获得的关于使用情况与潜在获益-风险的临床证据。评价 RWE 的质量应从以下两个方面进行。

（一）RWE 是否可以支持需要回答的临床问题

首先，应明确需要回答的临床问题，如考查某药上市后和其他药品联合使用的安全性；已获批产品新增适应证的研究；为某罕见病的单臂临床试验建立稳健可靠的历史或者外部对照等。其次，需要考虑使用所获 RWE 是否能够回答面对的临床问题，应从以下几方面综合考虑：①科学方面的有效性，如假设是否合理、Ⅰ类误差控制等；②是否符合监管要求；③使用 RWE 是否会带来伦理问题；④可操作性，如是否有独立的统计师以确保统计师对结局变量的盲态，避免匹配时可能带来的偏倚，以及是否有其他操作性上的挑战等。

（二）已有的 RWD 是否可以通过科学的研究设计、严谨的组织实施及合理的统计分析得到所需的 RWE

一般至少应考虑以下几点：①研究环境和数据采集接近真实世界，如更有代表性的目标人群，符合临床实践的干预多样化，干预的自然选择等；②合适的对照；③更全面的效果评价；④有效的偏倚控制，如随机化的使用，测量和评价方法的统一等；⑤恰当的统计分析，如因果推断方法的正确使用、合理的缺失数据处理、充分的敏感性分析等；⑥证据的透明度和再现性；⑦合理的结果解释；⑧各相关方达成共识。

需要特别注意的是，所有与产生 RWE 相关的研究设计、假设及具体定义，均应事先在研究方案中明确阐述。事后补充的数据引用、定义、分析及解释，通常不能用于监管决策。

二、RWE 支持监管决策的情形

RWS 所产生的 RWE 既可用于支持药物研发与监管决策，也可用于其他科学目的（如不以注册为目的的临床决策等）。支持药物监管决策、以临床人群为研究对象的 RWS，个别情形下也会涉及更广泛的自然人群，如疫苗等健康人群的预防用药。由于 RWS 的多样性、设计的复杂性、分析方法的高要求和对结果解释的不确定性，对其获得的 RWE 用于支持监管决策提出了更高的审评要求。

目前各指南主要分为药物和医疗器械两种情况讨论 RWE 用于支持监管决策的情形，其中表述较为全面清晰的为 NMPA 的指南（图 11-2），FDA 和加拿大卫生部提出的适用情形基本包括在内。其中的中药制剂的临床研发是我国特色提出的应用形式，并被展开讨论其研发策略。

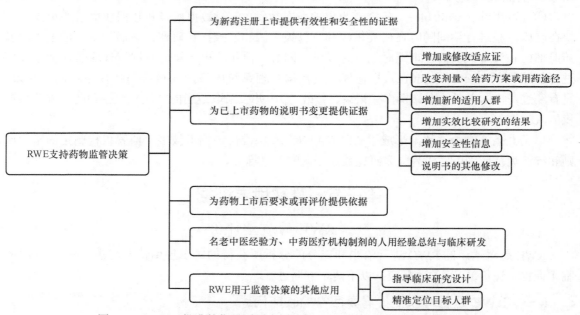

图 11-2　NMPA 批准的指导原则中阐述的 RWE 支持药物监管决策的范围

从目前已知的 RWE 可用于支持监管决策的几种情形可见，在未来一段时间内 RWD/RWE 的作用主要体现在为新药注册上市和上市后变更说明书/再评价提供支持性证据。需要注意的是，所有关于"适用情形"的描述均可理解为包括但不限于，在与监管机构进行充分沟通的前提下，开发新的使用情境应当是被鼓励的。RWS 今后的发展方向应为立足于现行 RWD/RWE 应用的涵盖范围，尝试拓展更广阔的应用空间，相关指南的制订则可以在特定疾病、特定人群、特殊领域或具体方法等方向上细致化。

三、RWE 应用示例

【案例 11-1】

利用 RWE 支持新增适应证

研究概述：

• 申办方在某药上市后发起的一项通过 RWD 评价该药在中国女性中减少临床骨质疏松性骨折的有效性和安全性研究，以获得支持该药新增骨质疏松性骨折的临床适应证的证据。

• 该研究遵循 RWS 的良好实践，研究方案事先公开。

• 数据来源具有良好的研究人群代表性，样本量达 4 万余人。

• 主要终点通过病历审查进行验证。

• 以倾向评分匹配作为主要分析方法，同时使用逆概率加权法、高维倾向评分调整等多种方法进行敏感性分析，并定量评估未测量到的混杂因素的影响。

• 研究结论结果与全球 RCT 研究结论相近，并用不同数据来源、不同研究机构的 RWD 重现出该结果。

【案例 11-2】

利用 RWE 支持扩大联合用药

研究概述：

• 贝伐珠单抗（bevacizumab）是一种血管内皮生长因子（vascular endothelial growth factor，VEGF）人源化单抗制剂，于 2015 年在中国获批联合化疗（卡铂与紫杉醇）用于不可切除的晚期、转移性或复发性非鳞状 NSCLC 患者的一线治疗。

• 但真实世界中患者所联合的化疗方案并不局限于卡铂与紫杉醇，还包括培美曲塞联合铂类、吉西他滨联合顺铂等。

• 分别在山东省肿瘤医院、江苏省肿瘤医院、中国医学科学院肿瘤医院进行的三项 RWS，回顾性分析了三家医院的患者数据，均显示在含铂双药化疗基础上联合贝伐珠单抗的疗效和安全性良好。

• 2018 年 10 月该药以这三项 RWS 结果为强有力的支持证据，获批将治疗方案扩展为联合以铂类为基础的化疗方案。

• 此外，相关 RWS 还提供了 EGFR 突变和脑转移等不同患者亚组中的疗效数据，从多角度证实了贝伐珠单抗联合疗法的有效性和安全性。

第四节　真实世界研究

一、RWR/RWS 的基本设计

在 RWD/RWE 被政策法规和各监管机构的指导原则明确提出和定义前，在真实世界背景下开展或应用 RWD/RWE 的多种研究方式业已出现，如药物流行病学研究、上市后有效性研究（post-authorisation efficacy studies，PAES）、上市后安全性研究（post-authorisation safety studies，PASS）、比较效益研究（comparative effectiveness research，CER）、PCT 等。

RWS 的基本设计包括 PCT、观察性研究和使用 RWD 作为外部对照的单臂试验。CMDE 对研究类型分类较细（图 11-3），并重点讨论实效性随机对照试验（pragmatic randomized controlled trial，pRCT）。

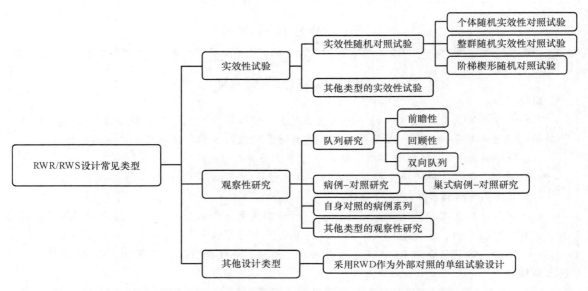

图 11-3　CMDE 技术指导原则中阐述的 RWR/RWS 设计常见类型

（一）PCT

PCT 又称为实操临床试验或实效临床试验，指尽可能接近临床真实世界环境的临床试验，是介于 RCT 和观察性研究之间的一种研究类型。PCT 与 RCT 的不同之处在于：干预既可以是标准化的，也可以是非标准化的；既可以采用随机分组方式，也可以自然选择入组；受试病例的入选标准较宽泛，对目标人群更具代表性；对干预结局的评价不局限于临床有效性和安全性；一般使用临床终点，避免使用替代终点；可以同时考虑多个对照组；一般不设安慰剂对照；大多数情况下不采用盲法；数据的收集通常依赖于患者日常诊疗记录。与观察性研究的不同在于，PCT 是干预性研究，尽管其干预的设计具有相当的灵活性。

因此在 PCT 设计时应充分考虑：收集到的数据是否支持产生 RWE；治疗和干预措施等是否符合常规临床实践；是否具有足够的可以用于评价的病例数；参与 PCT 的各试验中心、各数据库之间对终点的评价和报告方法是否一致；是否采用随机化方法控制偏倚，减少混杂因素的影响；盲法不可行时，非盲对结局变量可能产生的影响。由于 PCT 需要考虑所有可能的潜在因素的影响，包括各种偏倚和混杂因素的影响，故其研究设计和统计分析较为复杂，所需的样本量通常远超 RCT 设计。由于是在更接近真实临床实践环境下开展的研究，PCT 所获得的证据在多数情况下被视为是较好的 RWE。

（二）观察性研究

观察性研究是指根据特定研究问题，不施加主动干预的、以自然人群或临床人群为对象的、探索暴露/治疗与结局因果关系的研究，包括回顾性和前瞻性观察性研究。观察性研究的优点在于所采集的数据接近真实世界，局限性在于难以避免存在各种偏移和混杂因素，数据质量也难以保证，使得结论具有较大的不确定性。因此观察性研究所收集的数据是否适合产生 RWE，需要从很多方面进行评价，如数据质量评价，包括数据来源、研究人群、数据采集、记录的一致性、数据治理过程、缺失数据的描述等；研究设计和分析，包括是否设置合适的对照，是否考虑了潜在未测或不可测混杂因素及可能的测量结果的变异，分析方法是否严谨、透明且符合监管要求等；结果的稳健性，包括预先确定了何种敏感性分析、偏倚定量分析和统计诊断方法等。

（三）使用 RWD 作为外部对照的单臂试验

单臂研究（single arm study）指单组临床试验，即没有为试验组设计相对应的对照组，仅有一个组的研究，如某些罕见病研究由于病例稀少导致招募困难；或缺乏有效治疗措施的危及生命的重大疾病，随机对照试验往往存在伦理问题，因此可以考虑以自然疾病队列 RWD 作为外部对照的基础。外部对照可以是历史对照也可以是平行对照。历史外部对照以早先获得的 RWD 作为对照；平行对照则是将与单臂试验同期开展的疾病登记数据作为对照。一般而言，采用平行对照要优于历史对照。

使用外部对照具有局限性，主要包括医疗环境不同、医疗技术随时间变化、诊断标准不同、结局的测量和分类不同、患者的基线水平不同、干预多样化、数据质量难以保证等。这些局限使得研究对象的可比性、研究结果的精确性、研究结论的可靠性和外推性等均面临挑战。

因此采用外部对照需要充分考虑的内容包括但不限于：所采集的数据是否符合 RWD 的适用性要求；目标人群的可比性对 RWE 的影响；对于接受其他干预措施的患者的数据是否有足够的协变量以支持正确和充分的统计分析；是否采用了恰当的统计分析方法，如倾向评分（propensity scores，PS）方法等；是否充分使用敏感性分析和偏倚的定量分析来评价已知或已测的混杂因素及未知或不可测量的混杂因素；是否考虑模型假设对分析结果的影响。

二、RWR/RWS 的常见偏倚

尽管 RWS 的样本更接近医疗实践，并不意味其具有良好的样本代表性，在样本人群的选择、抽样框架的制订、目标人群的诊断和研究实施过程中，往往容易出现偏倚，以下列举几种 RWS 中常见的偏倚。

（一）选择偏倚

1. 奈曼偏倚（Neyman bias） 又称现患-新发病例偏倚（prevalence-incidence bias），当研究的暴露因素与疾病预后相关，或暴露本身就是预后的决定因素，如果只研究典型病例或现患病例的暴露状况则易产生奈曼偏倚，这类偏倚常发生在病死率相关暴露的 RWS 中。例如，某多中心的回顾性数据库研究欲探索某暴露与急性心肌梗死（acute myocardial infarction，AMI）的关系，收集近 5 年各中心医院 HIS 系统中 AMI 的门诊和住院病例作为 RWD 开展研究。如果该暴露因素可能引发 AMI 病例的死亡，那么死亡 AMI 病例可能暴露更频繁，而只选择 AMI 住院和门诊病例会低估该因素的疾病风险。因此，研究还应考虑选择死亡登记系统中的 AMI 病例，并与相关暴露数据链接，以提高研究样本的代表性。

2. 病程长短偏倚（length bias） 由于慢性疾病的病程长度不同，研究更容易纳入病程长的患者。例如，在肿瘤药物研究中，肿瘤恶性程度低的患者病程可能更长、更易成为研究样本，而恶性程度较高的患者可能因病程较短而死亡，并未被及时纳入研究，从而低估了结局风险。因此，在研究方案中应对研究对象疾病分期、病程长短等作以具体规定。

3. 竞争风险（competing risks） 对于长期随访的生存数据，一般生存分析只关注一个终点事件，而临床实践中研究对象的结局事件往往并不唯一，如果随访期内研究对象发生了其他结局而致使其不可能发生研究目标事件，这些目标结局以外的结局事件即称为竞争风险事件。例如，在某项肿瘤预后的登记注册研究中，研究结局事件是患者复发，如果随访期间患者因肿瘤死亡、因其他疾病死亡等，就不可能再发生肿瘤复发。传统的方法是将复发前死亡的个体按照删失数据处理，事实上高估了目标结局事件的发生率，导致估计偏差。这类问题应该选择竞争风险模型（competing risk model），考虑多种潜在结局，估计各原因别危险率（cause-specific hazard rate）。

4. 非死亡时间偏倚（immortal time bias） 又称为幸存者治疗选择偏倚（survivor treatment selection bias）、无风险时间偏倚（guarantee time bias）、时间依赖性偏倚（time-dependent bias）等。在药物流行病学中，从开始随访到发生药物暴露之间往往存在一段时间，研究对象在这段时间不可能发生结局事件（否则会因为使用药物前发生结局而被终止随访），因此这段时间称为"非死亡时间"。如果在后续分析中将该段时间错误地计算为暴露人时或完全剔除（即当队列定义时间、暴露发生时间、随访开始时间，这三个时间不相匹配时），就可能导致非死亡时间偏倚。例如，在对药物上市后评价、安全性常规/重点监测的 RWS 中，常利用回顾性数据库通过编码识别药物使用情况。如果患者的实际用药时间早于数据库识别时间，或晚于药物处方时间，常出现非死亡时间错分或非死亡时间剔除，从而产生偏倚。因此，这类研究设计中，一般规定研究对象均为首次用药患者，并对患者暴露时间窗作以具体规定，如药物首次暴露前 30 天无该药处方信息等。

对于选择偏倚的控制，构建研究对象的筛选流程图有助于评估研究人群的选择性偏倚。筛选流程图包括从原始数据库中筛选出的样本数、逐步标准的样本数量及其排除原因、最终纳入分析的样本含量。通过作图，便于明确和控制每个步骤可能存在的选择性偏倚，以提高研究样本的代表性和研究结果的外推性。

（二）信息偏倚

数据收集过程中产生的系统误差都可能导致信息偏倚（information bias），如回忆偏倚（recall bias）、报告偏倚（reporting bias）、诱导偏倚（inducement bias）等。需要强调的是在回顾性数据库研究中最常见的是错分偏倚（misclassification bias）。

1. 药物暴露错分（drug exposure misclassification）　RWS 中药物暴露信息一般通过医院 EMR、医保数据、药物销售记录等电子数据库识别提取，诸多因素可能导致错分，如信息可及性、信息错误。这些错分往往只能作为潜在的研究缺陷，分析其对研究结论的影响。此外，研究方案中对药物暴露水平的制订也可能导致错分偏倚。

2. 结局错分（outcome misclassification）　疾病诊断编码、药物编码、程序算法、数据提取系统、结局指标完整性等在识别结局指标时均可能存在错分。不同的 EMR 系统，对疾病诊断和诊断编码的完整性及准确性存在差异。不同疾病 ICD 编码的准确性也存在较大差异。在生存结局（如肿瘤研究）的研究中，对于 OS 的识别比较明确，发生结局错分的可能性较小；而对于 PFS 这种"软性"指标，则容易发生结局错分。因此，在研究设计阶段需要对暴露和结局因素有严格、客观的定义，力求指标定量化。通常为提高分类准确性，可采用联合识别方式，对疾病诊断除采用 ICD 编码，还可结合多种检查指标联合判别。

此外，针对测量仪器或医生诊断水平等原因相关的信息偏倚，应尽量提取相同测量指标的重复测量信息，可采用回归稀释方法（regression dilution method）评估测量误差并对其校正。对于异常值的处理，需要在统计分析计划中预先制订敏感性分析的方案，并依此在统计分析报告中进行异常值的敏感性分析。

（三）混杂

混杂（confounding）可能扭曲暴露与疾病或暴露与结局间的真实关联。例如，医生根据疾病的严重程度选择适当的治疗药物，当比较不同药物疗效时，疾病严重程度也可能是影响疗效的因素，随之产生治疗指征混杂。混杂的控制，可以从研究设计和统计分析上采用分层、匹配、多变量分析模型、倾向评分匹配等多种方法。

三、RWR/RWS 常用的统计学方法

相较于 RCT 研究，RWS 中的统计分析方法主要是因果推断方法，其中特别需要注意对混

杂效应的控制或调整，以避免得出有偏倚的效应估计。以下对部分常用的因果推断方法做概括性说明。

（一）描述性分析和非调整分析

对于 RWS，正确有效的描述性统计分析可以发挥较为重要的作用。例如，在疾病登记队列研究中，按暴露因素的不同水平对相关协变量进行分层描述统计有助于比较组间的均衡性；在倾向评分匹配数据集中，按暴露因素分组汇总统计相关协变量可帮助发现残余不均衡等。RWS通常需要从大量协变量中考虑可能的混杂因素，利用描述性统计分析对受试者的相关特征进行广泛和全面的探索性分析是非常必要的。

（二）调整分析

1. 协变量的选择　对于采用调整协变量的因果推断方法，协变量选择方法大致分为两类，一类是基于暴露至结局相关路径构成的因果关系网络，识别出风险因子、混杂因素、中间变量、时变型混杂因素、碰撞节点变量及工具变量，将风险因子和混杂因素作为协变量纳入模型，同时避免纳入中间变量、碰撞节点变量和工具变量，但对于时变型治疗或混杂等复杂情况，可能需要调整中间变量和碰撞节点变量，对此额外引入的偏倚，应注意采用合理的统计分析方法同时进行控制。在实际应用中，当部分因果结构已知时，协变量的选择方法可以基于相关疾病和治疗领域的背景知识，对可能与结局相关的基线变量，已知的结局相关危险因素，以及治疗或结局的所有直接起因变量，都进行调整。另一类协变量选择方法是基于高维自动变量选择的方法，从数据中经验学习变量间的相关关系，筛选出与处理因素和（或）结局变量相关的变量。上述两类方法可以结合使用，即首先利用专业经验知识，确定一个变量集合，然后使用适宜的经验学习方法筛选出纳入最终分析模型的协变量。协变量的选择过程必须是公开、透明的。

2. 利用回归模型进行调整分析　利用各类回归模型对潜在混杂因素进行调整，从而估计药物暴露的效应。回归模型的选择应考虑：模型的假设是否成立，自变量的选择是否恰当，是否需要利用汇总的协变量（如 PS 或疾病风险评分），暴露变量和反应变量（结局事件）的发生率等。

3. 倾向评分　倾向评分定义为在观察到的协变量条件下，观察对象接受某种处理（或暴露）的概率，可以综合概括所有已观测到的协变量的组间均衡性。对基于这些协变量的倾向评分进行调整，可以有效地控制混杂效应。通常可采用倾向评分匹配法、倾向评分分层法，逆概率加权法等方法。利用倾向评分进行因果效应估计时，需要评估评分接近的患者在不同组间的协变量分布均衡性及不同组间倾向评分分布的重合性。需注意的是，倾向评分匹配方法只能对已知的观测到的协变量进行调整，对未知或未观测到的协变量需要借助敏感性分析进行评价。

4. 疾病风险评分（disease risk score，DRS）　疾病风险评分与倾向评分作用相似，是一个基于所有协变量的综合指标，定义为假定无暴露和特定协变量条件下，发生结局事件的概率。估计 DRS 的方法一般分为两类：一类是利用研究样本的所有观测值进行拟合，将暴露与协变量作为自变量，研究结局作为因变量得到相应的 DRS 预测值；另一类是仅利用无暴露的样本估计DRS，然后将所有研究样本的协变量取值回代入 DRS 模型，对所有研究样本计算相应的 DRS预测值。对于结局事件常见但处理（暴露）因素罕见或者可能存在多重暴露的研究，DRS 方法是一种较好的选择，能够平衡不同组间样本的基线疾病风险。

5. 工具变量　传统多元回归、倾向评分和疾病风险评分等方法只能控制已测混杂，对未知或无法测量的混杂因素无法调整。工具变量能够控制未观测到的混杂因素，进而估计出处理与结局的因果效应，不涉及具体地对混杂因素/协变量的调整。如果某变量与处理因素相关，并且对结局变量的影响只能通过影响处理因素实现，同时与暴露和结局的混杂因素不相关，那么该变量可以称为一个工具变量。使用工具变量最大的难点在于找到合适的工具变量。

（三）缺失数据考虑

缺失数据在 RWR/RWS 中通常难以避免，不仅结局变量可能缺失，协变量也有可能缺失，应尽可能地将缺失率降到最低。另外，在进行主要分析前，应先尝试分析数据缺失的原因。通常缺失数据按缺失机制可以分为三种情况：完全随机缺失、随机缺失和非随机缺失。对于缺失数据，选择正确的方法进行填补和分析是避免偏倚和信息损失的有效手段，恰当的填补方法应根据缺失机制和临床问题建立相应的假设来确定。一般来说，对于完全随机缺失，可以只对数据完整的样本进行分析；对于随机缺失，可以构建统计模型进行预测填补，如多重填补、传统回归模型方法、MCMC 方法、全条件定义法等；对于非随机缺失，可利用模式混合模型方法，分别对缺失数据和非缺失数据构建不同的统计模型进行分析。此外，还有单一值填补方法，其优点是原理简单、易于操作，缺点是即使在随机缺失条件下也不能保证结果正确有效，且没有考虑缺失值的变异性，一般不建议用于主要分析。

在可能有协变量缺失的观察性研究中，对不同缺失模式可考虑使用一些常规统计方法，包括完整数据分析法、多重填补法和倾向评分法。需要明确的是，三种数据缺失机制假设通常均无法直接检测，只能通过对数据收集过程的描述和理解来说明其合理性。现实中，应对缺失数据的最佳策略，关键在于研究的合理设计和实施。

（四）敏感性分析和偏倚的定量分析

上述各种因果推断方法均有各自的适用条件和假设，如未观测协变量的可交换性、一致性和正相关性，因此需要针对这些假设进行敏感性分析，以期对因果推断结果的稳健性进行评价。例如，两个基线协变量相同的患者，其未观测的协变量可能会导致接受治疗的概率完全不同。敏感性分析可以检测未观测的协变量对疗效估计偏倚的影响，协助确定基于接受治疗概率而估计的疗效的上下限。关于偏倚的定量分析，应保证分析过程透明、可信。

对于分析结果的解释，RWR/RWS 与其他确证性研究一样，应尽可能全面、客观、准确、充分，不能仅强调统计学意义（如 P 值和置信区间），更要注重临床实际意义；不仅要看最终的结论，还要看形成该结论的整个证据链的逻辑性和完整性；不仅要看整体结论，也要关注亚组效应；不仅要控制已测或可测的混杂因素，还需控制潜在未测或不可测混杂因素（如采用历史事件率比进行调整）；此外，对各种可能偏倚和混杂的控制和影响需要给予尽可能详尽的阐述。

四、RWR/RWS 示例

【案例 11-3】
贝伐珠单抗联合化疗与单纯化疗治疗晚期 NSCLC 的比较研究

· 该研究得到山东省肿瘤医院伦理委员会审批。在数据分析前，对所有患者记录和信息进行匿名化处理。

· 研究者回顾性收集和分析了 2012 年 1 月至 2014 年 10 月间在山东省肿瘤医院接受治疗的 1352 例晚期 NSCLC 患者的数据。所有患者均被诊断为晚期 NSCLC 且不适合手术。

患者接受化疗、贝伐珠单抗联合化疗或支持治疗。化疗药物包括紫杉醇、多西紫杉醇、培美曲塞、吉西他滨、长春瑞滨或其中一种与铂类联合。定期对患者进行随访，前三个月每月一次，随后第一年每三个月一次，此后每六个月一次。

- 评价指标：根据实体肿瘤临床疗效评价标准（response evaluation criteria in solid tumor, RECIST）1.1 版评价完全缓解（complete response, CR）、部分缓解（partial response, PR）、疾病稳定（stable disease, SD）或疾病进展（progressive disease, PD）。将 CR 和 PR 一起定义为缓解率（remission rate, RR），将 CR, PR 和 SD 一起定义为疾病控制率（disease control rate, DCR）。OS 定义为接受一线化疗之日起至死亡或最后一次随访的时间，PFS 定义为从接受一线治疗之日起至疾病进展或死亡的时间。

- 统计分析：采用 χ^2 检验进行组间率的比较。分类变量采用费希尔精确检验（Fisher's exact test）进行分析。使用 Cox 回归模型确定 NSCLC 患者预后独立因素，使用 Kaplan-Meier 曲线计算中位无进展生存期（mPFS）和中位总生存时间（mOS），并使用时序检验（log-rank test）进行统计分析。双侧 $P \leq 0.05$ 被认为具有统计学意义。

- 研究结果

（1）患者根据治疗方式被分为 8 组。①F-A 组：仅以化疗作为一线治疗。②F-B 组：以贝伐珠单抗联合化疗作为一线治疗。③F-C 组：以支持治疗作为一线治疗。④S-A 组：以化疗作为二线治疗。⑤S-B 组：以贝伐珠单抗联合化疗作为二线治疗。⑥S-C 组：以支持治疗作为二线治疗。⑦M-A 组：以化疗作为维持治疗。⑧M-B 组：以贝伐珠单抗联合化疗作为维持治疗。

（2）不同治疗方案中均未观察到 3 级及以上不良反应。各组间仅观察到 F-A 组中性粒细胞减少症发生率显著高于 F-B 组（$P < 0.05$），与贝伐珠单抗相关的不良反应，如高血压、蛋白尿、咯血、鼻衄，少见且为 2 级不良反应。

（3）一线治疗后患者的生存数据显示：接受贝伐珠单抗联合化疗组 mPFS 和 mOS 分别为 11.5 个月（95%CI 为 10.7～12.3 个月）和 17.0 个月（95%CI 为 15.7～18.3 个月），持续时间明显长于单独化疗组（7.0 个月，95%CI 为 6.6～7.4 个月；14 个月，95%CI 为 13.6～14.3 个月；$P < 0.01$）。支持治疗的 mPFS 和 mOS 分别仅为 2.0 个月（95%CI 为 1.6～2.4 个月）和 4.0 个月（95%CI 为 3.2～4.8 个月）。

（4）二线治疗疗效评价数据显示：贝伐珠单抗联合化疗组对二线治疗的总体反应高于单纯化疗组（31.8%；25.5%，$P < 0.05$），但两组之间的 DCR 无显著差异。贝伐珠单抗联合化疗组的 mPFS 为 3.0 个月（95%CI 为 2.8～3.2 个月），高于单纯化疗获得（2.0 个月，95%CI 为 1.8～2.1 个月；$P < 0.01$）。支持治疗的 mPFS 仅 1.5 个月（95%CI 为 1.3～1.6 个月）。

（5）接受贝伐珠单抗联合化疗作为维持治疗组的 mPFS 和 mOS 分别为 6.0 个月（95%CI 为 4.5～7.4 个月）和 17.4 个月（95%CI 为 16.4～18.4 个月），较单独化疗长且有统计学意义（3.0 个月，95%CI 为 2.6～3.4 个月；15.0 个月，95%CI 为 14.9～15.1 个月；$P < 0.01$）。

- 结论：本研究评估了贝伐珠单抗联合化疗与单纯化疗对晚期 NSCLC 患者的疗效比较，结果显示贝伐珠单抗联合化疗作为一线和维持治疗与单纯化疗相比，对晚期 NSCLC 患者具有更好的疗效和可耐受的不良反应。贝伐珠单抗联合化疗也适合作为中国 NSCLC 患者的二线治疗。本研究结论进一步验证了先前关于贝伐珠单抗联合化疗对 NSCLC 患者疗效的临床试验结果。

【案例 11-4】

沙库巴曲缬沙坦（sacubitril）在心衰患者中应用人群分析的单中心 RWR/RWS

- FDA 和 EMA 于 2015 年基于Ⅲ期临床试验：比较血管紧张素受体脑啡肽酶抑制剂（angiotensin receptor-neprilysin inhibitor，ARNI）与血管紧张素转化酶抑制剂（angiotensin converting enzyme inhibitor，ACEI）对心力衰竭（heart failure，HF）发病率和死亡率影响的全球前瞻性研究（PARADIGM-HF）批准沙库巴曲缬沙坦用于临床。尽管该研究中沙库巴曲缬沙坦显示出在 HF 人群中令人鼓舞的结果，但由于其严格的纳排标准引起了受试人群是否可以代表真实世界患者人群的思考。

- 本案例研究按照《赫尔辛基宣言》原则开展并通过当地伦理委员会批准。

- 研究纳入了所有居住在瑞典某医院区内的 HF 患者（按照《疾病和有关健康问题的国际统计分类（ICD-10）》标准），并且在 2010 年 1 月至 2016 年 3 月期间与心脏中心或心内科进行了至少一次接触。该医院为约有 15 万居民的城市和农村人口提供服务，心脏中心是该地区唯一的心脏病诊所。在 2015 年 6 月 1 日至 2016 年 3 月 1 日期间，研究者从医院的病历系统中，按照数据标准化方案，手动提取患者数据，包括病史、药物治疗、实验室数据、心脏设备使用记录及超声心动图和心电图参数。

- 统计分析方法：正态分布的连续变量以均值 ± 标准差描述，非正态分布的连续变量报告四分位距中位数。分类变量使用百分比描述频率。连续变量采用学生 t 检验，分类变量采用 χ^2 检验，分析组间差异。$P < 0.05$ 被认为具有统计学意义，使用 SPSS 24.0 进行分析。

- 研究结果

（1）在 2010 年 1 月至 2016 年 3 月间，共有 3636 名患者因 HF 接受治疗，其中 2029 人截至 2016 年 3 月仍存活。

（2）对这 2029 人按照 PARADIGM-HF 的主要纳排标准 [包括左室射血分数（LVEF）≤ 35%，ACEI/ 血管紧张素受体阻滞药（angiotensin receptor blockers，ARB）目标剂量治疗（依那普利 20mg/ 日等量），NT-proBNP ≥ 600pg/ml，eGFR ≥ 30ml/min，收缩压 ≥ 95mmHg，血清钾 < 5.4mmol/L] 进行重新选择：其中 1924 人（95%）进行超声心动图检查，401 人 LVEF ≤ 35%（定义为射血分数降低的心力衰竭，heart failure with reduced ejection fraction，HFrEF）；在这 401 名 HFrEF 患者中，有 155 人（39%）接受了 ACEI/ARB 目标剂量治疗；在这 155 人中，有 60 人不符合 NT-proBNP、eGFR、收缩压及血清钾水平要求。最终有 95 名患者符合所有要求，有资格接受沙库巴曲缬沙坦治疗，相当于 HFrEF 人群的 24%（$n=401$），所有患者人群的 5%（$n=1924$）。

（3）通过对比该地区真实世界环境和 PARADIGM-HF 患者基线数据可见，该地区使用沙库巴曲缬沙坦人群的年龄更大（73.2 岁 ±10.3 岁 vs. 63.8 岁 ±11.5 岁，$P < 0.001$）、收缩压更高（128mmHg ±17mmHg vs. 122mmHg ±15mmHg，$P < 0.001$）、心率更高（77b/min ±17b/min vs. 72b/min ±12b/min，$P < 0.001$），更多患者患有心房颤动（51.6%vs. 36.2%，$P=0.002$）、使用醛固酮受体拮抗剂（70.5%vs. 54.2%，$P=0.002$）、植入式心脏除颤器之类的设备（23.3%vs.14.9%，$P=0.04$）或进行心脏再同步治疗（18.9%vs.7.0%，$P < 0.001$）。

- 结论：以 PARADIGM-HF 的纳排标准进行选择，真实世界中 HFrEF 人群中只有 24% 有资格接受沙库巴曲缬沙坦治疗，且真实世界中患者年龄明显大于 PARADIGM-HF 中的人群。PARADIGM-HF 严格的纳排标准，使得临床试验采集数据可能存在真实世界患者群体数据缺失问题，使得其结论外推至真实世界人群存在一定的局限性。这一问题可以考虑通过基于注册表的随机临床试验帮助解决。

第五节　小　　结

RWD 在医药产品研发领域的价值受到越来越多的关注，药政部门鼓励创新研发模式，以降低研发成本，提高研发效率，若干相关的政策法规也纷纷落地实施。中国当前面对的是研发环境的持续改善，新疗法、新药研发需求高速增长，但 RWD/RWE 的应用条件与环境和发达国家存在一定差距，因而探索适用于中国的 RWD/RWE 应用策略十分必要。

从医疗大环境看，医疗大数据的构建给 RWS 提供了前所未有的便利。各级医疗机构、医保部门、医药监管部门积累了大量的医疗数据，各级数据库的电子化，以及各种电子设备的普及，各级数据库平台的建立，极大地增加了利用高质量数据进行 RWS 的可能性。但因目前多数医疗数据分布零散，没有进行系统性的收集和结构化处理，RWS 所需样本量相对较大，数据异质性强，混杂和干扰因素多，对研究设计和统计方法的要求比传统研究更高，因而带来了诸多问题有待商榷。目前获得 RWE 的方法学有待规范，涉及的统计分析方法较为复杂，其他还包括数据采集和管理方式、伦理监管、电子数据库的构建和使用、个人隐私保护、知识产权保护、相关的医保准入和支付决策以及指导临床实践等方面的问题，亟待具体实施指南的制定。

我国的监管机构可能需要尽快从顶层设计的角度帮助推进现有数据库，如医保数据库、HIS 数据库得到更大范围的共享。在医药产业研发需求下构建的数据库，申办单位在构建初期即应保持与监管单位的有效沟通，讨论如数据库的定位、数据采集方式、信息交互方法等问题，以尽可能地提高数据的充分、可靠、可及和可持续性，并可在监管单位的支持下通过建立整合网络、标准化数据字段、达成利益相关体所能认可的透明度等方式来完善数据库的构建工作并提高其所提交的证据质量。

从当前 RWS 的开展现状而言，RWD/RWE 在应用过程中仍然存在较多的限制条件。尽管已有许多临床实践和卫生决策问题可以通过使用 RWS 来进行解决与修正，我们依然认为 RCT 是检验有效性的金标准，尤其在新药研发领域，RWS 与 RCT 的关系应当是彼此补充和验证，而非相互替代。与传统 RCT 相比，RWD、RWS 在数据质量和研究设计上仍然存在其固有的局限性，RWD 向 RWE 的转化仍然存在较多制约因素。部分情况下，RWS 得出"有效性"的结论可能是人为的，甚至是误导性的。对于 RWS 的理解应该始终保持思辨而谨慎的态度，研究团队有责任对 RWD/RWE 的质量和 RWS 的偏倚控制保持敏锐的洞察力，尤其在缺乏 RCT 有效性证据的情况下，对于 RWS 的阳性结果更应保持谨慎怀疑的态度，对这些结果的可信度和潜在混杂保有质疑的能力。

尽管面临诸多挑战，方法上必须有章可循，监管机构的引导和组织作用十分重要，可以更好地帮助研究者建立研究目标，进行研究设计，获得研究结果。我国在 RWD/RWE 的应用发展上具有自身天然优势，如医疗市场体量大、数据量和数据源丰富，且具有如丰富的中医药产业资源等自身特色。当前应结合其他国家和地区的经验，进行系统性的学科建设，设立行业规范和指导原则，整合可集中的资源，指导行业相关人员，深入挖掘数据信号，获得科学可信和具有价值的证据，以更好地推动和支持人类健康事业的发展。

复习思考题

1. 通过查阅文献，了解 1 ~ 2 个本章示例以外的其他 RWS 案例，尝试阐述其设计类型、研究意义、数据来源、统计方法及所获结论。

2. 通过学习本书第二章与第十一章的内容，阐述你所理解的 RCT 和 RWS 在设计和开展上的异同点。

（汪旻晖　李　晨　胡　骅　谢海棠）

参 考 文 献

国家药品监督管理局, 2020. 国家药监局关于发布真实世界数据用于医疗器械临床评价技术指导原则 (试行) 的通告 [EB/OL]. [2021-12-20]. https://www.nmpa.gov.cn/xxgk/ggtg/qtggtg/20201126090030150.html.

国家药品监督管理局, 2020. 国家药监局关于发布真实世界证据支持药物研发与审评的指导原则 (试行) 的通知 [EB/OL]. [2021-12-20]. https://www.nmpa.gov.cn/xxgk/ggtg/qtggtg/20200107151901190.html.

国家药品监督管理局药品审评中心, 2021. 国家药监局药审中心关于发布《用于产生真实世界证据的真实世界数据指导原则 (试行)》的通告 [EB/OL]. [2021-12-20]. https://www.cde.org.cn/main/news/viewInfoCommon/2a1c437ed54e7b838a7e86f4ac21c539.